Postural Disorders Musculoskeletal Dysfunction
Diagnosis, Prevention and Treatment

姿势异常和肌肉骨骼功能失调
——诊断、预防和治疗

［美］吉尔·索伯格（Gill Solberg） 著

吴广亮 阳煜华 肖 军 主译

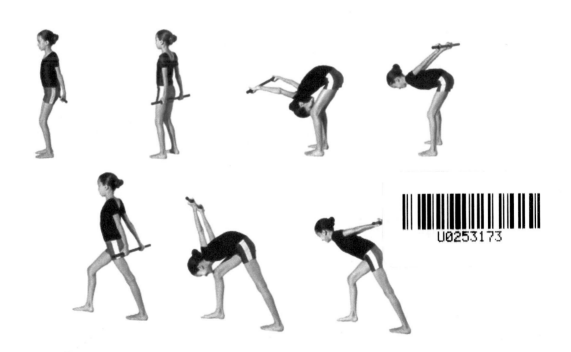

U0253173

清华大学出版社

北 京

北京市版权局著作权合同登记号 图字：01-2018-0337

Postural Disorders Musculoskeletal Dysfunction Diagnosis,Prevention and Treatment
Gill Solberg.
© Gill Solberg

图书在版编目（CIP）数据

姿势异常和肌肉骨骼功能失调：诊断、预防和治疗 /（美）吉尔·索伯格（Gill Solberg）著；吴广亮，阳煜华，肖军主译. —北京：清华大学出版社，2019（2023.9重印）
书名原文：Postural Disorders Musculoskeletal Dysfunction Diagnosis, Prevention and Treatment
ISBN 978-7-302-52448-9

Ⅰ．①姿… Ⅱ．①吉… ②吴… ③阳… ④肖… Ⅲ．①肌肉骨骼系统–康复 Ⅳ．①R680.9

中国版本图书馆CIP数据核字（2019）第043977号

责任编辑：肖 军 王 华
封面设计：刘艳芝
责任校对：赵丽敏
责任印制：杨 艳

出版发行：清华大学出版社
　　　　网　　址：http://www.tup.com.cn, http://www.wqbook.com
　　　　地　　址：北京清华大学学研大厦A座　　　　邮　编：100084
　　　　社 总 机：010-83470000　　　　邮　购：010-62786544
　　　　投稿与读者服务：010-62776969, c-service@tup.tsinghua.edu.cn
　　　　质量反馈：010-62772015, zhiliang@tup.tsinghua.edu.cn
印 装 者：涿州市般润文化传播有限公司
经　销：全国新华书店
开　本：210mm×285mm　　印　张：20.5　　　　　字　数：642千字
版　次：2019年12月第1版　　　　　印　次：2023年9月第3次印刷
定　价：198.00元

产品编号：078334-01

主 译 简 介

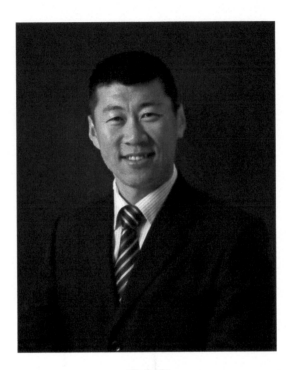

吴广亮

中国人民大学副教授，北京体育大学博士，奥运冠军体能教练，国家跆拳道队体能教练／队医，国家高尔夫球队体能教练，国家雪上技巧队体能教练，国家体育总局群体司特聘讲师，国家体育总局职业鉴定中心特聘讲师，里约奥运会国家跆拳道科研团队负责人，亚洲集美专业教练协会（香港）秘书长

编译者名单

主译 吴广亮　阳煜华　肖　军

译者 （按姓氏笔画排序）

王元元　北京市第二医院　康复科

阳煜华　北京化工大学

肖　军　首都医科大学三博脑科医院　疼痛科

吴广亮　中国人民大学　体育部

张　威　华润武钢总医院　康复科

张自茂　北京市第二医院　康复科

胡潘武　贵州省毕节市第三人民医院　疼痛康复科

徐　刚　北京市第六医院　康复科

徐高磊　郑州大学　解剖教研室

郭　青　北京市第二医院　康复科

谌河琴　贵州省毕节市第一人民医院　疼痛康复科

顾　柯　首都医科大学三博脑科医院　疼痛科

鄢建勤　中南大学湘雅医院　疼痛科

序

本书是作者在专业道路上不懈努力的心血结晶，更是作者不断进行科学研究、拓展知识体系、积累经验的自我实现过程。这是一本论证身体姿势与骨骼肌关系的书，希望能唤起大众的关注，关心那些长久被忽略的身体问题，而这些问题的解决方法尚未纳入矫形骨科物理治疗和运动疗法。

矫形骨科医师知道身体姿势问题的存在，但是除了使用支具和进行手术治疗以外，一般都忽视对身体姿势问题的处理。矫形骨科医师之所以有这种态度，是因为他们认为姿势和行为的问题对身体并不会造成太大危害。而物理治疗师对姿势则略有重视，但是由于每天都遇到各种各样的肌肉和骨骼问题，他们也很少重视姿势的问题。运动教育和相关专业人士，虽然了解相关知识，但是并没有引起应有的重视，而且缺乏必要的理论基础知识。因此，建立一套重要的、可控的治疗方法是非常必要的。

本书提供了 3 个领域的思路，为所有的相关领域的专业人士提供一套结合 3 个领域的训练方法，共同创建一个完整的治疗体系。本书中讨论的每个主题，作者都非常谨慎地使用相关专业术语，无论读者是什么专业的人士，均可以找到对自己有帮助的内容，也可以填补相关知识的空白。

本书重点讨论如下 3 点：

第一，生物力学中的身体姿势基本概念。

第二，矫形骨科的观点。

第三，诊断与治疗的理论原则。

这些原则的理论基础是相通的。因此，本书根据物理治疗师的习惯和各病例的特点，研发出不同类型的训练和治疗方法。本书并不是要混淆和模糊众所周知的运动学原则、生理学原则以及普遍的治疗方法，更不是主张一套独创的原则。本书旨在提升身体姿势在人们心目中的认识，拓宽相关的知识领域，并不是把患者姿势看成最重要的环节，也没有过分宣传书中提出的治疗方法是科学的。

本书中没有针对性地探讨一些具体的问题，也没有详细描述矫形骨科的各个细节。因为这些不是主要研究对象和写此书的用意，只是由于作者对身体姿势问题充满疑惑并因此掀开了研究篇章中新的一页，带来一些新鲜的科学观点，让读者们重新思考正确的运动方式，并邀请各专业人士对整个知识体系进行补充。

我特别喜欢引用欧文·亚龙的格言：为了寻找确定性的强烈诱惑，而采纳一种特定的理想学派或严格的治疗系统，等于是背叛。

我在读本书时，得到了很大的启示，最让我感到兴奋的一点是非专业人士也可以了解青少年的身体姿势相关知识。特别强调的是，作者在给孩子的治疗过程中找到一些他们的兴趣点，确保他们有兴趣去参与治疗，并得到良好的疗效。

在姿势和行动上有缺陷的孩子，也有他们自己的个性化兴趣和喜好。这些我们在治疗中不能忽视，我们必须保护他们的人格，同时让他们表现出自己的能力，并且通过治疗来提高他们的能力。

治疗的根本目标就是帮助这些孩子们，提高身体素质，为他们进入社会做准备。当这些孩子发现他们身体功能上受到限制时，会拒绝参与一些社会活动。因此，必须给他们一个观念，就是投篮球进篮筐里比在篮筐下接球更重要。当青少年需要改善身体状况时，当他们感觉到更需要表现时，我们就来帮助他们。

书中提供了一些必要的方法帮助孩子们在心理与运动方面都得到快速的提升。作者再三强调，他所介绍的运动本身并非是最终的目标，而是希望这些运动能帮助每位孩子成长。如果要知道哪些运动适合哪些患者，治疗师必须了解患者的身体状况，并且了解患者的治疗方法，从而为他们提供科学训练方法。

伊莱·艾达尔博士（Dr. Eli Adar）

前　　言

温水煮青蛙的故事：

从前，有一只青蛙以它的适应能力闻名。它可以居住在北极，也可以居住在沙漠，它会爬树，也会潜入水中。无论它到哪里都能适应，它的适应能力非常令人钦佩。因此，森林里很多动物，特别是动物委员会召开会议，讨论是否派青蛙担任领导一职。但在授予它如此有威望的职位之前，青蛙必须通过一项考试。它必须待在一个潜水池子里，水温每一分钟会升高1℃，而青蛙要做的就是适应水温，当它达到可适应的最大限度后，可以随时跳出来，所以青蛙就一直适应、适应、适应，再适应，直到最后它被煮熟了。

青蛙应该在什么时候跳出来的难题也是治疗师不断面对的问题。在任何一个领域，治疗过程都需要专业的思考，选择合适的途径。但这样还不够，在特定的途径中开始治疗之后，治疗师在选择的道路上慢慢觉得舒适、温暖、安全，而当一段时间之后这条路不再适应了，则必须加以改变，也就是说这个时候该跳出来并停止适应了。

能够接受不确定性，并改变治疗方向，是从事专业治疗的必要条件。即使许多专业对患者有系统的指导，制定预期目标之后，一位好的治疗师还是常常会有新问题，需临时做变动，并且寻求好的方向。

欧文·亚龙在他的著作《爱情刽子手》（1991年）中写道：为了寻找确定性的强烈诱惑，而采纳一种特定的理想学派或严格的治疗系统，等于是背叛。保持这种信念，会阻止治疗成功所需要的自发的不确定性。这种不确定性是治疗的核心精神，在更长的时间里会使医师与患者之间产生深刻的关爱！

一种成功的方法或运动，也许曾经在一个患者身上非常奏效，却在另一个患者身上应用时一败涂地。因此，本书的目的是，希望医师或治疗师在处理每种姿势时，更加灵活地考虑问题，希望更多的医师或治疗师在治疗的过程中保持敏感性，随情况而变化，让患者逐渐改善身体，且在适应这些变化时不被"煮熟"。

吉尔·索伯格（Gill Solberg）

引　言

编写本书的最初缘由是临床诊断与治疗过程中面临的一系列挑战。将诊断与治疗的每个环节与患者个人的人格特征相联系，并将相关矫正知识应用到其中，最终形成一整套纠正姿势、治疗疾病的临床方案。

我看到许多专业人员在矫正姿势时把问题简单化，把临床问题与运动系统分开，并视为两种静态独立的个体。本书采用不同的方法，将身体的问题看作一个动态、变化的过程，并与人体特质构成相互影响，当然这种方法也受到医学治疗方法发展的影响。

本书采用的案例多为过去几年中的积累，这些治疗理念也是在以下几个地方的工作中逐步形成的：我曾在南非罗德大学的两年多时间内研究相关理论知识；在以色列荷隆市运动治疗中心，从事临床的诊断与治疗工作；在文格大学新曼体育学院，任教于姿势保健系；在基布兹教育学院，任教体育学院特殊需求群体教育系。我试图在本书中罗列面对姿势异常患者的教师、指导人员、治疗师所需要的大多数基本信息，希望以整理资料的方式整合治疗的理论与实践方法。我又将实用的素材划分成几个领域，以便治疗师和指导人员可根据当时的具体需求，在特定的时间专注于某个特定的主题。我的目的并不是给予治疗师一张运动技术清单，仅仅成为他们的工作准备资料，而是希望能够帮助他们通过了解患者的人格特征和其不断变化的需求，找出合适的治疗方法。

将本书的内容融会贯通，并且和实践经验结合，将能够创造出个性化的综合原则。治疗过程并非是一连串的连续运动，它就像一面墙，不只是一堆砖而已。换句话说，只用砖堆出来的墙会倒，仅依靠各种运动的姿势去治疗也将毫无作用。如果想建造一个稳固的治疗砖墙，治疗师必须用石灰、水泥等联合在一起，当灰泥的比例平衡时，才能保持长久的砖墙稳固。

纠正姿势时，运动的目的是让患者可以自己获得平衡和稳定的肌力、肌耐力和正常的活动性。但是，这些只是砌砖而已。

仅有这些是不够的，治疗必须强调其他的层面（即灰泥），包括改变姿势习惯与不良的运动模式。如果没有关注到这些问题，患者将不会改变他根深蒂固的动作模式，也将停留在过去习惯的不良动作上。

为此，本书强调以整合的方式治疗姿势异常，鼓励使用运动以外的其他工具。这些工具在本书中有详尽的描述，并且可以通过下面的方式来呈现：

　　改善动作姿势模式的整体治疗

　　身体认识与放松

　　姿势运动与运动治疗

　　放松板结点的按摩

　　通过被动运动来改善活动度

　　水疗与游泳治疗

　　徒手引导与阻力运动

　　在姿势异常出现有效改善之前，每个人必须了解他们的身体状况。当然也要有改变的期望，然后第一步就是教导他们认识并恰当对待自己的身体，治疗的目的是要全面改善身体的功能，而不仅是消除特定问题的个别症状而已。因此，定期的身体运动只是达到此目标的其中一个方式。我希望能够通过本书，帮助治疗师伙伴们，为他们提供一系列有益的治疗方案与原则。

致　　谢

　　我完成这本书的撰写，仰赖于许多人的帮助。首先要感谢的是我可爱的女儿罗尼（Roni）和米哈尔（Michal），有数百个小时的时间她们只能看着我伏案敲键盘的身影。她们非常有耐心和智慧，为这本书做模特，并且做动作示范，我由衷感谢我的女儿们。也感谢我的太太欧力（Orly），有时候我对她的信心远远大过我对自己的信心。感谢文格大学新曼体育与运动学院姿势保健系主任瓦迪那·卡尔（Vardina Gur）博士数次阅读本书，以专业的见解和经验，协助我用适当的观点展现内容。感谢体育与运动系主任埃弗拉特·海曼（Efrat Heiman）博士翻阅整部书稿，并给予专业的意见。感谢沃尔夫森（Wolfson）医院矫形骨科部门的伊莱·艾达尔（Eli Adar）博士，让我在他们给有特殊需求的儿童进行矫形骨科检查期间，见识到他们熟练的技巧，并学习他们丰富的经验。艾达尔博士花费许多心力阅读内文，从医学的角度，让本书更为流畅且具有科学性。

　　感谢南非罗德大学临床人体运动学院的沙特里斯（Chartris）教授，以他的专业资质在检查与记录脊柱侧凸等问题上给予了专业的指导。感谢迈克尔（Michael）和卡米斯（Garmise），辛苦但成功地将原书翻译成英文。

　　特别感谢 Ze 工作室的诺姆（Noam）与罗农（Ronen），他们用耐心和专业的态度完成了本书的绘图及排版工作。在与他们合作的数月过程中，他们研究每一个细节，尽全力将本书做到完美！感谢戴夫·海普曼（Dave Helpman）与格尔松（Gershon）的专业，并在本书漫长的拍摄过程中创造了欢乐的气氛。

　　最后谨向我的母亲瑞秋·索伯格（Rachel Solberg）表达谢意。她在以色列创办了瑜伽教师协会与第一所综合瑜伽教师学校，她丰富的教学经验成为我在专业发展方面的基石。

目　　录

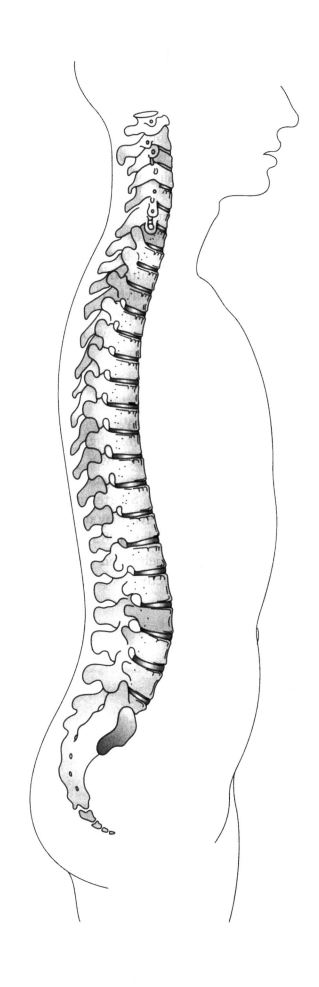

第1部分
理 论 背 景

第1章
以整体的观点来分析姿势

1

在青少年的身体成长过程中，运动和姿势模式是重要的组成部分。人们普遍认为：运动是连贯或动态的，然而姿势是一种以缺乏运动为特征的静态。但是，把姿势看作是一个独立的因素，且与整个功能运动系统毫无联系的观点，从根本上是错误的。"姿势"这个词意味着整个身体或者身体的一部分所保持的位置。像人体这样一个"多肢体"的动态组织，不能看作仅有一种姿势。人体呈现出多种姿势，而不仅仅是在单一的姿势里维持较长的时间。

动作是骨骼与肌肉系统中最重要且基本的功能。身体的任何静止状态，仅是这个基本活动的一部分而已。因为姿势会如同影子一般伴随着动作。罗夫（Roaf，1978）对这个观念有更详细的阐述。他假定身体要预备变换到下一个位置，并将该姿势定义为暂时的位置。因此静态的姿势不是一个真正的姿势，因为我们极少保持在这个位置上。

如果更开放地讨论姿势一词的本质，我们必须注意几个影响姿势的因素（图1.1）。

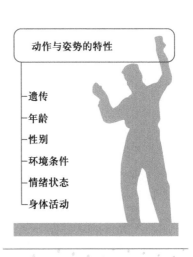

图 1.1 影响动作与姿势模式的因素

影响身体姿势的人体运动学因素与其他成因

遗传因素

每个人与生俱来的遗传特性会影响身体的发展与姿势的模式。体型（轻瘦型、粗壮型、肥胖型）、骨的长度与重量等，在出生时就已定型，也形成了姿势发展的首要因素。

对各类问题均给予相应运动配方的治疗方式。

年龄因素

从出生到老年身体姿势的模式会随着生命周期的变化而变化。主要的改变包括：

- 足弓结构的逐步发展
- 下肢关节的位置
- 股骨结构的角度改变（参见第 5 章股骨颈轴角度以及股骨扭转角度相关内容）
- 骨盆的位置与稳定度
- 脊柱弧度的变化
- 肩带的稳定性

在这样的背景之下，我们应该了解患者在治疗过程中的变化，并依不同的需求做调整。换句话说，昨天的运动治疗方案，不一定适合今天的患者。这让人想起赫拉克利特（Heraclites）的传世名言：万物川流不息。根据赫拉克利特的说法，没有人能踏进相同的河流两次。他的学生进一步阐述说，甚至连一次都没有人能够踏进一条相同且流动的河流。我想从治疗师的角度再补充一点，就是一条河流不可能流过相同的人两次，因为每条河流流过的瞬间，人都在不断的变化。

性别因素

男性与女性的姿势相比有几个明显的差异，一般可将这些差异归于解剖学上与生理学上的不同。这些差别在下面的例子中尤其明显（Gould & Davies，1985）：

- 女性的腰椎骨盆角度较大（会影响骨盆与腰椎的位置）
- 女性的脂肪组织比例较高（会对身体结构与姿势模式产生整体的影响）

环境条件

环境会影响人所有的生活领域，包括：

- 工作环境——工作、一天的活动，甚至平日习惯穿着的套装、高跟鞋或便服，对姿势与动作模式都有日积月累的影响（Hales & Bernard，1996）。
- 社会因素——包括会影响姿势的社会规范，如走路与穿着的方式等，例如青少年偏好（松弛的）姿势、时装模特儿懒散的走路方式或是军官笔直的站姿等。

情绪状态

姿势模式是发掘情绪状态的视觉线索。从早期发展阶段开始，动作模式便与情绪认知印象密不可分。体内累积的肌肉压力，甚至可视为反映肢体表情的镜子。承受情绪压力、焦虑、悲痛或缺乏自信的人，他们的外在肢体也会反映出这些感受。

这些相互关系会长久持续地存在，最后可能演变成习惯性的模式。换句话说，情绪的历程可能会使肢体模式固定下来。

本书中的整合式的观点，乃是以注重身心领域的运动为基础，给予各项有效的运动治疗来改善姿势异常。之前所提到的方法认为身体、情绪与认知共同构成一个多面向的实体，而姿势模式则是实体的表达方式。

身体活动

适应型的体能活动可促进体态正常的发展，亦有助于动作与姿势模式的改善，但如果活动无法维持身体的平衡，则会造成功能性的限制，损害最佳化的动作模式。

本书介绍的运动方法是一种以广为接受的人体运动学与生物力学原则为基础，在东方与西方的理念结合下形成的综合体。

正常姿势的主要观点

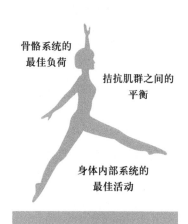

骨骼系统的
最佳负荷

拮抗肌群之间的
平衡

身体内部系统的
最佳活动

图 1.2　正常姿势的主要观点

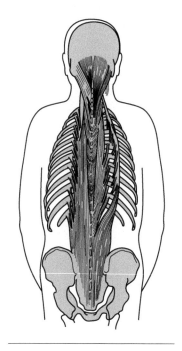

图 1.3　背部的拮抗肌群

姿势，包括心理学、人体运动学、生物力学、生理学的含意，是一个代表着许多范畴的集合体。它的复杂性导致它在定义、诊断、治疗方式上产生了诸多分歧（Gur，1998a）。有关这个主题的专业文献中有各种对正常姿势的主观定义（正确的姿势与错误的姿势）。

在本书中，我不会用理想的、好的、不好的这些字眼，因为这些词单独来看并没有任何意义。而且，例如正确的姿势和错误的姿势的定义，会因人与姿势而异，并无法给予充分的注解。适合 17 岁清瘦体型的姿势，不见得适合 12 岁的肥胖体型。换句话说，要找到能反映姿势是否好或理想的通则，几乎是不可能的事情。

这里所提供的对姿势异常的治疗方法，视每个人为独特的个体，并希望改善与该个体相关的身体状态，同时不会试图把某位专家主观认定的公认标准强加在所有人身上。不过某些功能性的观点，是可以被视为正常姿势的基本原则的（图 1.2）。

这三项原则乃是正常姿势不可或缺的要件：

1. 骨骼系统的最佳负荷

   尽管骨骼组织实体上是僵硬的，它的本质却是动态的，能够承受加诸其上的负荷。有关骨生长的研究显示，在生理限制的范围内，骨骼发育与其所承受的负荷呈现正相关。姿势会出现异常，是因为不同区域所承受的负荷没有取得平衡。当负荷持续且长期超出正常生理限制的时候，骨骼就会出现结构性的改变。这类伤害改变通常是无法复原的（Norkin & Levangie，1993）。

2. 拮抗肌群之间的平衡

   持续的肌肉张力有助于身体关节取得平衡与稳定性。在正常姿势中，为了稳定身体并让身体保持在平衡状态，拮抗肌群各有不同的作用方向。拮抗肌群的平衡若遭到破坏，将可能演变成姿势异常（Kendall & Mccreary，1983）（图 1.3）。

3. 身体内部系统的最佳活动

长期姿势异常会伤害到身体内部系统的正常功能。事实上，身体健康的维护，首先依赖于身体内部系统有正常的功能运动，肌肉系统的功能倒没有必然的重要性。姿势异常是骨骼系统中常见症状，长期姿势异常会带来负面的连锁反应，连带影响其他系统的功能。姿势异常时最脆弱的系统包括：

- 呼吸系统（主要发生在脊柱后凸与脊柱侧凸等情况下，因为胸腔受到压迫）。
- 神经系统（主要受到与颈椎、胸椎或腰椎有关的病理原因的影响）。
- 消化系统（发生在骨盆位置变形与腹部和骨盆底部肌肉无力等情况下）。
- 循环系统（发生在因关节排列不正而导致正常血流受阻的异常情况下）。

第1部分

第2章

身体姿势的解剖学与人体运动学基础

2

在解剖学上，姿势需要依赖骨骼、肌肉、非收缩性结缔组织（包括肌膜、肌腱、韧带）之间的互动。在生物力学上，这3个系统组成复杂的应力结构，彼此之间产生互补的力量，使身体可以维持直立与平衡。因此，本章会涉及身体姿势在解剖学、生物力学与人体运动学上的理论知识。

这些知识可以让治疗师在工作时更有自信，根据对身体动作的了解来作判断，同时减少因运动不当而造成伤害的可能性。从事运动治疗的专业人员，必须善于描述各种影响运动表现的因素，而这也是给予适当、负责任治疗的先决条件。

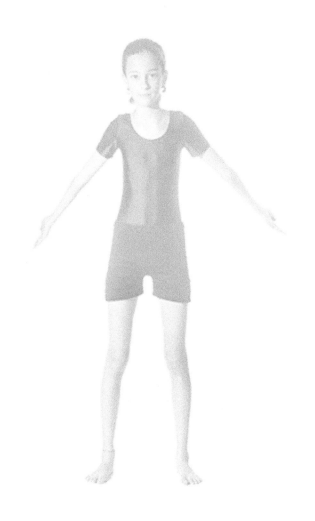

　　在治疗过程中，仅通过书本或解剖图谱与模型，并不能充分认识动作系统解剖学的知识。解剖学知识的学习，须通过系统化的努力与广泛的经验、观察、聆听、发问，当然还有实际的演练，将这些知识内化并加以运用的主要方法。

　　解剖学可分为系统解剖学（系统化且精确地描述身体的解剖结构）和局部解剖学（涉及身体的构造，讨论特定区域内各器官之间的关系）。本章从系统解剖学与局部解剖学的实用层面来阐述，并讨论与人体姿势相关的人体运动学，详细说明各身体关节之间的功能性连接。除此之外，本章会谈到神经系统在维持身体姿势时的功能。

　　纵观实用解剖学与人体运动学两个层面，希望能让读者轻松地整合与姿势相关的资料，以便今后可以进一步地研读，并在理论与实际之间相互对照。

与动作相关的运动学术语

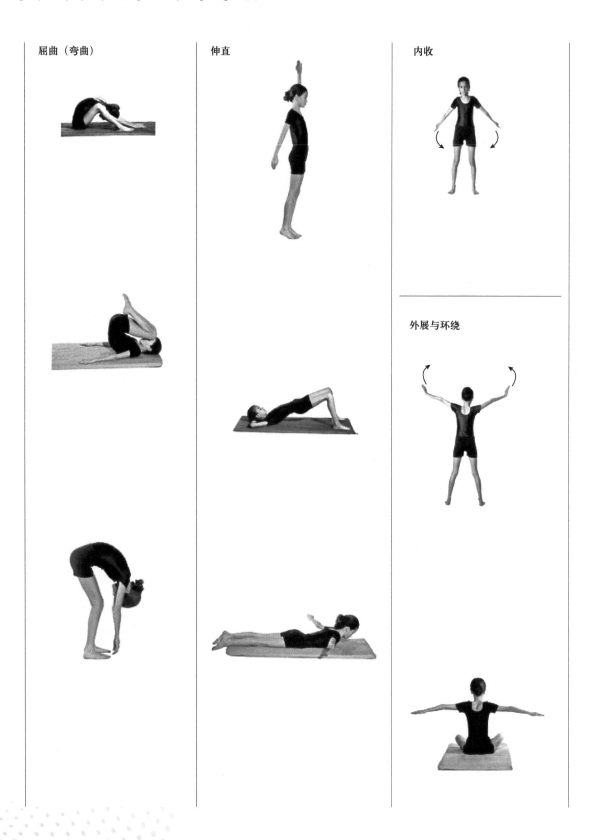

外旋 / 内旋

背屈

外翻

跖屈

内翻

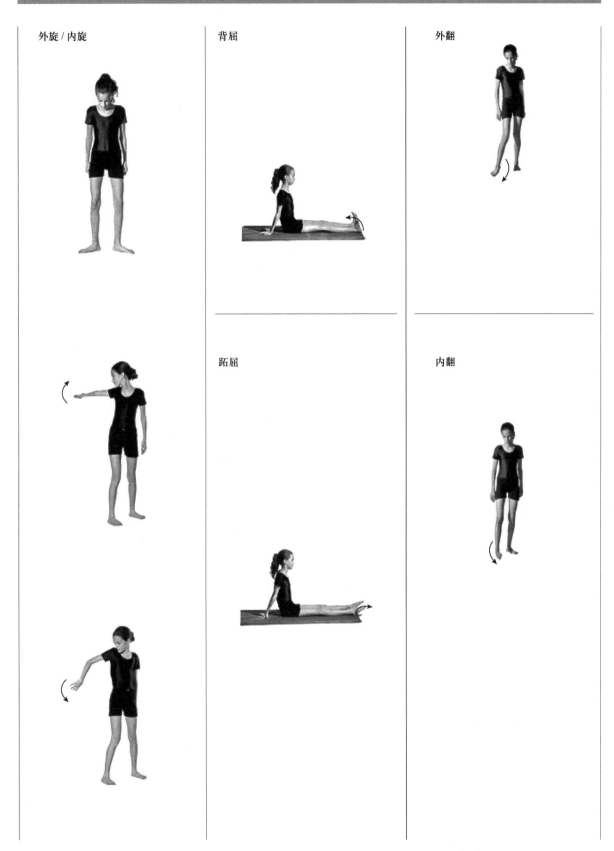

伸长

缩回

上举

下压

肩胛骨内收

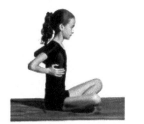

肩胛骨外展

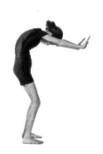

骨盆前倾 / 骨盆后倾（图 2.1）

骨盆前倾

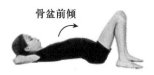

骨盆后倾

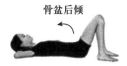

以髂前上棘（anterior superior iliac spine，ASIS）位置为参考点的动作。骨盆后倾（posterior pelvic tilt，PPT）是减少腰椎前凸使腰椎变得平坦，并将髋关节向前移。骨盆前倾（anterior pelvic tilt，APT）则是增加腰椎前凸（图 2.1）

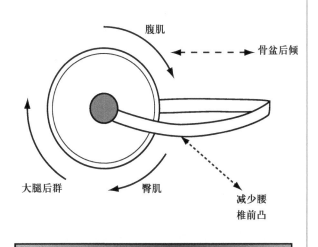

图 2.1　骨盆前倾与骨盆后倾的机制

与方位相关的运动学术语

身体动作分别在下面 3 个平面来表现：

1. 矢状面动作，如
屈曲伸直

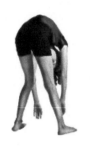

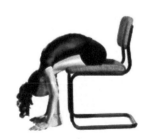

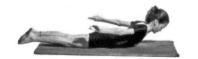

2. 冠状面 / 额状面动作，如
外展
内收
外侧屈曲（侧弯）

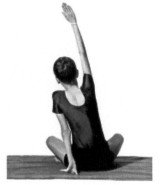

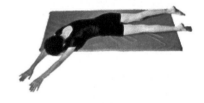

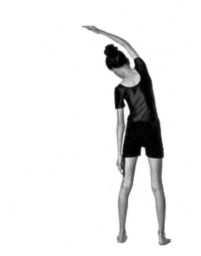

3．水平面动作，如
外旋 / 外翻
内旋 / 内翻
脊柱转动

4．涵盖所有平面的动作，如
关节全旋转（环绕）

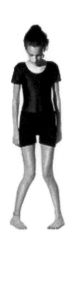

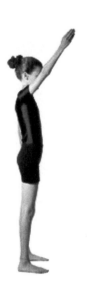

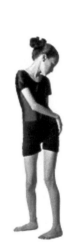

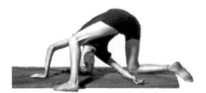

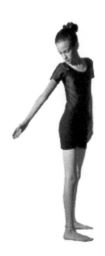

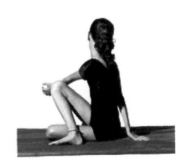

肌肉系统：维持姿势的解剖学与人体运动学观点

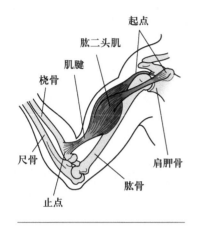

图 2.2　肱二头肌的起点与止点

　　每个正常身体的动作，必须由稳定且平衡的肌肉系统来完成，并且在动态与静态下都有最佳的表现。

　　身体的动作是通过肌肉细胞的收缩来完成的。我们都知道，肌肉系统不仅要移动身体，也要支撑与稳定身体。肌肉系统内随时都保持着一定程度的张力，并且在任何时刻，都会有少数的纤维在进行微小的运动。

　　从解剖学的观点来看，肌纤维的排列方式决定了肌肉的功能与设计。肌肉内包含许多肌肉纤维，而肌肉纤维会集合起来成为肌束。肌肉在活动时，并不会启动所有的纤维：有些纤维会处于休息状态，当肌肉出现疲劳迹象时，才会开始动作。

　　每个肌肉都有起点与止点（图 2.2）。在日常活动中，起点维持不动，而止点会移动。肌肉的主要止点在骨骼上，它的位置不一定呈直线排列，也有呈斜线走向的（如腹斜肌），这样的排列方式能促使肌肉以较少的收缩量达到快速的动作，并节省收缩时消耗的能量（Baharav，1972）。本章会详述肌肉系统以及其与姿势相关的功能：

- 执行身体许多部位的动作
- 维持关节稳定
- 协助呼吸过程（以膈肌与肋间肌为主）

肌肉活动——人体运动学观点

　　肌肉在执行动作的时候，须拉动其所依附的骨骼。根据肌肉系统的排列方式，每个关节都被彼此方向相反的肌群覆盖着，即拮抗肌群。

　　拮抗肌群之间的平衡，是姿势保持正常的绝对关键要素。拮抗肌群之间缺乏平衡，可能会危害到骨骼的支撑状态，如下肢关节、骨盆、肩带及脊柱的负荷过多（Nudelman & Reis，1990）（图 2.3）。

　　每一个动作都会牵涉数块肌肉，从这种合作模式来看，我们可以将肌肉的功能分成下列几种类型：

- 执行指定动作的主要肌肉，即主动肌群
- 放松而允许动作执行的拮抗肌群
- 协助主动肌群的协同肌群
- 使身体特定部位成为稳定基座以利动作执行的稳定肌群

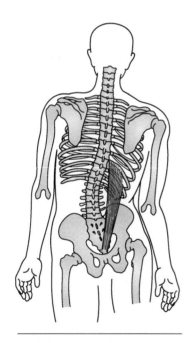

图 2.3　拮抗肌群之间的不平衡造成脊柱侧凸（Nudelman & Reis，1990）。其他脊柱侧凸的成因，在第 4 章有详细说明。

肌肉功能也会随着身体的位置而不同。除了产生动作，肌肉也可以阻止产生动作，因此应该将肌肉的活动分为静态与动态，举例来说，在动态活动中，三角肌是负责使手臂侧举（外展）的主要肌肉。在手臂外展后，它也是维持手臂高举的重要肌肉（图2.4）。

因此，肌肉主要有3种运动方式：

1. 收缩抵抗重力或其他外部力量（向心收缩）来执行动作。
2. 因重力的作用产生延长（离心收缩）来进行动作。
3. 防止动作产生 – 静止状态下抵抗重力。在静态动作中，肌肉可根据活动性质与身体位置以正常、缩短、延伸的长度来发挥功能。

肌肉系统在维持姿势时发挥的作用

尽管肌肉系统有静止功能，但其最基本的作用仍然是产生动作。而身体的任何静止状态，只是这个基本活动的一部分而已。许多研究学者（Kendal & McCreary，1983；Kisner & Coby，1985；Chukuka 等，1986）认为，姿势肌群是在帮助身体直立。但我们必须知道，在最佳的生理学状态下，维持平衡站姿仅需要极少的肌肉能量。如果出现大量肌肉活动，则表示姿势出现异常，请注意其中的关键之处：有些人认为是姿势肌群让身体可以在站立时保持静止不动，但实际上，这个静止状态所需的肌肉活动却非常少。

Basmajian（1978）注意到这个关键点并提出异议，他认为如果只有当身体直立且各方向的力量取得平衡时，才能称作正常姿势，这样的定义是非常狭隘且受限的（图2.5）。因为这只涵盖了维持身体站姿对抗地心引力的能力，以及平衡身体重心和上下各肢体的能力。然而，更广泛的定义应该考虑到其他的情况，如坐、躺卧，甚至行走等人们在日常活动中会用到的姿势。

本章根据专业解剖书籍中一般通用的专有名词，列出了肌肉以及相关联的骨骼系统的英文或拉丁文名称，详见表2.1～表2.7。

我们会从以下的观点切入，讨论各个关节：

- 从解剖学观点，概述各关节与骨骼的结构性构造
- 概述会影响到关节位置与功能的主要肌肉
- 从人体运动学观点，概述维持姿势所需的关节活动度

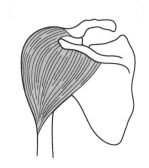
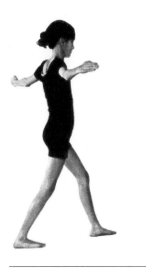

图 2.4 三角肌及其动作

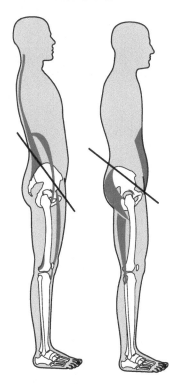

图 2.5 静止站立时的姿势肌群

足部

解剖学观点

　　足部的结构特点以及有许多骨骼之间彼此相连的关节，让足部可以直接承受身体的重量，拥有最佳的稳定度与活动度。如果足部结构正常，肌肉系统只须消耗最少的力量，便能支撑住身体重量。足部同时也扮演避震器的角色，所以它必须要在走路、跑步、跳跃等行走位移的动态功能中，适应各种情况。即使脚下所踩的不是水平面（如沙地、草地、坡面），足部仍然必须依情况进行调整，使在其上方的结构与关节有稳固的底座。

　　足部骨骼可以分成3类（图2.6）：

1. 7块跗骨。
2. 5块跖骨。
3. 14块趾骨。

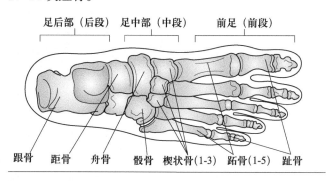

图 2.6　足部骨骼

人体运动学观点

　　从结构上来看，足部必须承受许多重量，且承受的重量通常比体重更多。为了承受重量，足部有两个足弓（图2.7）：

* 纵向足弓
* 横向足弓

　　正常的足弓弧度对姿势非常重要，因为正常的足弓可以让足部具有力量、稳定度、柔韧性以及弹性。足弓过低或过高都是异常的现象，可能会对一般姿势带来不良的影响，我们会在第5章说明各种足部的异常状况。

　　足弓正常与否，取决于沿着费司线（Feiss line）排列的数个结构的解剖学位置（图2.8）（Norkin & Levangie，1993）：

* 内踝
* 舟骨结节
* 第一跖骨头

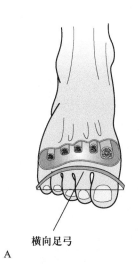

横向足弓

A

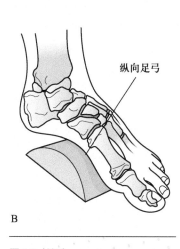

纵向足弓

B

图 2.7　足弓

A. 横向足弓；B. 纵向足弓

影响足部的肌肉

表 2.1

起点	止点	动作功能	图解
胫后群肌（tibialis posterior）			
• 胫骨：后外侧表面 • 腓骨：近端内侧表面与骨间膜	• 舟骨隆起 • 三块楔状骨的足底面	• 足部跖屈与内翻 • 维持足弓	
屈足趾短肌（flexor hallucis brevis）			
• 内侧楔状骨与后群肌的肌腱	• 通过第一趾骨的外侧与内侧的两条肌腱	• 跗指弯曲 • 协助维持足弓	
腓骨长肌（peroneus longus）			
• 腓骨头与腓骨的外侧近端区域	• 第一跖骨的足底面与内侧楔状骨	• 协助跖屈与外翻 维持足弓	
腓骨短肌（peroneus brevis）			
• 腓骨远端外侧表面	• 第五跖骨的基部	• 足部跖屈与外翻	
第三腓骨肌（peroneus tertius）			
• 腓骨的远端前内侧表面	• 第五跖骨基部的背侧	• 足部背屈与轻微外翻	

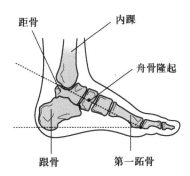

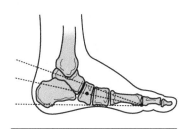

图 2.8 评估足弓的费司线

踝关节

解剖学观点

踝关节位于两个腿骨（胫骨 + 腓骨）与距骨的连接处（图 2.9），踝关节让足部可以在矢状面做背屈和跖屈的动作。一般踝关节在矢状面的活动范围为 70°。足部的冠状面 / 额状面动作并不会出现在脚踝，但会出现在脚踝正下方称为距下关节的位置。这个关节由距骨与跟骨组成，有 3 个关节连接面，可让脚做内翻与外翻的动作。额状面的动作活动范围约为 60°（Kahle 等，1986）。

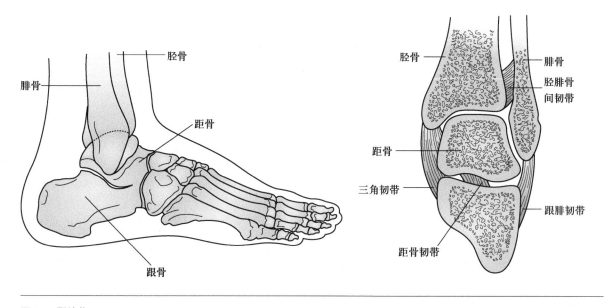

图 2.9 踝关节

人体运动学观点

尽管踝关节的面积较小，却在身体姿势上以及站立、行走、跑步时将身体重量转移至足部时，扮演着重要的角色。自然地，在来自腿部肌肉张力与各方向的支撑韧带的协助下，踝关节能保持本身的稳定度。

从解剖学的角度来看，外踝的位置相对于内踝，较为远端且偏后方，这也是踝关节动作轴心不平衡且侧倾约 10° 的原因（Hamilton & Luttgens，2002）。

由于所有机制的每个部分和结构都会遇到各个方向的动作，因此当过度施加力量在脚踝上的时候，脚踝很容易受伤。踝关节对身体动作与方向猛烈快速的变化尤其敏感。

影响踝关节的肌肉

表 2.2

起点	止点	动作功能	图解
腓肠肌（gastrocnemius）			
● 内侧 / 外侧股骨髁与膝关节囊	● 从跟腱至跟骨隆起	● 足部跖屈 ● 协助膝关节屈曲	
比目鱼肌（soleus）			
● 胫骨比目鱼线 ● 胫骨内侧 1/3 ● 腓骨头与腓骨的上端前方表面	● 跟骨隆起	● 足部跖屈	
跖肌（plantaris）			
● 外侧股骨髁	● 跟骨隆起	● 足部跖屈 ● 与比目鱼肌和腓肠肌合作（小腿三头肌）	
胫骨前肌（tibialis anterior）			
● 胫骨上外侧 2/3	● 内侧楔状骨与第一跖骨的基部	● 足部背屈与轻微内翻	
伸趾长肌（extensor digitorum longus）			
● 胫骨上外侧 1/3 ● 腓骨头与腓骨头的上端前方表面	● 第二趾头至第五趾头	● 第二趾头至第五趾头的伸直与足部背屈	

膝关节

解剖学观点

膝关节是身体最复杂且脆弱的关节之一。膝关节位于两个长骨（股骨与胫骨）之间，利用长的动作杠杆来支撑重量，这就解释了为何有强大的力量与力矩作用在膝关节上。

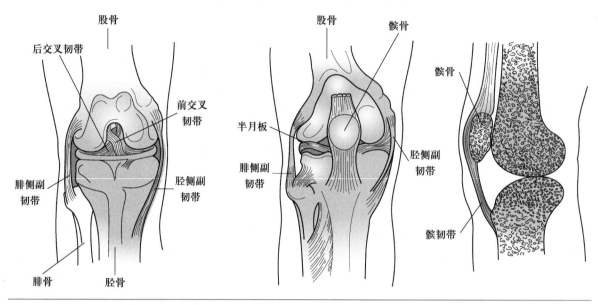

图 2.10　右膝，从正面至侧面（前视图与侧视图）

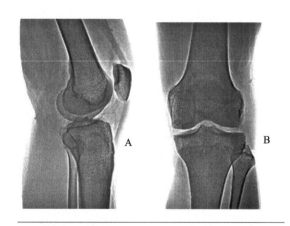

图 2.11　膝关节 X 线片
A. 侧视图；B. 后视图

膝关节由 3 个关节连接组成（图 2.10）：

- 髌股关节
- 内侧胫股关节
- 外侧胫股关节

在解剖学上，当膝关节面对直接来自外侧的横向外力与旋转力时，胫骨平坦的关节表面并无法给予大腿骨的半圆部分（骨节）足够的支撑。由于此机制是如此的精细且复杂，尽管半月板增加了一些支撑，整个关节机制仍旧非常脆弱（图 2.11）。

影响膝关节的肌肉

表 2.3

起点	止点	动作功能	图解
股直肌（rectus femoris）			
● 股直肌有两个头 a. 长头：髂前下棘 b. 短头：髋臼上方	胫骨隆起	● 膝关节伸直 ● 长头协助髋关节屈曲	
股内侧肌（vastus medialis）			
● 股骨粗线内唇	● 胫骨隆起	● 膝关节伸直	
股外侧肌（vastus lateralis）			
● 大转子的外侧表面 与股弓粗线外唇	● 胫骨隆起	● 膝关节伸直	
股中间肌（vastus intermedius）			
● 股骨前方表面	● 胫骨隆起	● 膝关节伸直	
股二头肌（biceps femoris）			
● 长头：坐骨隆起	● 短头：股弓粗线 下侧 1/2	长头：大腿伸直、膝 关节屈曲、小腿外旋 短头：膝关节屈曲与 小腿外旋，股二头肌 是唯一可以执行小腿 外旋动作的肌肉	

股四头肌

影响膝关节的肌肉

表 2.3（续）

起点	止点	动作功能	图解
半腱肌（semitendinosus）			
● 坐骨结节	● 胫骨内髁之缘	● 大腿伸直，膝关节屈曲，与小腿内旋	
半膜肌（semimembranosus）			
● 坐骨结节	● 胫骨内髁之下缘 ● 位于半腱肌肌腱的外侧	● 大腿伸直，膝关节屈曲，与小腿内旋	
缝匠肌（sartorius）			
● 髂前上棘	● 胫骨内髁下方	● 大腿屈曲 ● 大腿外旋 ● 膝关节屈曲 ● 小腿内旋	
股薄肌（gracilis）			
● 耻骨支	● 胫骨内髁	● 大腿内收 ● 协助大腿屈曲与小腿内旋 ● 帮助膝关节屈曲	
腓肠肌（gastrocnemius）			
● 股骨内／外上髁与膝关节囊	● 从跟腱至跟骨	● 足部屈曲 ● 协助膝关节屈曲	

人体运动学观点

膝关节是身体中最大且最强壮的关节。在日常工作及生活中，有许多日常的活动都会用到膝关节。但是，因其结构、功能、位置的缘故，膝关节也极容易受伤。

股骨、胫骨与髌骨相连在一起，让膝关节可以屈曲与伸直，同时让胫骨相对于股骨进行转动并稍微地前后滑动（Mitrany，1993）。膝关节主要的动作均在矢状面上进行（屈曲/伸直），当膝关节屈曲时，也伴随着转动的动作（图2.12）。

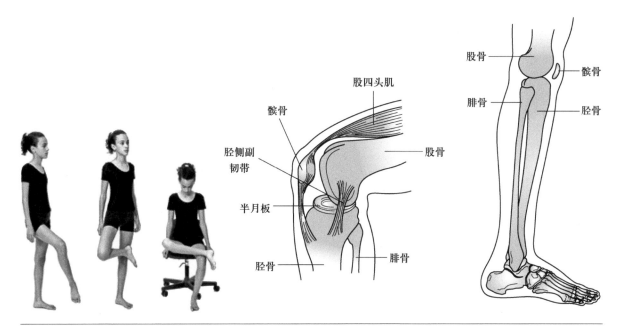

图2.12 膝关节的旋转动作

髌骨在膝关节动作中的功能

髌骨是在股四头肌肌腱中的籽骨。髌骨与股骨相连的关节面，分成外侧面与内侧面。

髌骨帮助将股四头肌的力量，从不同方向传送并引导会合至同一点上，集中各股力量，并增加杠杆力矩来帮助膝关节伸直（膝伸直机制）。因此，在生物力学上，当膝关节内产生静态与动态力量时，髌骨具有杠杆的功能（Rasch，1989）。

从人体运动学的角度来看，髌骨会在几个平面上进行动作，包括：

膝关节伸直时，相对于股骨髁，髌骨会出现上升的动作；膝关节屈曲时，髌骨会下移并挤压股骨。髌骨在矢状面除了有滑动还有转动的动作，这些动作的目的是能确保膝关节在任何角度，髌骨的任何部位与股骨均能保持接触（Kahle等，1986）。

髌骨须依赖一套结合数个支撑关节的韧带与肌腱、静态与动态的稳定系统，才能正常运动。在最佳的情况下，施加在髌骨上（主要在外侧与内侧）的各股力量可取得平衡。当此功能上的平衡被破坏时，会造成髌骨排列位置出现异常，扰乱正常的动作轨迹。这类问题的主要原因，通常是外侧力量过大以及内侧无力（Kisner & Colby，1985）。

股四头肌为膝关节的主要伸肌，许多动作产生的负荷都由股四头肌来承受，例如站立、行走、跑步、上阶梯、下阶梯。为了在这些活动中保持膝关节的平衡，股四头肌必须产生巨大的力量。

膝关节的多条韧带可以与肌肉系统共同合作，维持关节在各项运动中的稳定度。然而，膝盖的各个部位在同一时间会执行许多动作，加上在结构与解剖学上有一定的限制，因此这个关节非常容易受伤（Mitrany，1993）。在姿势方面，当股骨的动作受到控制并保持平衡，则可让两个髁突分担关节的负荷。正确地组织身体重量，并了解膝关节特有的功能，将让这些关节在许多动态情况下保持稳定。而拮抗肌群间的平衡，以及支撑韧带的正常功能，将是保证此稳定的主要因素（Enoka，1994）。

测量膝关节的 Q 角

除了肌肉功能之外，髌骨位置的正常与否，也由解剖学上的结构组成而定。计算 Q 角是检查髌骨位置的方法之一。

我们可以根据两条直线来测量 Q 角（图 2.13）：

1. 从髂前上棘到髌骨中央。
2. 从胫骨粗隆到髌骨中央。标准的 Q 角为 15°，当角度大于 15° 时，会增加作用于髌骨的外侧力量。

如果要认识复杂的膝关节功能，就必须了解下面 3 个轴心：

- 下肢的力学轴心
- 股骨与胫骨的解剖学轴心
- 动作轴心

力学轴

下肢力学轴是指从股骨头中心至距骨之间连成的一条直线，在正常情况下，这一直线会穿过膝关节的中心（图 2.14）。

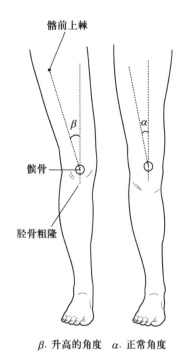

髂前上棘

髌骨

胫骨粗隆

β. 升高的角度　　α. 正常角度

图 2.13　测量 Q 角

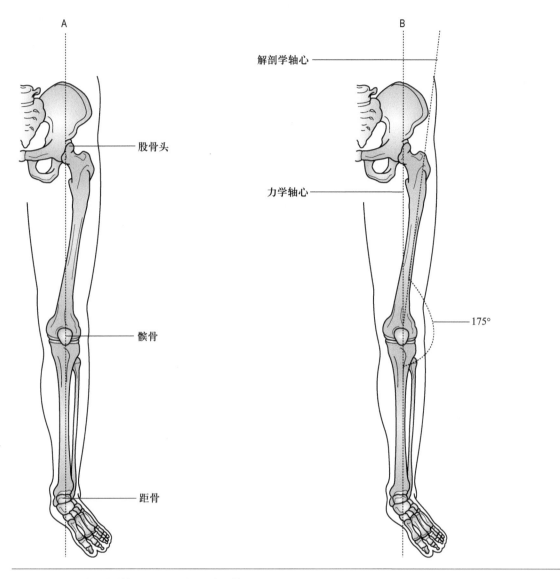

图 2.14 A. 下肢的力学轴心；B. 下肢的解剖学轴心

解剖学轴心

解剖轴指一条穿越骨干的直线，一般来说，股骨解剖轴与胫骨会形成一个 170°～175° 的外侧夹角，称为胫股角。当胫股角小于 165° 时，会出现 X 型腿（膝外翻）；当胫股角大于 180° 时，会出现 O 型腿（膝内翻）。

胫股角的角度落在正常范围内时（图 2.14B），从地面而来的力会通过膝盖的中心，平均分摊在膝关节的内侧与外侧。角度过大或过小，会使膝关节因受力不均而出现软组织受挤压磨损或断裂的现象（Steindler，1970）。

动作轴心

膝关节屈曲与伸直的动作轴，是一条穿过股骨髁的水平线，关节的动作发生在矢状面。

内外旋动的轴心为一条穿过膝关节中心的纵向直线。在开链运动中，当膝关节维持在屈曲 90° 进行内外旋动时，股胫关节内侧关节面的活动度会比外侧受到更大的限制。

外旋时，胫骨的内侧平台担任这个动作的轴心。胫骨内侧平台相对于内侧股骨髁会产生少许前移的动作，而外侧的胫骨平台相对于外侧股骨髁则出现大幅后移的动作（Enoka，1994）。同样的，内旋时，也是以胫骨内侧作为动作的轴心。

膝关节转动的最大范围约 70°。其中，外旋占 40°，比内旋 30° 多一些。

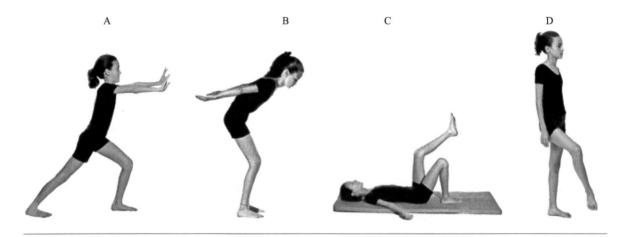

图 2.15 闭链运动（A、B）与开链运动（C、D）的膝关节动作

影响膝关节活动范围的因素

在力学上，膝关节的矢状面动作（如屈曲与伸直），并不会受到骨骼结构的限制（如肘关节一般）。因此，关节囊与韧带的功能决定膝关节动作的范围。

大多数连接至膝关节的肌肉，均会横跨两个关节，即髋关节与膝关节。因此，膝关节的动作范围也会依髋关节的位置而定。举例来说，当髋关节过度伸直时，膝关节的屈曲动作将因股四头肌的股直肌被伸展而受限，因此，膝关节屈曲的范围基本在 120°～140° 之间，依髋关节位置而定。

在开链运动中，即腿部放松时，髋关节的位置将决定膝关节活动的范围。

在闭链运动中，膝关节动作的范围则取决于髋关节与踝关节二者的位置。任何髋关节或踝关节在功能上的限制均会造成膝关节在运动链的动作受限（Hamilton & Luttgens，2002）。

膝关节在开链 / 闭链运动中的功能

无论处于开链或闭链的动作状态，均会影响膝关节的动作。当双脚离开地面时，下肢是在开链运动中执行动作的。在闭链运动中，双脚则会接触地面。开链与闭链运动之间最大的差异，是足部的动作在闭链运动中会受到限制，但其他关节（膝关节与髋关节）仍可进行动作。

在闭链运动中，膝关节屈曲会伴随着髋关节屈曲与踝关节的背屈。

在开链运动中，无论髋关节与踝关节是否有动作，膝关节均可屈曲（图 2.15）。在图 2.15C 中，膝关节屈曲伴随髋关节屈曲，但踝关节却没有任何动作。

在开链或闭链运动中，我们也必须考虑作用于膝关节的各块肌肉的功能。举例来说，在开链运动中当股四头肌收缩时，产生膝关节伸直；而同样的动作在闭链运动中，则由大腿后群肌与臀大肌参与膝关节伸直。

髋关节

解剖学观点

关节位于股骨头与骨盆髋臼的交会处（图 2.16）。除了其骨性结构之外，髋关节由许多肌肉与一个网状的韧带提供稳定，这些韧带与肌肉从周围包覆髋关节，为髋关节提供各种力量与稳定度，使其能在各个平面上做各种动作（表 2.4）。

表 2.4　影响髋关节的肌肉

	起点	止点	动作功能	图解
髂腰肌	**腰大肌（psoas major）**			
	● 腰椎侧面与横突	● 股骨小转子	● 大腿前屈与部分的外旋 ● 增加腰椎前凸	
	髂肌			
	● 髂股窝前表面上侧 2/3	● 股骨小转子	● 大腿屈曲 ● 骨盆前倾与增加腰椎前凸	
	臀大肌（gluteus maximus）			
	● 髂嵴 ● 髂后上棘（PSIS） ● 尾骨	● 臀肌粗隆	● 大腿伸直与外旋 ● 骨盆后倾 ● 由于肌肉的连接点呈大面积分布，臀大肌亦根据不同纤维的收缩，帮助大腿外展与内收	
	臀中肌（gluteus medius）			
	● 髂骨臀部表面（髂骨后臀线与前臀线之间）	● 大转子	● 前侧纤维：内旋与大腿屈曲 ● 后侧纤维：外旋与大腿伸直 ● 一般的肌肉收缩可使大腿外展 ● 单脚站立可预防支撑腿侧面的骨盆脱出（特伦德伦伯综合征）	

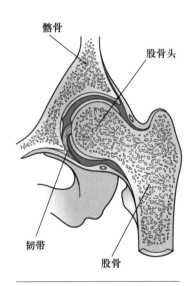

髂骨
股骨头
韧带
股骨

图 2.16　髋关节

影响髋关节的肌肉

表 2.4 （续）

起点	止点	动作功能	图解
梨状肌（piriformis）			
● 尾骨第一椎孔与第四椎孔之间的前表面 ● 坐骨大切迹	● 大转子顶端的前内侧	● 大腿外旋 ● 协助大腿外展	
闭孔内肌（obturator internus）			
● 耻骨闭孔周围的内表面 ● 坐骨	● 大转子的前内侧	● 大腿外旋	
闭孔外肌（obturator externus）			
● 闭孔的外表面与闭膜 ● 坐骨支	● 股骨大转子的内侧	● 大腿外旋	
上孖肌（gemellus superior）			
● 坐骨棘	● 大转子的内侧	● 大腿外旋	
下孖肌（gemellus inferior）			
● 坐骨粗隆	● 大转子的内侧	● 大腿外旋	

* 大部分起点位于骨盆区的肌肉均连接至股骨。
其他作用于髋关节的肌肉，将在本章稍后详述（表 2.5）。

影响髋关节的肌肉

表 2.4 （续）

起点	止点	动作功能	图解
耻骨肌（pectineus）			
● 耻骨支和坐骨支前面	● 股骨小转子后的耻骨肌线	● 髋关节屈曲 ● 髋关节内收 ● 髋关节旋外	
短收肌（adductor brevis）			
● 耻骨下支	● 粗线的上侧 1/3	● 髋关节内收 ● 髋关节旋外 ● 协助髋关节屈曲	
长收肌（adductor longus）			
● 耻骨上支	● 粗线内唇的中间 1/3	● 髋关节内收 ● 协助髋关节屈曲 ● 髋关节旋外	
大收肌（adductor magnus）			
● 耻骨下支的表面 ● 坐骨下支与坐骨结节	● 前肌肉纤维分为两种：水平方向（前侧）纤维；沿着粗线分布直立方向（后侧）纤维；股内上髁略靠上方的内收肌结节	● 髋关节内收 ● 连接至粗线的（水平纤维带动髋关节旋外） ● （当下肢位在于屈曲外旋时）垂直纤维带动髋关节内旋 ● 垂直纤维带动大腿伸直	
内收小肌（adductor minimus）			
● 耻骨下支	● 粗线	● 髋关节内收 ● 髋关节外旋	

人体运动学观点

髋关节牵涉到 3 个平面的动作：

- 矢状面的屈曲与伸直
- 额状面 / 冠状面的外展与内收
- 水平面的外旋与内旋
- 所有平面上的环绕

髋关节的基本动作范围，由邻近之膝盖与骨盆的关节位置以及肌肉长度而定。在直立的解剖学姿势中，基准的范围如下（Norkin & Levangie，1993）：

- 屈曲（膝关节屈曲时）：110°
- 伸直：30°
- 外展：50°
- 内收：30°
- 外旋：60°
- 内旋：40°

髋关节外旋的基准范围为 60°，较内旋的 40° 更大。在坐位时，髋关节会屈曲，髋关节旋转的角度也会较大，因为此时的关节囊与韧带较为松弛。作用于髋关节的拮抗肌群必须先达到功能性的平衡，才能让（位于下方的）下肢与（位于上方的）骨盆维持在正常的位置。

额状面上，其中一侧的髋内收肌是另一侧髋外展肌的协同肌。一般来说，内收肌与外展肌从两侧所施加的力量是相等的，若两股力量之间失去平衡，将会使髋关节位置偏移（Nordin & Frankel，1989）。

髋内收肌或外展肌缩短是髋关节失衡的其中一个原因。内收肌缩短，会使该侧髋关节的位置升高，故腿看起来不一样长（图 2.17）。

髋关节的水平面平衡，取决于包覆髋关节的内层与外层肌群之间的功能平衡。多数从髋关节连接至股骨的肌肉群，都能够帮助外旋，因此肌肉内旋的力量会较外旋的力量小一些。当两股力量的差异比例超出正常范围时，髋关节外旋的力量会过大，这也是造成脚趾向外姿势（外八）的原因之一（其他原因会在第 5 章详述）。

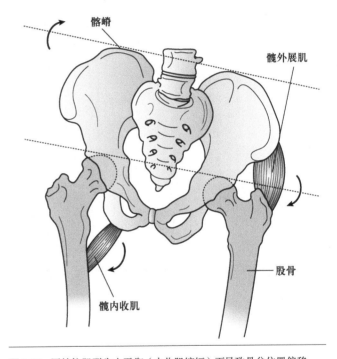

图 2.17 因拮抗肌群失去平衡（内收肌缩短）而导致骨盆位置偏移

骨盆

解剖学观点

　　骨盆（图2.18）在身体的中心位置，在下肢与脊柱之间担任功能链的作用。骨盆之所以能正常运动，是因为肌肉的作用，它可以在动作能力与稳定度之间，维持功能上的平衡。脊柱与骨盆的连接处有一夹角称为骶骨倾斜角（图2.19）。

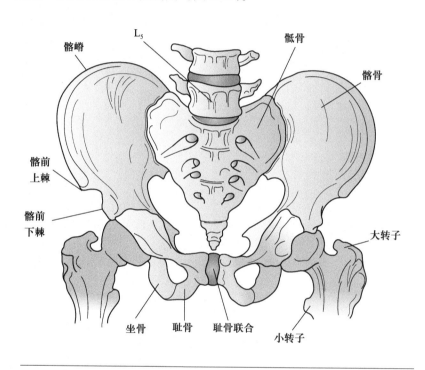

髂嵴　L₅　骶骨　髂骨
髂前上棘
髂前下棘
大转子
坐骨　耻骨　耻骨联合　小转子

图 2.18　骨盆

　　图2.18是骨盆的自然角度，通常男性的骨盆角为55°，女性则为60°。骨盆角超出正常范围，是脊柱前凸的特殊现象之一，若倾斜角度变小，则会减轻腰椎前凸的现象（Kendal & McCreary，1983）。

　　骨盆能否平衡在最佳的角度上，主要取决于各种肌肉是否能正常地运动。背部竖脊肌的下半部，与股直肌以及髂腰肌一同使骨盆往前倾斜。换句话说，这些肌肉可以增加倾斜的角度和脊柱的腰椎前凸的角度。在相反的方向，由3个大腿后群肌、腹部肌肉群、臀大肌负责使骨盆往后倾斜，即缩小倾斜角度，并随之减少腰椎的前凸现象（图2.19）。

　　腰椎在矢状面的姿势正常与否，一部分依赖所有这些肌肉之间的协调。运动治疗的目的是要训练个人（感受）这些肌肉在运动时的正确关系，以及必须改善各个肌肉功能之间的平衡。

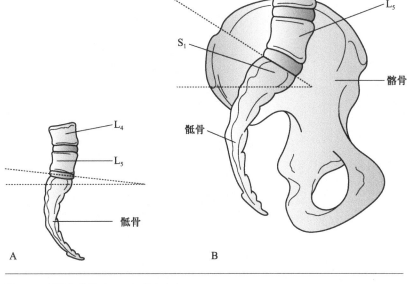

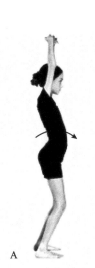

A

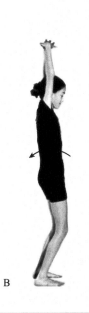

B

图 2.19 （A）前倾与（B）后倾时，骨盆的活动度

图 2.20 尾骨与脊柱（L_5-S_1）的交会点
A. 角度缩小；B. 正常角度

骶骨

脊柱的腰椎与尾骨之间的连接处，是对日常运动时所产生的负荷非常敏感的集中点。这些压力会使 L_5-S_1 椎间盘的连接点非常容易受伤（图 2.20）（Cyriax，1979；Kisner & Colby，1985；Kahle 等，1986）。

骶骨衔接至骨盆的地方，有另一个重要的关节，称为骶髂关节。骶髂关节能在几个平面上产生微弱的滑动动作（图 2.21）。骶骨与髂骨之间的各种动作，取决于脊柱的活动度。当脊柱弯曲时，骶骨会向后移动，当脊柱伸展时（向后仰），骶骨则往前移动。

从人体运动学的观点来看，骶骨主要受到躯干各种动作的影响，并随之做出反应。例如，躯干往前弯曲，会使骶骨往后移动，反之亦然。

另一方面，骨盆的髂骨主要受到髋关节动作的影响。因此我们可以说骶骨的位置会依从其上方所施加的力。而确定髂骨的位置，主要是从下面给的力而定。

在闭链运动的动作中，骶骨的位置也会受到从下方来的力的影响（Rasch，1989）。

髂骨相对于骶骨的动作，维持脊柱与下肢之间在静态与动态位置的平衡扮演至关重要的角色。骶髂关节若出现功能的障碍，会造成动作僵硬，长期会导致姿势异常。

影响骨盆的肌肉

详见表 2.5。

表 2.5

	起点	止点	动作功能	图解
髂腰肌	腰大肌			
髂腰肌	● 腰椎体侧面与横突	● 股骨小转子	● 髋关节前屈与部分的外旋 ● 增加腰椎前凸	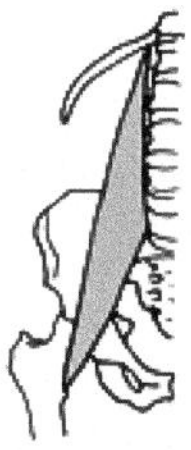
髂腰肌	髂肌			
髂腰肌	● 髂窝前表面上侧 2/3	● 股骨小转子	● 髋关节前屈 ● 骨盆前倾与增加腰椎前凸	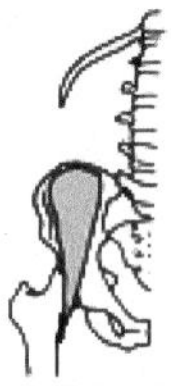
	腰小肌			
	● T_{12}-L_1 椎骨侧面	● 髂肌与耻骨上支的连接点	● 躯干向骨盆的弯曲	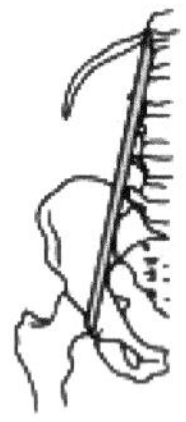
	臀大肌			
	● 髂嵴 ● 髂后上棘 ● 尾骨	● 臀肌粗隆	● 髋关节伸展与外旋 ● 骨盆后倾 ● 由于肌肉的连接点呈大面积分布，臀大肌亦根据不同纤维的收收缩，帮助大腿外展与内收	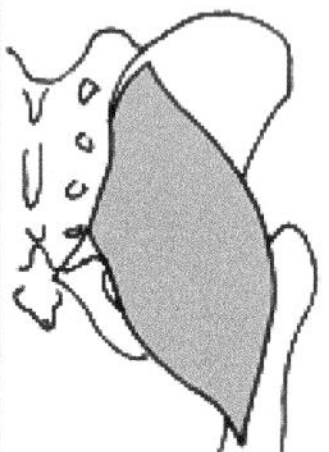
	臀中肌			
	● 髂骨臀部表面（髂骨后臀线之间）	● 股骨大转子	● 前方纤维：髋关节内旋与外展 ● 后方纤维：髋关节外旋与伸展 ● 一般的肌肉收缩可使髋关节外展 ● 单脚站立可预防支撑腿侧的骨盆脱出（特伦德伦伯综合征）	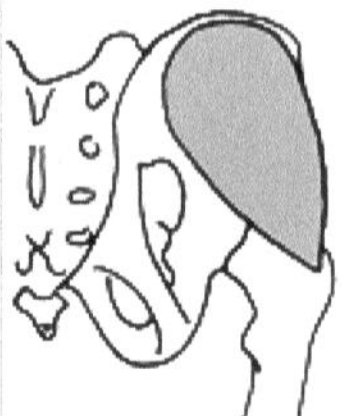

影响骨盆的肌肉

表 2.5（续）

起点	止点	动作功能	图解
臀小肌			
• 髂骨前臀线与后臀线之间的表面	• 股骨大转子	• 髋关节外展与内旋	
阔肌膜张肌（tensor fascia lata）			
• 髂前上棘并延续至顺着髂胫束的大转子上方	• 胫骨外侧髁	• 稳定髋臼的股骨头 • 协助臀小肌与臀中肌的前部纤维执行髋关节屈曲、内旋与外展动作	
缝匠肌（sartorius）			
• 髂前上棘	• 胫骨内侧髁下侧	• 髋关节屈曲 • 髋关节外旋 • 膝关节屈曲 • 膝关节内旋	
半腱肌（semitendinosus）			
• 坐骨结节	• 胫骨内侧髁下方	• 髋关节伸直、膝关节屈曲、内旋	
半膜肌（semimembranosus）			
• 坐骨结节	• 胫骨内侧髁下方略为侧向半腱肌肌腱	• 髋关节伸直，膝关节屈曲、内旋	

影响骨盆的肌肉

表 2.5（续）

起点	止点	动作功能	图解
股二头肌（biceps femoris）			
● 长头：坐骨结节 ● 短头：粗线下侧1/2	● 腓骨头	● 长头：伸髋、屈膝、膝关节外旋 ● 短头：膝关节屈曲与小腿外旋，这是唯一可以执行小腿外旋动作的肌肉	
股薄肌（gracilis）			
● 耻骨下支	● 胫骨内侧髁	● 髋关节内收 ● 协助髋关节屈曲与膝关节内旋 ● 帮助膝关节屈曲	
腰方肌（quadratus lumborum）			
● 第12根肋骨 ● L$_{1-4}$ 腰椎的横突	● 髂嵴	● 帮助骨盆前倾与增加腰椎前凸 ● 当骨盆固定不动时，腰方肌可以从一个前屈的位置帮助躯干向前直立 ● 帮助向两侧屈	
腹直肌（rectus abdominis）			
● 胸骨两侧与第5～7对肋软骨前面	● 耻骨嵴、耻骨联合	● 使胸廓和骨盆朝彼此方向屈曲，并在骨盆后倾时拉直前凸的腰椎 ● 当一侧单独动作时帮助躯干侧弯	
腹外斜肌（external abdominal oblique）			
● 第5～12根肋骨	● 从下方数根以肋骨为起始点的肌肉纤维连接至髂嵴 ● 其余的肌肉纤维连接至腱膜	● 帮助躯干侧弯	

人体运动学观点

在日常活动中，骨盆会根据不同的关节，在数个平面上执行动作（图 2.21 与图 2.22）。以功能来说，骨盆的动作涵盖 3 个平面：

1. 矢状面——骨盆前倾 / 骨盆后倾（APT/PPT）。
2. 额状面——髂骨上提与下降。
3. 水平面——带动单侧前旋或后旋。

根据动作联动原则，以及脊柱复杂的功能结构，骨盆的动作常会影响到腰部的几块椎骨，且影响范围并非仅仅集中在 L_5 和 S_1 的连接点而已。骨盆的结构让我们得以承受重量，从人体运动学的角度来看，它如肩带一样，在同时帮助增加髋关节动作的范围。骨盆的转动，使得我们可以在走路时往前踏步，而骨盆的侧弯，则让下肢在外展时可以向外侧抬。由于骨盆的位置会影响姿势的结构，因此应检查骨盆在 3 个平面上的位置是否达到完全的平衡。这当中包括了两个最重要的因素：

1. 连接至骨盆的拮抗肌群，其肌肉长度与肌力的比值达到功能上的平衡，会影响骨盆的稳定度。这个平衡在负责骨盆后倾的肌群（包括腹部肌肉群、臀肌肉群与大腿后群肌）与负责骨盆前倾的肌群［包括下竖脊肌、髂腰肌、股四头肌（股直肌）与缝匠肌］之间的比值更为重要。连接至骨盆的软组织如果缩短或无力，可能会打乱此平衡（Kendal & McCreary，1983；Kisner & Colby，1985）。

2. 个人对骨盆适当位置的认知，以及在日常活动中维持此平衡所需的运动知觉处理能力（此部分会在第 9 章加以详述）。

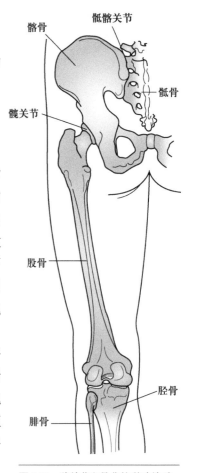

图 2.21 髋关节和骨盆的联动关系

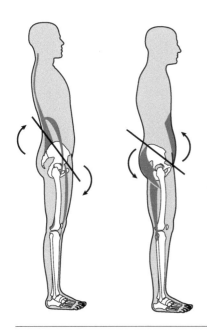

图 2.22 会影响骨盆位置的肌肉

脊柱

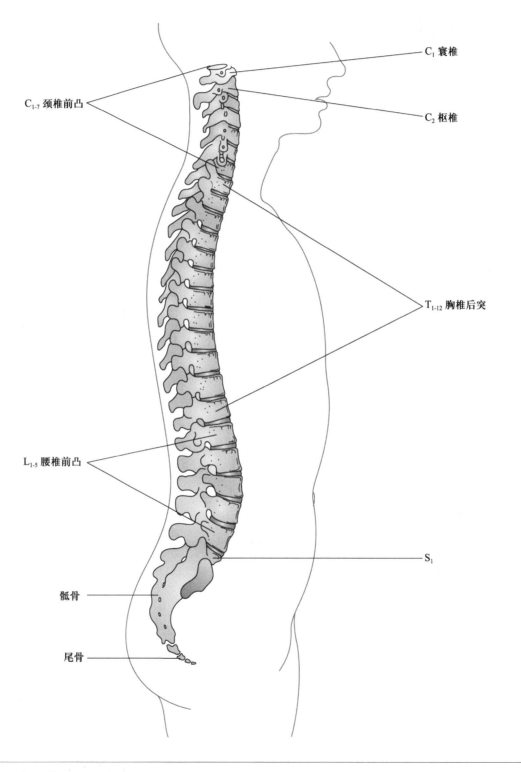

C₁ 寰椎

C$_{1-7}$ 颈椎前凸

C₂ 枢椎

T$_{1-12}$ 胸椎后突

L$_{1-5}$ 腰椎前凸

S₁

骶骨

尾骨

图 2.23　脊柱：侧视图、前视图与后视图

解剖学观点

　　椎骨的关节面、椎间盘、肌肉、韧带与神经系统之间所组成的功能上的关系，形成一个错综复杂的系统。它的复杂性使治疗师在诊断与规划适应性运动计划时备感困难。

　　要有正确的诊断与适应型运动治疗，就必须先了解脊柱在解剖学与人体运动学上的特征。充分了解脊柱结构（图2.23）与各区域的潜在动作所受到的影响，是适当规划运动治疗方案并避免伤害的先决条件。

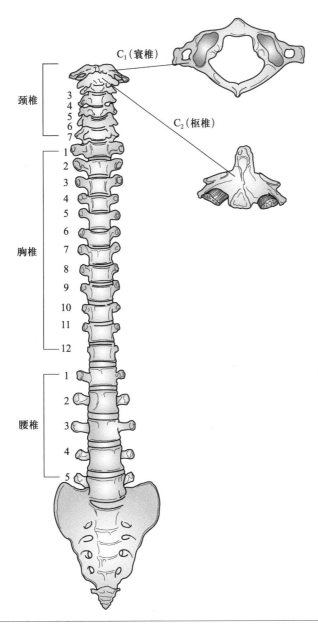
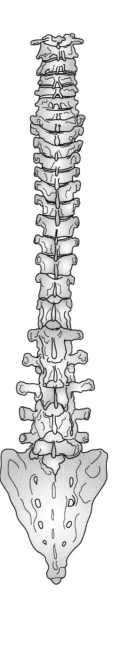

图2.23（续）

　　典型椎骨的一般结构（图 2.24），椎骨包含两大部分：

- 椎体
- 椎弓

椎体与椎弓的中间为椎孔

椎弓有几个重要的结构：

- 棘突
- 横突
- 关节突

颈椎

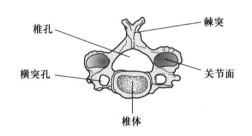

椎孔　棘突

横突孔　关节面

椎体

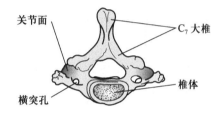

关节面　C₇ 大椎

横突孔　椎体

侧视图

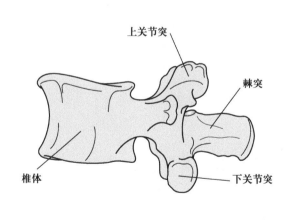

上关节突

棘突

椎体　下关节突

俯视图

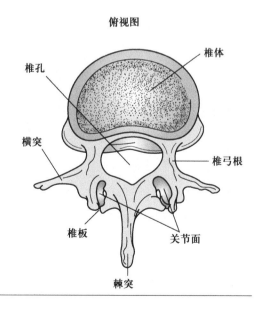

椎孔　椎体

横突　椎弓根

椎板　关节面

棘突

图 2.24　椎骨的一般结构

脊柱不同区域的解剖学特征

当我们看整个骨骼时，可以清楚地看见脊柱的曲线（图 2.23）：

- 颈椎前凸（C_{1-7}）
- 胸椎后凸（T_{1-12}）
- 腰椎前凸（L_{1-5}）

脊柱每个区域的椎骨均有其独特性，支配着各种动作。这特性会逐渐在不同区域的交会点变得越来越不明显。

脊柱的主要动作平面

C_{1-7} 颈部（图 2.25）

- 水平面动作（C_{1-2} 椎骨之间，左右转动头部）
- 额状面动作（颈椎侧弯，将耳朵往肩膀方向靠近）
- 矢状面动作（屈曲与伸展）

T_{1-12} 胸部（图 2.26）

- 额状面动作（躯干侧弯）
- 水平面动作（脊柱转动）

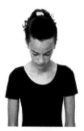
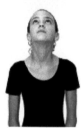
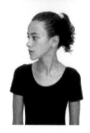

图 2.25 颈椎可做的动作

这些椎骨因为其骨骼结构与其连接至胸廓的关系，使得此区域的动作范围相当受限，且我们提到的多数动作均牵涉到其他位于腰部与颈部的关节。

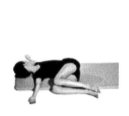
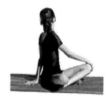
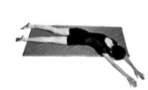
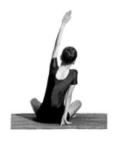
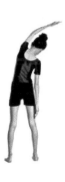

图 2.26 胸椎可做的动作

L_{1-5} 腰部（图 2.27）

这些椎骨的主要动作都发生在矢状面（腰的屈曲与伸展）

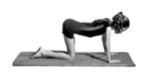
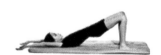
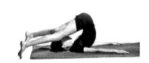

图 2.27 腰椎可做的动作

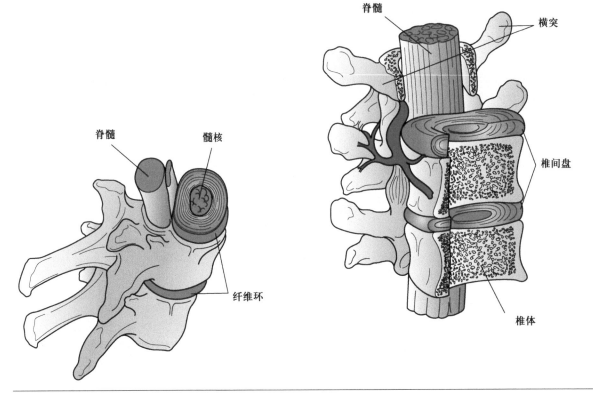

图 2.28　椎间盘

椎间盘

椎间盘的功能是支撑与转移椎骨之间的负荷。椎间盘让椎骨之间得以活动，并帮助吸收来自于整个脊柱的震动。椎间盘有两个主要的结构（图 2.28）：

1. 髓核——一种胶状物质，主要由蛋白物质与水组成。
2. 纤维环——位于椎间盘的外部，由内含胶原的坚硬结缔组织构成。脊柱若出现结构或功能异常，会使椎间盘出现退化现象。这些过程是长年磨损的结果，椎间盘承受机械负荷的能力会因此降低，并导致椎间盘滑脱、突出等伤害（见第 3 章）。

脊柱的韧带

韧带的功能是稳定脊柱并限制脊柱在数个平面上的运动。沿着整个脊柱的主要韧带见图 2.29～图 2.31。

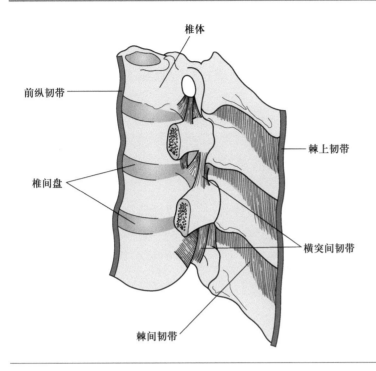

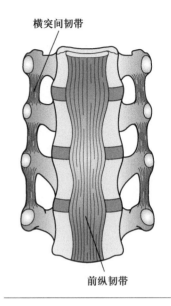

图 2.30 脊柱韧带（前视图）

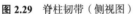

图 2.29 脊柱韧带（侧视图）

1. 前纵韧带通过整个脊柱的前端。前纵韧带可限制身体后屈的动作。
2. 后纵韧带穿过椎孔并跨越椎骨的后端。后纵韧带经过并与每块椎骨连接，形成椎管的前壁。
3. 黄韧带构成椎管的后壁。
4. 棘间韧带位于上下相邻两节椎骨的棘突之间，可限制脊柱向后伸展与躯干前屈。
5. 棘上韧带跨越后棘突，可限制身体前屈。
6. 横突间韧带位于上下相邻两节椎骨的横突之间，可限制躯干在额状面的侧弯动作。

负责稳定脊柱的背部深层肌肉群（竖脊肌）

深层竖脊肌群必须不断抵抗地心引力，并帮助脊柱执行动作与保持脊柱的稳定度。

从解剖学的角度来看，竖脊肌分布在脊柱的两侧，由中心往外展开。竖脊肌可分为两个群组：

1. 外侧——浅层群组（在背部从骨盆穿越至头骨）。
2. 内侧——深层群组（其中某些肌肉呈纵向分布，某些呈斜向分布）。

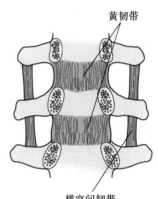

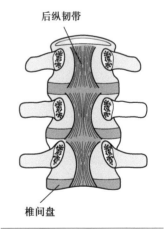

图 2.31 脊柱的纵切面

影响脊柱的肌肉

外侧（浅层）群组可细分为三类（表2.6a）：

表 2.6a

髂肋肌	
髂肋肌（腰部） ● 起点在骶骨与髂嵴；终点在腰椎与第6～9根肋骨 髂肋肌（胸部） ● 起点在下方的6根肋骨；终点在最上方的6根肋骨 颈髂肋肌（颈部） ● 起点在第3～6根肋骨；终点在颈椎 C_{4-6} 的横突	● 这一类（外侧）肌肉的主要功能是使身体直立并维持直立姿势
最长肌	
胸最长肌（胸部） ● 起点在骶骨、腰椎的后棘突与下胸椎的横突；终点沿着胸廓至第1～第2根肋骨 颈最长肌（颈部） ● 起点在胸椎 T_{1-6} 的横突，终点在颈椎 C_{2-5} 头最长肌（头部） ● 起点在胸椎 T_{1-5} 与颈椎 C_{4-7} 的横突；终点在颞骨的乳突	● 这一类肌肉的功能与髂肋肌群相同，主要是使身体直立
夹肌（内肌）	
颈夹肌（颈部） ● 起点在胸椎 T_{3-6} 的棘突，终点在颈椎 C_{1-2} 的横突 头夹肌（头部） ● 起点在胸椎 T_{1-3} 与颈椎 C_{4-7} 的后棘突；终点在颞骨的乳突	● 这一类肌肉的主要功能也是维持身体的直立姿势 ● 夹肌有旋转功能，仅靠一侧的运动（单侧收缩）来执行转动动作（转动头部）

影响脊柱的肌肉

内侧（深层）群组可细分为两类（表 2.6b）：

表 2.6b

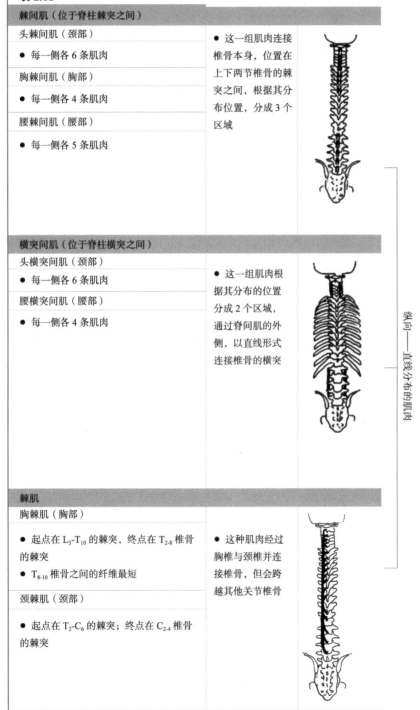

棘间肌（位于脊柱棘突之间）	
头棘间肌（颈部） ● 每一侧各 6 条肌肉 胸棘间肌（胸部） ● 每一侧各 4 条肌肉 腰棘间肌（腰部） ● 每一侧各 5 条肌肉	● 这一组肌肉连接椎骨本身，位置在上下两节椎骨的棘突之间，根据其分布位置，分成 3 个区域
横突间肌（位于脊柱横突之间）	
头横突间肌（颈部） ● 每一侧各 6 条肌肉 腰横突间肌（腰部） ● 每一侧各 4 条肌肉	● 这一组肌肉根据其分布的位置分成 2 个区域，通过脊间肌的外侧，以直线形式连接椎骨的横突
棘肌	
胸棘肌（胸部） ● 起点在 L_3-T_{10} 的棘突，终点在 T_{2-8} 椎骨的棘突 ● T_{8-10} 椎骨之间的纤维最短 颈棘肌（颈部） ● 起点在 T_2-C_6 的棘突；终点在 C_{2-4} 椎骨的棘突	● 这种肌肉经过胸椎与颈椎并连接椎骨，但会跨越其他关节椎骨

纵向——直线分布的肌肉

影响脊柱的肌肉

内侧——深层肌肉群组（表2.6c）：

表 2.6c

旋转肌（执行旋转动作）	
● 这组肌肉沿着脊柱分布，从一节椎骨的横突连接到上一节的棘突	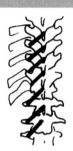

多裂肌	
● 这组肌肉是由许多小肌肉组成，从骶骨区域一直延伸到颈椎 ● 在多数情况下，每条小肌肉的起点为椎骨的横突区域，然后跨过2～4节椎骨，并连接到上方其中一节椎骨的棘突	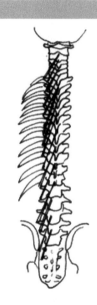

半棘肌	
● 这些肌肉从多裂肌的上方通过，分布在胸椎、颈椎和头部的外侧： ——胸半棘肌 ——颈半棘肌 ——头半棘肌 ● 这组肌肉的每一条小肌肉，会跨过至少5节或更多节的椎骨。由一节椎骨的横突，连接到上方其中一节椎骨的棘突	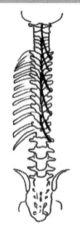

呈斜行走向分布的肌肉

* 深层肌肉的动作：
- 呈直线走向分布的肌肉群，主要可使背部挺直，且两侧一起活动时，可使背部往后伸直。只有单侧肌肉收缩的时候，可使躯干侧弯。
- 斜向分布的肌群，当单侧肌肉收缩时，可以使躯干进行水平面的转动，当两侧同时收缩时，可使背部往后伸直。

人体运动学观点

复杂的脊柱结构，可以帮助脊柱在许多平面上完成各式各样的动作。这些动作是由每节椎骨之间依照整个脊柱整体结构所产生的小部分动作联合而成。因此，一般的椎骨活动度，会依照骨间许多小关节的活动功能而定。如果某个局部小关节位置受到限制，不但会直接影响到该区的动作，也会间接影响到上面与下面的区域（Tendler，1970；Kahle 等，1986）。

因为肌肉相互关联的缘故，连接到脊柱结构的其他部位的活动也能影响到脊柱的功能：

1. 骨盆：骨盆与脊柱的下端连接。
2. 胸腔：胸腔与胸椎骨连接。胸腔的动作主要在肋骨与椎骨之间（肋椎关节），以及肋骨与肋骨之间（呼吸过程中的动作）（Kahle 等，1986）。

对这些结构有所了解之后，我们认识到在人体运动学层面，骨骼系统的各功能之间的复杂关系。每个关节包括脊柱的活动度，都会对身体其他区域的活动度有间接的影响。这些相互关系也表明，可以借由髋关节、骨盆关节或胸廓关节来放松或解决许多背部的问题（这些治疗原则会在第 9 章有详述）。

头部与颈部的排列

头部与颈部位置的平衡，对姿势的构成有重要的意义。颈椎不正确的姿势时间过长，会使颈部伸肌的肌肉张力升高，长期可能对分布在颈椎的神经结构有负面的影响。这类问题通常会导致头痛、影响通往手部正常的神经传导，有时甚至会阻碍正常的血流。这些异常现象通常会引起颈部的不适、紧张、疲劳，以及经常性的疼痛（Steindler，1970；Rasch，1989）。

从人体运动学的观点来看，头部与颈椎关节的排列，与下方身体各关节之间有相互的关系。在下肢、骨盆、脊柱中（图 2.32），针对改善头部与颈部倾斜的运动治疗过程，或许也能间接地改善下方的区域，如肩带、胸廓、腰部；相反地，对于下半身关节的治疗，或许对头部倾斜状况也有积极意义。至于在运动治疗计划中该从哪一部分介入，则因人而异，应该依每位患者其独特的人体运动学姿势特征而定。

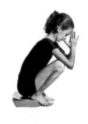
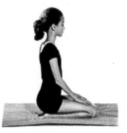
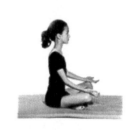
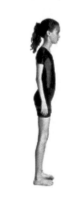
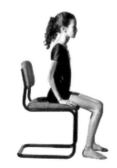

图 2.32 头部在不同初始位置的姿势

胸廓

解剖学观点

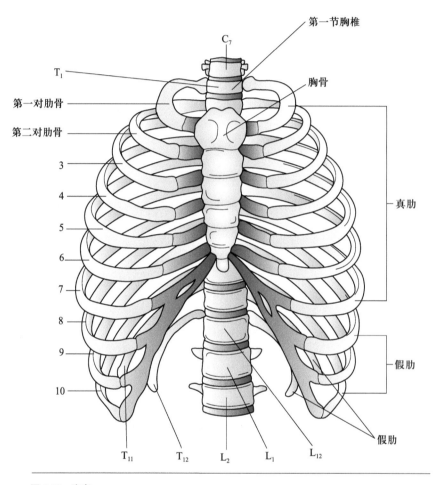

第一节胸椎

C_7

T_1

胸骨

第一对肋骨

第二对肋骨

3

4

5

6

7

8

9

10

真肋

假肋

假肋

T_{11}　　T_{12}　　L_2　　L_1　　L_{12}

图 2.33　胸廓

　　从解剖学上来说，胸部的骨骼结构也就是胸廓，是一个由 12 节胸椎（T_{1-12}）与 12 对肋骨以及胸骨所构成的骨架（图 2.33）。胸廓的主要功能：

- 保护内部系统（心、肺、大血管、神经）
- 成为许多肌肉的中心点
- 主动协助呼吸过程

　　前七对肋骨经由软骨直接连接到胸骨，称为真肋。

　　第八对到第十对肋骨经由软骨连接到第七对肋骨，称为侧肋。

　　第十一对与第十二对肋骨称为假肋，并未连接至胸骨。

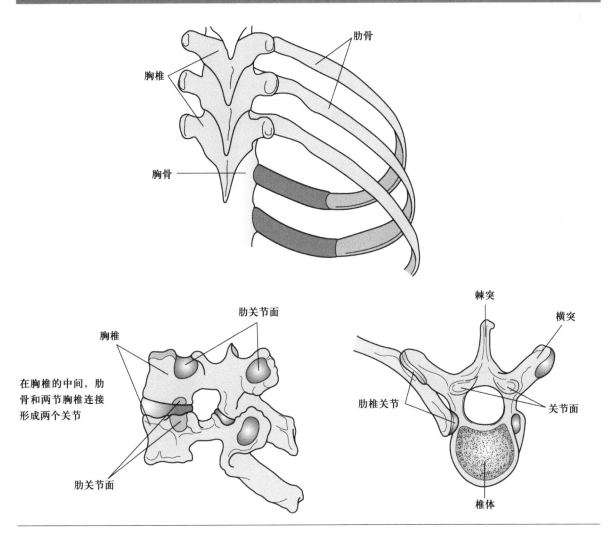

图 2.34　胸廓与胸椎

人体运动学观点

　　肋骨在连接到胸骨与椎骨时，会形成数个关节。其中有两个关节在功能上尤其重要：

- 肋椎关节（图 2.34）
- 胸肋关节

　　就内部身体系统功能而言，最佳的胸廓结构与动作，对呼吸过程有直接影响。因此，从功能性来看，呼吸与许多连接至胸廓的关节有关，其中包括连接至背部椎骨的关节、肋骨与 T_{1-12} 椎骨之间的关节，以及连接肋骨与胸骨的关节。这些关节必须要有正常的活动与运动，才能保持最佳的呼吸深度。如果在活动上受到任何形式的限制（例如脊柱后凸等状况——见第 3 章），会对呼吸功能产生不利的影响，当然也连带影响姿势特征和内部系统功能。

肩带

解剖学观点

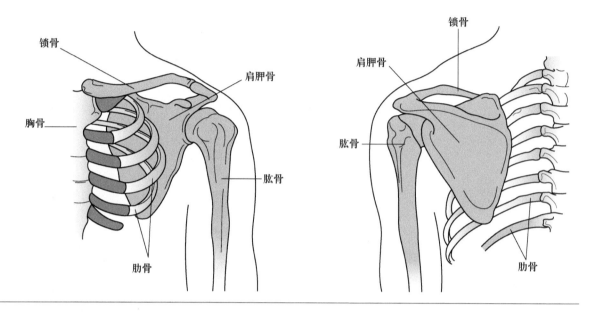

图 2.35 连接至肩带的骨头

连接至肩带的骨头包括肩胛骨、锁骨、胸廓、肱骨（图 2.35）

肩带由 4 个关节组成，相互和谐且同步运动，在 3 个动作平面上带动各式各样的动作（White & Carmeli，1999）：

1. **肱盂关节**：位于肱骨与肩胛骨的连接处。这个滑膜球窝关节可在 3 个平面上执行动作。肱盂关节由软骨环包围，且有许多韧带加以支撑，并透过旋转肌群与肱二头肌的长头提供其稳定性（Kendall & Mccreary，1983）。

2. **肩锁关节**：位于肩峰端与锁骨外端的连接处。这个滑液关节可在几个平面做环绕的动作。

3. **胸锁关节**：位于胸骨与锁骨内端的连接处。这个关节是上肢骨与躯干骨之间唯一的连接点。

4. **肩胛胸廓关节**：位于肩胛骨与胸廓的交会处。许多止点在肩胛骨、脊柱与手臂的肌肉，都在这个区域运动。

影响肩带的肌肉（表2.7）

肩胛骨上有许多肌肉附着，可帮助上肢自由地活动。

与髋关节有非常稳定的结构不同的是，肩关节的解剖学结构较为脆弱。旋转肌群具备重要的功能，可维持关节的稳定性，并将肱骨头往肩胛窝挤压（Hoppenfeld，1976）。

表 2.7

起点	止点	动作功能	图解
斜方肌（trapezius）			
● 上方部分：项韧带与枕外隆凸 ● 中间部分：C_7-T_4椎骨的棘突 ● 下方部分：$T_{5\text{-}12}$椎骨的棘突	● 上方部分：锁骨外侧 1/3 ● 中间部分：肩胛冈与肩峰 ● 下方部分：肩胛冈	● 肌肉整体动作：肩胛骨内收 ● 上纤维：肩胛骨转动、肩胛骨上升、头部往后伸展 ● 下纤维：肩胛骨转动、肩胛骨下压；静态时的功能是稳定肩带的肩胛骨	
肩胛提肌（levator scapulae）			
● $C_{1\text{-}4}$颈椎横突的背侧结节	● 肩胛骨的上角与内侧缘的邻近部位	● 肩胛骨上升与内旋 ● 反向动作：颈部侧弯并转向下同侧	
菱形小肌（rhomboideus minor）			
● $C_{6\text{-}7}$颈椎的棘突	● 肩胛骨内侧缘	● 肩胛骨内收与部分上升 ● 将肩胛骨固定于胸廓	
菱形大肌（rhomboideus major）			
● $T_{1\text{-}4}$胸椎的棘突	● 顺着肩胛骨的内侧（椎骨）边缘，在菱形小肌下方	● 肩胛骨内收 ● 将肩胛骨固定于胸廓	

旋转肌群包含下列肌肉：棘上肌、棘下肌、肩胛下肌、小圆肌。

*接下来会详细描述肌肉群中各个肌肉所做的特殊动作。

影响肩带的肌肉

表 2.7（续）

起点	止点	动作功能	图解
三角肌（deltoideus）			
● 前锁骨端：锁骨外侧 1/3 ● 内侧肩胛骨端：肩峰 ● 后肩胛骨端：肩胛冈的下缘	● 肱骨外侧上方 1/3 的三角肌粗隆	● 大于 30° 以上的肩关节外展（锁骨端与后肩胛骨端帮助手臂内收） ● 当肩关节处在外旋位置时前群肌肉纤维亦可做内旋的动作 ● 当肩关节处在内旋位置时后群肌肉纤维亦可做外旋的动作	
冈上肌（supraspinatus）			
● 冈上窝的内侧 2/3	● 肱骨大结节的上表面	● 肩关节 0°～30° 的外展与少量的外旋 ● 稳定肩关节的肱骨头	
冈下肌（infraspinatus）			
● 冈下窝的内侧 2/3	● 肱骨大结节	● 肱骨外旋与手臂伸展 ● 稳定肩关节的肱骨	
前锯肌（serratus anterior）			
● 第 1～9 根肋骨，接近骨骼与软骨的连接点	● 顺着肩胛骨的椎骨（内侧）边缘	● 与菱形肌一同让肩胛骨向前并能贴近在胸廓上 ● 在反向动作中（即肩胛骨固定不动时），帮助肋骨上升与深吸气 ● 当所有肌纤维一起运动时，前锯肌亦可使肩胛骨（对抗为拮抗肌的菱形肌）从中线外展 ● 下方纤维收缩时，可使肩胛骨外旋，使下角往外侧与前方移动（这是抬起手臂的必要动作）	

影响肩带的肌肉

表 2.7（续）

起点	止点	动作功能	图解
胸大肌（pectoralis major）			
● 锁骨端：锁骨内侧 2/3 ● 胸骨端：顺着胸骨外缘与第 2～6 根肋骨的软骨相接 ● 腹部端：腹直肌鞘最上端的前层	● 肱骨大结节嵴	● 肩关节内收与内旋 ● 手臂水平内收（拥抱的动作）	
胸小肌（pectoralis minor）			
● 第 3～5 根肋骨	● 肩胛骨的喙突	● 肩胛骨上提 ● 肩胛骨下压	
小圆肌（teres minor）			
● 肩胛骨外缘	● 肱骨大结节	● 肩关节外旋（稳定肩关节的肱骨头）	
大圆肌（teres major）			
● 肩胛骨外缘的背侧下方 1/3 至下角	● 肱骨小结节嵴	● 肩关节伸展、内收与内旋 ● 背阔肌的协同	
肩胛下肌（subscapularis）			
● 肩胛下窝	● 肱骨小结节	● 肩关节内旋与内收 ● 稳定肩关节的肱骨头	
喙肱肌（coracobrachialis）			
● 肩胛骨的喙突	● 沿着肱骨小结节的内侧表面	● 肩关节屈曲 ● 肩关节内收	

人体运动学观点

正如前面所提到的，肩胛骨在与锁骨和肱骨的连接处有两个滑液关节，分别为肩锁关节与肱盂关节。这些关节可以让肩胛骨做出如下动作：

- 上提——下压
- 后缩——前突
- 外旋——内旋
- 内收——外展

肩胛肱骨节律

肩胛骨与肱骨之间有一个特别重要的动作顺序，称为肩胛肱骨节律，主要为各种手臂外展 / 内收的动作。

在人体运动学上，这个外展的动作可以分成 3 个阶段（Rasch，1989；Hamilton Luttgens，2002）：

第一阶段：手臂外展到 0°～30° 之间时，肩胛骨固定不动。

第二阶段：在 30°～90° 之间，肩胛骨的外旋动作会以 2：1 的比率，回应手臂的外展动作，即手臂每外展 2°，肩胛骨就会旋转 1°。

第三阶段：手臂外展超过 90° 时（及至 180° 之前），此功能比变为 1：1，即手臂每外展 1°，肩胛骨就会外旋 1°。

上肢外展的另一个方面是手臂在水平面的位置。在一般情况下，外展的范围可达 120°。在这个时候，肱骨的大结节会碰到肩峰而停止不动。但从这个角度开始，若手臂要继续做外展的动作，则需要由手臂外旋，以解除这个"解剖限制"的状况（Hoppenfeld，1976）（图 2.36）。

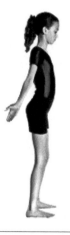

图 2.36　手臂必须往外旋，才能增加外展的幅度

正常的肩胛骨功能运动，会影响到所有与之连接的结构，使手臂、肩膀、胸部与脊柱之间的动作均产生连带关系。

图 2.37 所示的连锁反应便是其中一个例子。手臂在内旋时，会使肩胛骨往前突，并让躯干弯曲与旋转。同样地，手臂往外旋的时候，会将肩胛骨往后推挤（缩回），使躯干反向旋转，当这个机制同时在身体的两边起作用时，手臂内旋的连锁反应将集中在矢状面，并且使躯干呈现驼背的姿势。

从人体运动学的观点来看，当胸椎有后突的情况时，肩胛骨会向前呈现前突的状态。但是，如之前所说的，不同的结构会相互影响。换句话说，当肩胛骨往后移动时（缩回），会使躯干挺直并减少脊柱后凸的幅度（Basmajian & Honecker，1989）（图 2.38）。

总而言之，从人体运动学的观点来看，肩胛骨的位置会影响整体姿势，肩胛骨在活动度上的任何降低，都将危害到上述各个结构的最佳功能运动。因此，姿势治疗会特别将注意力放在改善肩胛骨的活动度上，且在许多病例中，姿势异常的特征之一，即为肩胛骨区域出现功能性的僵硬问题。

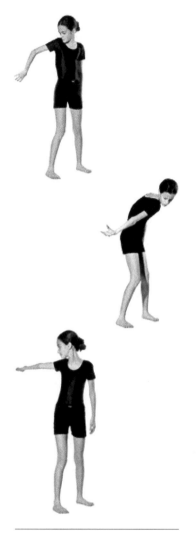

图 2.37　四肢关节与躯干的相互关系

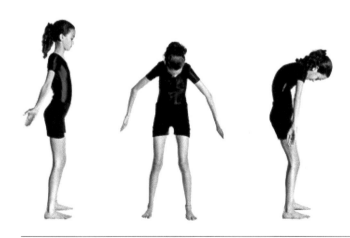

图 2.38　肩胛骨位置对胸椎前突的影响

神经系统在姿势中的角色

人类的神经系统可以让身体接收到感觉并对环境的改变作出反应，并且协调许多器官与四肢的活动。神经生理学家尝试去了解神经系统的协调方式，以挖掘不同现象之间的关联，并用化学和物理学的方法解决有神经缺陷或不健全的地方。本单元将着重在神经系统的功能层面来讨论神经系统如何控制姿势与动作模式，而不会谈到解剖学层面，即神经系统的结构与各个要素。

随着身体的正常发育，成熟的中枢神经系统可以让肌肉系统精确地执行动作，使特定动作由特定的肌肉来执行，并阻止其他肌肉出现不相关的活动。这种机制有助于完成各种复杂的动作，并且在协调能力正常的情况下，机制得以正常运作。如果这个机制出现问题，运动则不协调或相关联的动作受到影响。

相关联的动作是指伴随在主要的指令动作中出现，但和动作目标无关的动作。这类动作可在动态情况下看到，可以称为力量调节不当且无法区分动作时，所导致在能量上不经济的动作；这类动作也可在静态情况下发生，即在各种姿势位置时，肌肉张力过高。静态时肌肉张力过高，是导致各种姿势异常的主要原因之一，因为这会使身体不断地养成不良的姿势习惯。

评估中枢神经系统的结构是否成熟的方法之一，是观察有多少神经纤维被髓鞘包覆。神经纤维外层披覆的髓磷脂，可以让动作电位传达更快速也更精确。因此，神经纤维髓鞘化的程度一般被视为检测神经系统成熟度的标志（Yakovlev & Lencours，1967）。通常，多数髓鞘形成的过程会在出生后的两年到三年之间完成，但某些系统的髓鞘形成过程，甚至会延续至出生后的前十年至二十年。其中包括连接大脑两半球知觉区的胼胝体。这些系统若延迟成熟，会出现动作协调障碍，并发展出姿势异常（Dennis，1976）。

这种情况发生时，管理高级神经中枢动作的脊髓与大脑，便会出现异常，引起刺激动作超过抑制动作的过程，造成动作不协调。

若假定脑皮质某区域负责控制身体的运动，抑制该区域功能则导致运动不协调，那么可假设我们可以通过学习来减少不协调情况。换句话说，适当的练习可大幅改善身体一般协调力，而好的协调能力又是改善姿势的先决条件。

在人体生长发育的每个时期，其动作模式都反映出神经成熟度与环境要素之间的关系。如果想不断地增加神经协调动作的能力，并从中获得最大的益处，则必须减少既往习得的不良动作习惯带来的干扰。如果可以控制并纠正先前习得的不良动作模式，便能更轻松地学习新的动作反应，来对抗已有的旧习。

一般认为特定的动作模式，是由中枢神经系统的遗传结构来决定。而中枢神经系统在成熟的过程中，会形成抑制机制，来抑制、克服或同化这些特定的模式（Fuchs 等，1995）。人们能否停止这些被同化的动作模式，或抑制并学习新的动作与姿势习惯，取决于神经的发育、认知能力以及适当的训练与练习。这些要素都能够帮助学习，让人更轻松快速地运用新的动作模式。

运动知觉处理系统对动作与姿势模式的影响

处理知觉信息的接收，是神经系统在控制动作与姿势模式时的一个重要功能。希腊文中运动感觉（kinesthesia）一词，由两部分组成：kine 表示动作，esthesia 表示感知或感觉的能力，合起来的意思是动作的感觉。薛灵顿（Sherington，1906）在他有关人体内皮下与内部感受器的研究结果中，强调神经生理学的层面。而本体感觉一词，常常被当作运动感觉的同义词。

运动感觉是一个知觉的系统，从肌肉与关节的感受器开始，延伸至小脑以及大脑皮质的运动感觉区（Swarts，1978；Spiduso，1978）。有些人将运动感觉视为一种感官，而每个个体可通过这个感官来感觉整个身体、四肢与肌肉收缩的强度。

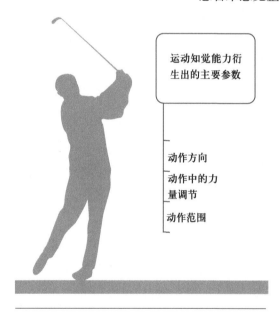

运动知觉能力衍生出的主要参数

动作方向
动作中的力量调节
动作范围

图 2.39　运动知觉能力衍生出的主要参数

运动感觉可以通过许多研究方法切入，也有许多的定义。但这个领域的专家学者一致认为，运动感觉是在传递动作活动与四肢位置等特定类型的信息。因为，运动知觉处理能力本身就是极为重要的能力，能够让人在静态与动态中维持正常的姿势。

产生动作感觉的主要要素，来自于关节内 3 种类型的感受器（关节感受器）：

1. 高尔基感受器——位于包裹关节的韧带中，以及连接肌肉与骨头的肌腱中。这些感受器负责提供关于关节位置与动作方向等信息。

2. 路菲尼感受器——位于关节的关节囊内，主要分布在结缔组织中。这类感受器对于动作的方向与速度极为敏感。路菲尼感受器会受肌肉张力影响，因此当动作在对抗阻力时，感受器也会开始运动 。

3. 巴氏（巴齐尼）感受器——亦位于关节囊内，这个感受器对关节方向或与角度无关的快速动作极为灵敏。巴氏感受器会因肢体动作的速度、加速度与方向而启动功能。

　　上述位于肌纤维内的感受器（肌梭）之间的功能整合运动，可以帮助维持调整好的姿势，并且能在没有任何视觉反馈的情况下，提供动作位置、范围、力度等信息（图 2.39）。

　　运动感觉无疑是一个影响动作与姿势模式的重要能力。身体的觉察认知能力、动作监测、学习新动作与动作记忆，均依赖于运动感觉的信息。这也是大多数的运动知觉处理障碍会发展出姿势异常的原因。因为这些人无法感觉到他们各个身体部位的空间位置（第9章将会讨论在疗程中可处理的这几类问题）。

第 2 部分

第 3 章

脊柱姿势异常：矢状面

3

从矢状面了解脊柱的姿势异常，可经由侧面观察诊断出来。伴随着正常的脊柱弯曲，其弧度会出现变化。这些异常现象的特征是，脊柱弧度过大或过小，脊柱弧度是慢慢成形的。胎儿时期所有椎骨形成一个连续的拱形，然后逐渐长成成人特有的弧度（图 3.1）。

从解剖学与人体运动学的观点来看，正常的脊柱弧度在功能上具备多个优势：

- 增加矢状面的动作范围。

- 减震（图 3.2）——脊柱的弯曲结构有助于

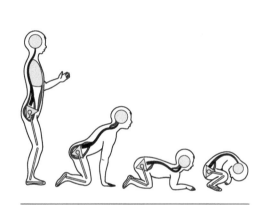

图 3.1 脊柱弧度的形成

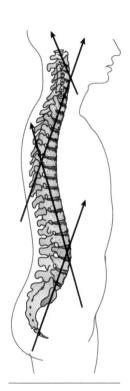

图 3.2 脊柱缓冲震动

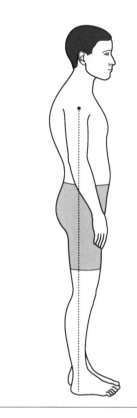

图 3.3 在支撑基础上平衡胸廓的重心

减少一部分震动，继续沿着脊柱往上传导（例如在走路、跑步、跳跃等动作情况下），并且使震动改变方向，每经过一处弯曲，震动力就随之削减。

在支撑基础上平衡重心——后突的背部结构能够包裹胸廓里的器官，使重心在骨盆与双脚构成的支撑基础上（Gould & Davies，1985）。这个结构可以在不扭伤背部肌肉的情况下，让身体仍然维持最佳的姿势（图 3.3）。

脊柱后凸

脊柱后凸一词用以形容一种姿势异常状态——其中胸椎的弧度过大，而肩膀与头部呈现前倾的姿势（图 3.4）。脊柱后凸的征兆包括胸部肌群缩短，背部肌群与肩胛内收肌群无力，为了帮助改善身体的功能，腰椎也可能随之形成过大的弧度，其他特征还包括浅呼吸与身体感觉认知力低。

脊柱后凸所引起的功能障碍体现在如下方面：

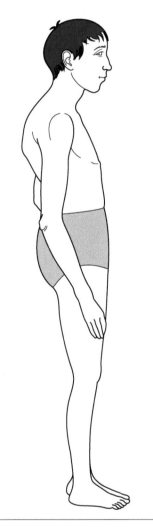

图 3.4　脊柱后凸

- 体内器官的功能减弱，且主要发生在胸腔僵硬的脊柱，后凸会损害完好的呼吸功能。
- 因为动作受限运动功能会出现问题。
- 因肌肉张力过高而使头部与肩带紧绷与不适。

脊柱后凸的可能原因

脊柱后凸有几种可能的成因：

- 脊柱病变，例如在青春期由休门症引起脊柱后凸，影响椎体的次生长中心。
- 拮抗肌群之间不平衡，背部肌肉无力与胸部肌肉动作范围受限的结果，肌肉长度所表示的功能是拮抗肌群之间的肌力比值，拮抗肌群之间不平衡。会改变施加在特定关节上的力量，并影响拮抗肌群的排列（Kendall & McCreary，1983）。这类症状的动作治疗目标是使肌肉回复至最佳身体姿势与功能所需的适当长度与力量。
- 心理学因素，如青春期女性的情绪压力与自尊低落。这类因素大多会导致圆肩，因为发育中的女生想隐藏正在发育的乳房，青少年对自然的发育过程感到难为情，并且将之加以隐藏的时候，经常会出现这类状况。
- 身体感知认知能力低，且日常生活中的动作习惯不好。动作模式上的不足会对肌肉骨骼系统造成负面影响，长期积累的伤害会导致姿势异常。

纠正脊柱后凸的主要思路（图3.5）

- 维持正常骨盆位置的运动，帮助脊柱形成正确的基础排列。根据运动链原则，骨盆的位置与稳定度会直接影响脊柱的排列，使骨盆稳定的主要因素是肌肉与韧带。骨盆的平衡是依赖控制矢状面骨盆前倾与后倾动作的拮抗肌群。

- 伸展与拉长胸部肌肉（胸大肌与胸小肌）的运动。好的肩带动作范围必须依赖胸部肌肉，当胸部肌肉缩短时，会影响整个躯干的组合，伸长胸部肌肉将能降低它们对背部肌肉拮抗肌群的阻力，让肩胛骨保持在正常适当的位置，而不会往前移。

- 强化背部肌肉深层竖脊肌与肩关节伸肌的肌力（第8章将介绍平衡强化背部肌肉的原则）。

- 增加深呼吸的呼吸运动（特别是吸气）。一般而言，呼吸需依赖连接至胸腔的各个关节，这些关节的动作良好，将有助于呼吸的完整与顺畅，当某些关节或所有关节受到约束时，则会影响到呼吸的过程。

- 除了上述的胸部肌肉之外，连接胸骨与肋骨的关节（肋胸关节）的动作，以及连接肋骨与椎骨的关节（肋椎关节）的动作，也对胸部柔韧性与呼吸功能有极为重要的影响（Kisner & Colby，1985）。

- 进行提升心肺能力的有氧运动，如跑步、远距离走路、游泳、骑脚踏车。

- 胸椎（T_{1-12}），在所有运动平面以不同的起始位置开始活动，运动活动度在治疗结构性脊柱后凸时尤为重要，结构性后突的特征为胸椎关节僵硬与功能受限。

- 增加大腿后群肌柔韧性，进而改善骨盆前倾与骨盆后倾时，矢状面骨盆功能活动度调节。

- 身体认知与放松运动。

    除了肌力与柔韧性运动外，建议和指导患者如何正确地调整姿势，例如如何在站立运动时能正确使用腹部肌肉，改善骨盆前倾与骨盆后倾活动度的控制力，以及在眼睛张开与合上时培养运动知觉处理的能力。

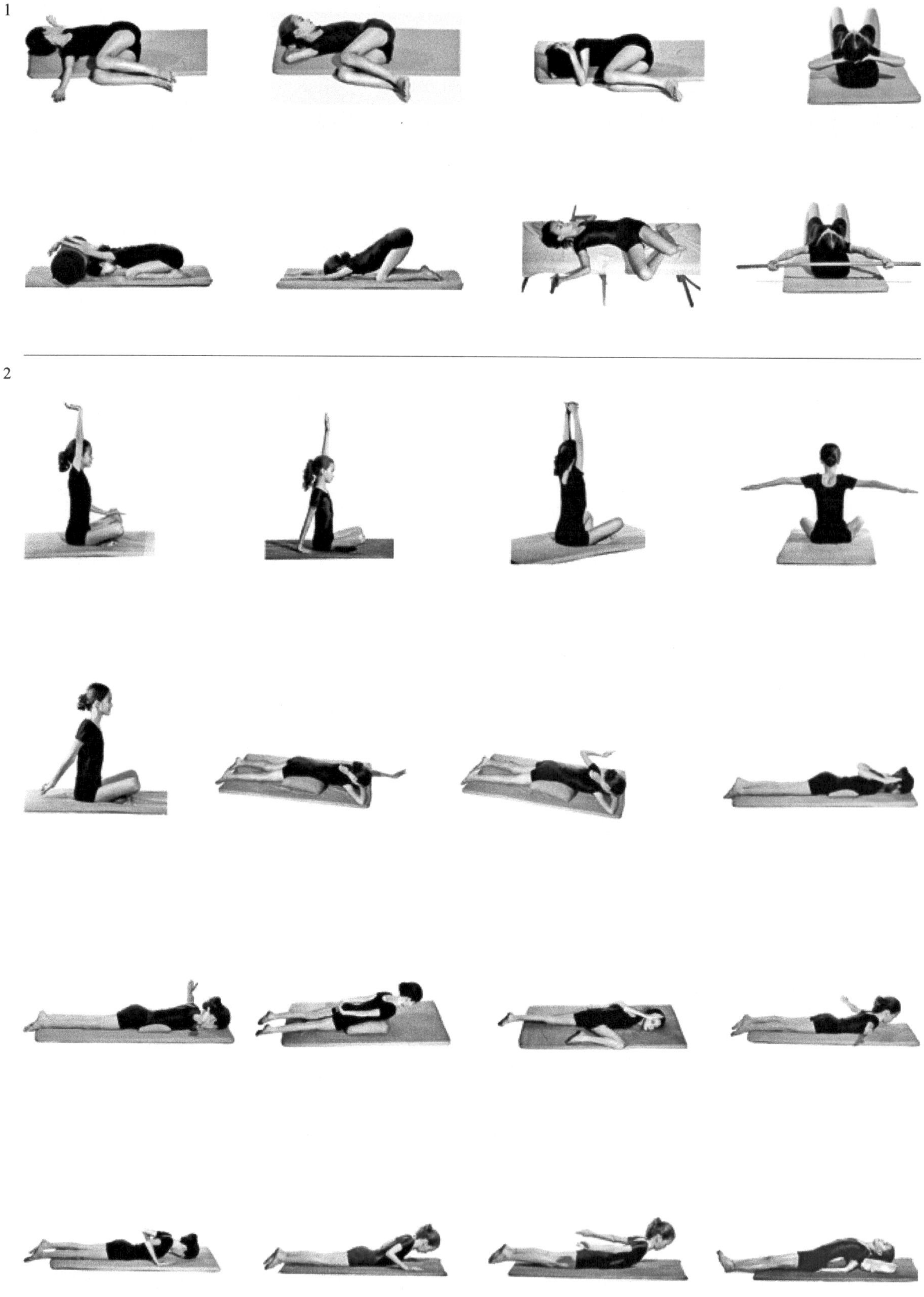

1

2

图 3.5　适合治疗脊柱后凸的范例运动（关于这些运动的详细描述，请见第 8 章）

3

4

5

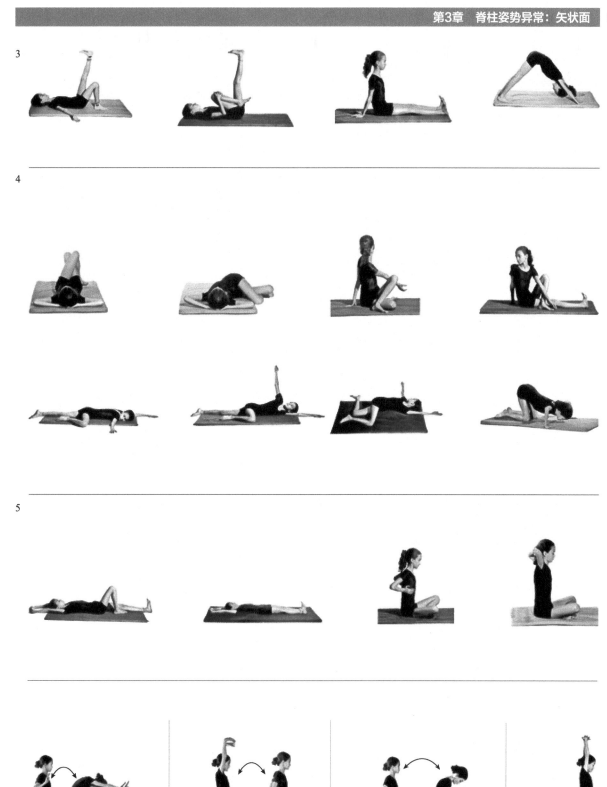

图 3.5（续）

脊柱前凸

脊柱前凸是腰椎弯曲弧度过大，且骨盆过度前倾的状况（图3.6A）。在此情况下，身体的重量从强壮、宽广、具支撑性的椎体，转移至脊柱较脆弱的弓形部位。同时，棘突及彼此间的距离也会更接近（图3.6B）。这会使神经穿过的椎孔变窄，长期会对腰部的神经根产生压力（Cyriax，1979；Waddel，1996）。

脊柱前凸的特征

- 腰椎骨盆角度过大——女性超过60°，男性超过55°（第2章的图2.19有针对骨盆角度的解释）。
- 腰椎弧度过大。
- 腹部凸出松弛。
- 臀部凸出。
- 膝反屈（膝后顶）（过度柔软的特征）。
- 扁平足。

脊柱前凸的可能成因

- 使骨盆前倾的肌肉缩短。
- 使骨盆后倾的肌肉无力。
- 脊柱的结构改变。
- 覆盖腰部后表面的韧带与基膜缩短。
- 动作习惯不良。
- 遗传因素。
- 下肢关节（踝关节、膝关节、髋关节）排列不平衡。
- 腰椎受伤。举例来说，造成腰椎前凸的结构性伤害为 L_5 腰椎的骶椎化或脊柱滑脱——上一节椎骨相对于下一节椎骨出现往前滑动的状况。

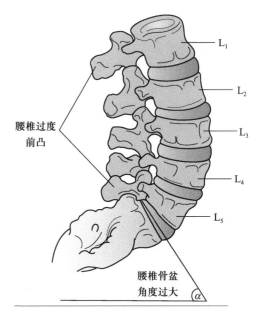

图3.6B　脊柱前凸的骨骼结构

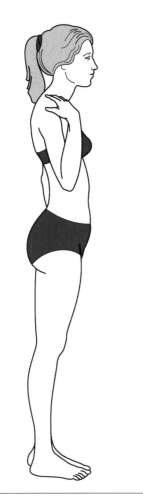

图3.6A　脊柱前凸

腰椎前凸为一种姿势异常现象，分为两种类型

1. 柔韧型脊柱前凸——可通过有意识的行为来矫正。

　　此类型可能的特征为承担骨盆后倾的肌肉感到无力（腹部肌肉群、臀大肌、半腱肌、半膜肌、股二头肌）。

2. 结构型脊柱前凸——无法有意识地用行为来矫正。

　　此类型可能的特征为腰部竖脊肌短缩，以及承担骨盆前倾的肌肉短缩（包括将腰椎往前拉动的髂腰肌、股直肌、腰方肌、缝匠肌）（图3.7）。

纠正脊柱前凸的主要思路（图3.8）

* 拉长使骨盆前倾的肌肉，并增加这些肌肉的柔韧性。
* 强化与短缩使骨盆后倾的肌肉。

　　腹部肌肉群在骨盆后倾时扮演重要角色，腹部肌肉群无力，会导致骨盆过度往前倾斜，并连带影响背部的稳定度。（腹肌无力、骨盆稳定度受损、骨盆前倾、增加脊柱前凸）

* 将骨盆控制在正常位置。

　　在人体运动学观点中，骨盆位置会影响上方腰椎的排列，若骨盆在平衡状态下，双方的腰椎也会在平衡状态。但是，如果骨盆往前倾斜，则腰椎的位置也会受到影响，而因此过度前凸［运动链原则（Gould & Davies，1985；Norkin & Levangie，1993）］。

　　患者必须训练能够控制骨盆稳定的肌肉，是最为重要的。肌肉是变化与控制这些状况的关键因素，肌肉会对环境作出回应，且肌肉是有意识地控制思考的过程。尽管如此，骨盆周围的肌肉功能相当复杂，很难让许多患者了解、内化并养成使骨盆处在正确位置的习惯。处理这个问题的方法是给予清楚的引导与大量练习，提升对骨盆前后运动的控制力，这样的练习将有助于患者了解骨盆位置与脊柱弧度之间的功能联动。

* 正确合理使用脊柱，尤其是腰椎。

　　在人体运动学观点中，腰椎是提供活动度，并承受身体重量的。尽管腰椎有良好的结构可完成两种任务，但腰椎在运动时同时承受身体重量是腰椎容易受伤的主要原因。

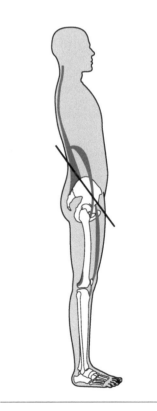

图 3.7　使骨盆前倾的肌肉

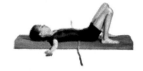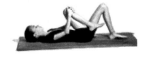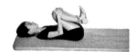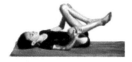

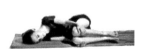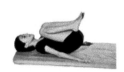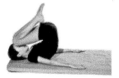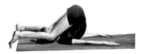

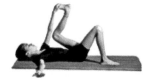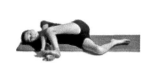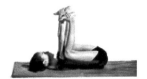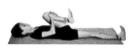

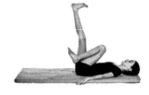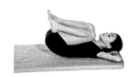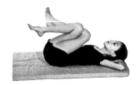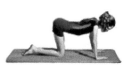

图 3.8　适合治疗脊柱前凸的运动模式与姿势（关于这些运动的详细描述请见第 8 章）

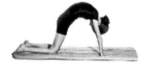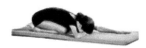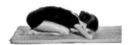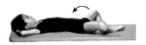

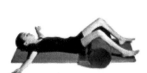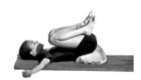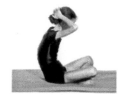

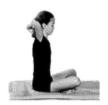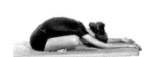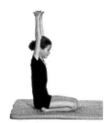

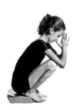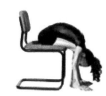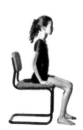

图 3.8（续）

平背

相对于正常情况，平背的特征是脊柱前凸的角度变小（图3.9）。除了遗传因素之外，其他导致平背的原因还包括髋屈肌无力与大腿后群肌过短。这两者均会影响骨盆的位置，使骨盆往后倾斜。

在许多病例中，平背易伴随严重的腰背疼痛症状，而这可追溯到腰椎的椎间盘。因为椎间盘可帮助运动并吸收震动，所以椎间盘的结构，对施加于其上的压力与剪切力也相当敏感（Cyriax，1979）。

脊柱的解剖学结构特点为有脊柱弯曲的弧度。弧度维持在正常运动范围内，颈椎与腰椎前凸会使椎骨前侧的间隔变宽，而椎骨后侧的间隔变窄（图3.10）。因此，当椎间盘承受重量时，会固定保持轻微向前的压力。脊柱弯曲时，椎间盘压力会转移至后方，后纵韧带对椎管的硬膜施加压力，在某些情况下此压力会带来疼痛。

颈椎与腰椎前凸扮演相当重要的角色，可以保护后纵韧带避免过度拉伤，并减少椎关节前侧的压力。所以，当椎骨平面交叠时，例如平背的情况，显然脊柱向前弯曲的幅度会减小，椎间盘后侧的压力亦会减少。在正常姿势中，只有当脊柱大幅前屈时，脊柱前凸才会将压力传导至椎管。

这也解释了脊柱前凸的重要性，当身体往前弯曲时，脊柱前凸可以增加椎间盘后侧承受压力的门槛（图3.10）。平背失去了这个重要的安全机制（图3.11），许多有平背问题的人常常受到背痛之苦。因此，我们可将平背定义为一种复杂的异常症状，其包含骨骼肌系统与神经系统均出现功能的障碍。

纠正平背的主要思路（图3.12）

- 维持正常的骨盆位置，使脊柱保持在最佳排列状态，并帮助矢状面的骨盆前倾。
- 增加大腿后群肌柔韧性与拉伸大腿后群肌群，以改善骨盆前倾状况。
- 强化髋屈肌。
- 通过运动提高背部椎骨的活动度。

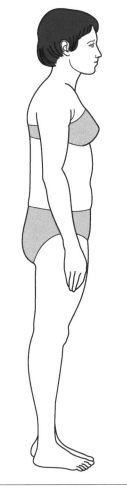

图3.9 平背

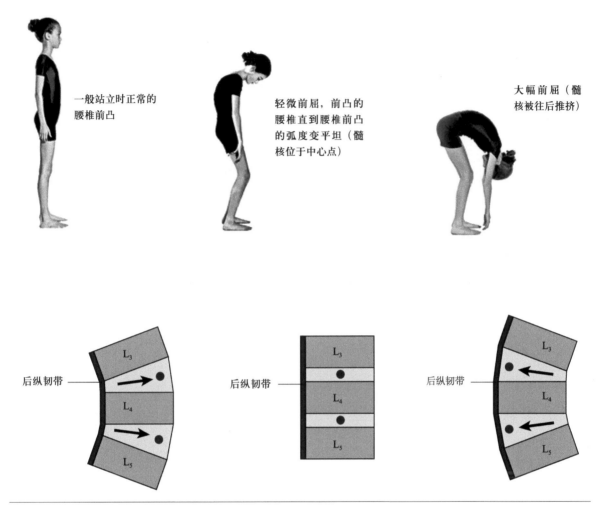

图 3.10 腰椎的椎间盘状态与腰椎前凸的"安全机制"

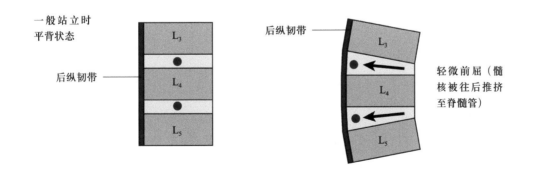

图 3.11 平背时的椎间盘状态

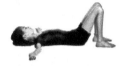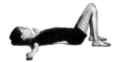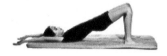

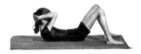

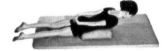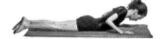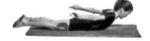

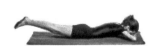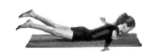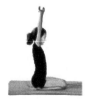

图3.12 治疗平背的运动模式与姿势（关于这些运动的详细描述，请见第8章）

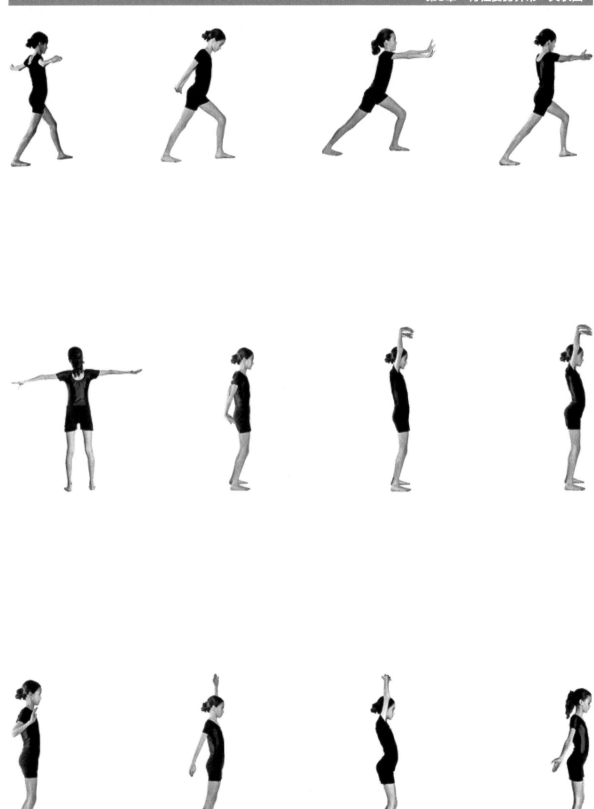

图 3.12 （续）

椎间盘损伤

椎间盘是由多层韧带纤维环形成的保护鞘，内含称作髓核的胶状物质（图3.13）。分隔椎骨的椎间盘是脊柱的减震器，当重量压力施加在椎间盘上，椎间盘会变薄。当重量被移除时，椎间盘会恢复原来的形状。椎间盘的特殊结构创造出一种液压系统及柔软的内部，可从各方向将压力平均分布到整个脊柱（Cyriax，1979）。

在没有压力与重量的正常情况下，包裹凝胶状髓核的环状纤维环，有足够的坚韧度来支撑髓核，并使髓核保持在上下椎体的中间位置。然而，脊柱承受负荷的时间过长时，可能会使椎间盘损伤（Nachemson，1983），常见的两种损伤如下：

1.椎间盘突出：纤维环出现细微裂痕，使其支撑髓核的力量减弱的状况。在这种情况下，不是所有胶状体都流入脊柱椎管，并且施加在脊柱或神经根上的压力亦非常轻微。如果诊断发现椎间盘有任何伤害，则所有运动治疗都必须在有医疗专业指导的情况下才能进行。由于必须配合特定问题安排特定的运动，因此任何未受专业指导的方法都可能会带来危险，并加重病情（图3.14）。

2.椎间盘突出（脱位）：椎间盘严重受损的情况，部分髓核渗出椎间盘外，并带给神经结构压力（图3.15）。

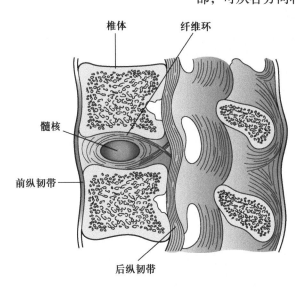

图3.13　椎间盘

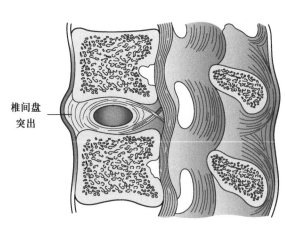

图3.14　椎间盘突出

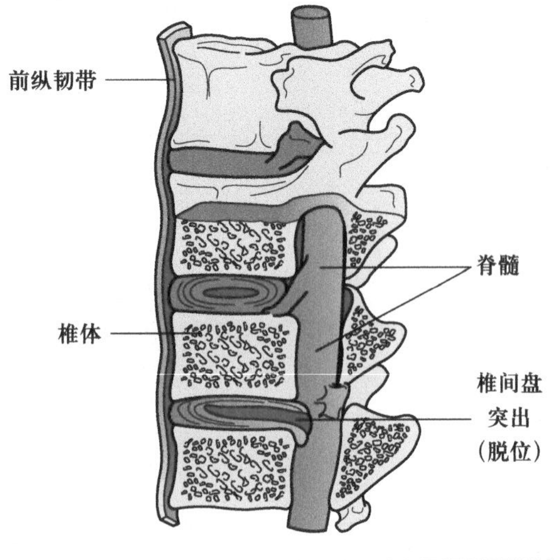

图3.15　椎间盘突出（脱位）

自然姿势

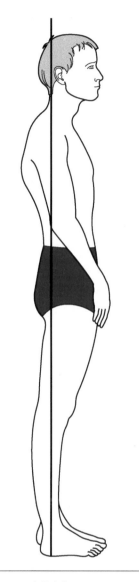

　　身体自然姿势的特征是骨盆往前，肩膀下垂，并且可能出现腰椎弧度平坦与胸椎弧度增加（图3.16）。在许多病例中，这种姿势异常的特征是对身体的认知不足，以及动作模式有缺陷。

　　有很多因素会形成自然的姿势，包括一般的无力、疲劳、动作习惯不良与情绪障碍，如自尊心低落、缺乏自信心等。

　　自然姿势的主要问题在于骨骼肌系统肌力不足，出现功能失衡，使得起支撑功能的韧带负荷过大，结果导致恶性循环，对一般姿势带来负面的影响（图3.17）。

纠正自然姿势的主要思路和运动范例（图3.18）

- 强化背部肌肉与肩带
- 强化腹部肌肉群
- 强化腿部肌肉
- 通过大量训练，感觉认知能力提高，改善身体排列与姿势模式，见第9章。

图 3.16 自然姿势

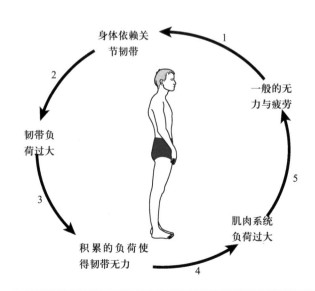

图 3.17 一般形成自然姿势的过程

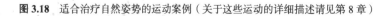

图 3.18　适合治疗自然姿势的运动案例（关于这些运动的详细描述请见第 8 章）

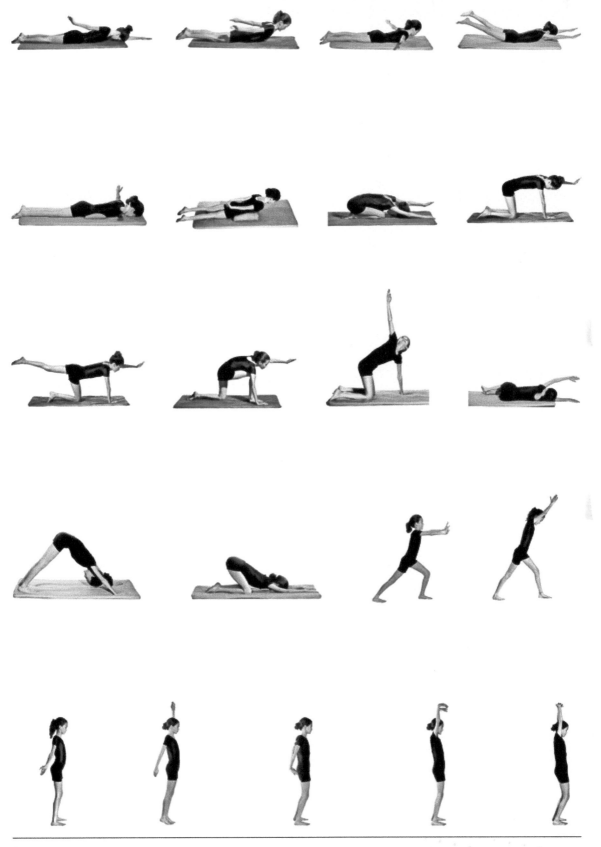

图 3.18 （续）

第2部分

常见姿势异常

第4章

脊柱姿势异常：冠状面/额状面

4

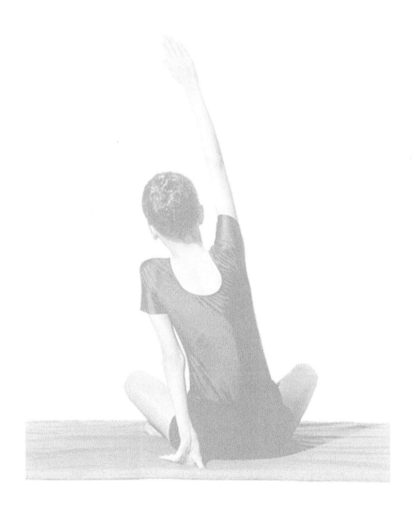

　　脊柱冠状面/额状面的姿势异常，可经由对前侧与后侧观察诊断出来，并且可看到脊柱与躯干两侧的不平衡。

　　脊柱偏离中线的各种异常现象都被定义为脊柱侧凸。本章会解释这些复杂的异常症状，讨论诊断的模式，并且探讨如何通过运动来治疗脊柱侧凸。脊柱侧凸是指脊柱椎后中线位置向外侧偏移，通常伴随有脊柱骨的转动、角度偏移。就特征与症状而言，脊柱侧凸有许多形式，因此必须熟悉许多相关的参数，才能对这种姿势异常有适当的了解。

脊柱侧凸的指标

- 方向（右、左或各个方向）。
- 位置（患者椎骨的偏移范围）。
- 角度。
- 人体测量方面的结构性不平衡，如下肢长度不一。
- 功能不平衡，如肌肉张力有显著差异，以及两侧身体的活动度有明显不同。
- 辅助的视觉指标，如身体其中一侧的皮下脂肪层不对称。
- 功能动作异常，如静态与动态平衡状态。
- 结构性脊柱侧凸与功能性脊柱侧凸的分类。

接下来将叙述每个指标最常见的特征。

脊柱侧凸的方向

脊柱侧凸可能呈现两种外形：

1. C型：C型脊柱侧凸的特征是脊柱弧度朝一侧弯曲偏移，脊柱也许都集中在一侧弯曲，例如胸椎，抑或可能包含腰椎。朝向左侧或右侧的C型异常，由弯曲弧度的方向决定，即当右侧弯曲时，脊柱侧凸，即定义为右侧C型，反之亦然（图4.1）。

身体长度出现明显可见的不平衡，是这种异常的特征。因此，我们必须认识几种典型的特征：

- 肩膀高度不一致：弯曲一侧的肩较对侧偏高。
- 肩胛骨与脊柱之间的距离不一致：凹侧的肩胛骨较靠近中线。
- 凹侧的肩胛骨下角比较低。
- 胸廓变形：胸廓变形可能有几种状况，例如在胸椎旋转的病例中，肋骨会突出。
- 髂骨高度不一致，凹侧髂嵴的位置较高。
- 手臂与躯干的距离不一致，弯曲一侧的手臂看起来较靠近躯干。
- 腰曲与颈曲的皮下脂肪层不一致，凹侧可能出现皮下脂肪褶层。

注：这些C型异常的外部特征是概括性的介绍，每个病例均需做个别的检查，因为这些脊柱侧凸会有各种形式的变化，并非上述所有症状都一定会出现。

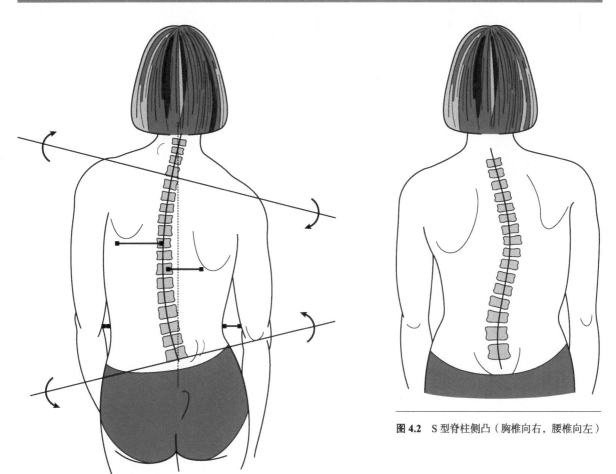

图 4.2　S 型脊柱侧凸（胸椎向右，腰椎向左）

图 4.1　左侧 C 型脊柱侧凸的典型特征

2. S 型：S 型脊柱侧凸的特征是至少有两个从两侧偏移，由脊柱中线向两旁偏移的弧度，举例来说，上端的弧度在胸椎部分向右偏移，下端的弧度在腰椎部分向左偏移。在此情况下，异常的定义与脊柱侧凸的那侧有关（图 4.2～图 4.3）。

S 型脊柱侧凸通常有一个原发性弯曲与一个代偿性弯曲。因为偏移方向不同，这类异常状况的治疗也就更加复杂，并需要更加小心。

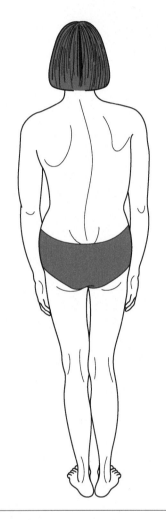

图 4.3 S 型脊柱侧凸的典型特征

脊柱侧凸的位置

脊柱侧凸往外偏移的程度由中线的椎骨来测量决定，脊柱侧凸可能集中在颈椎、胸椎或腰椎的某个特定区域，颈椎侧凸、胸椎侧凸、腰椎侧凸或者可能包含数个区域许多椎骨的不同变化，唯有通过 X 线片才有可能精准描述脊柱侧凸的范围。

脊柱侧凸的角度

脊柱侧凸的角度，可以通过 X 线片测量。侧凸的严重度，必须由侧凸的角度来决定，侧凸的角度越大，程度也越严重。脊柱侧凸的角度对诊断与监测病情进展均非常重要，本章稍后将介绍测量角度的方法（参见图 4.14 与图 4.15）。

脊柱骨旋转

脊柱骨旋转，有相当程度的颈椎严重侧凸，通常是胸椎会出现旋转现象，身体往前弯时上背一侧的肋骨会凸出来（图 4.4，另见图 4.7）。某些功能性脊柱侧凸是看不到椎骨旋转迹象的，因此诊断时必须通过检查来确定脊柱是否有旋转。

人体测量参数方面的结构不平衡

有时候是因为骨骼结构的不平衡，而形成脊柱侧凸。举例来说，下肢长度不一致可能会导致骨盆位置不平衡，接着会因为这样的不平衡，使脊柱的排列出现异常。这类脊柱侧凸需要不同的治疗方式，不是仅靠运动治疗就可以解决的，本章稍后将提到人体测量学检查，这个检查是诊断过程中相当重要的一环，可以针对异常的来源提供一些线索。

骨骼肌系统的功能不平衡

脊柱侧凸的另一个特征是身体一侧出现显著的功能差异。这类不平衡的状态可以从活动度或肌力加以测量，并且可以从肩带、背部脊柱活动度、下肢动作中观察出来。

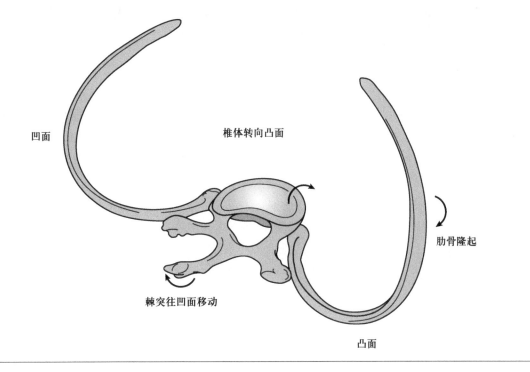

凹面　　　　椎体转向凸面

肋骨隆起

棘突往凹面移动

凸面

图 4.4 胸椎的旋转动作，与转动后肋骨产生的变形（后视图）

辅助的视觉指标

图 4.1 与图 4.3 显示出脊柱侧凸最典型的辅助视觉指标。我们必须记住，即使看到具体的特征，也不见得真的有脊柱侧凸。换句话说，不能仅依靠外部特征来诊断脊柱侧凸，必需参考 X 线片来作出最后的诊断。

动作功能异常

正常的情况下，可以让儿童在直立姿势中拥有自主功能，同时能够在坐下、走路、跑步、攀爬的时候，抵抗地心引力。他们会通过学习运用运动感觉功能，来适应日常活动中不断变化的需求。

在某些情况中，脊柱侧凸的不平衡现象，可能会损伤到正常的动作功能，主要包含下列领域

- 协调能力

好的协调能力所表现出的动态姿势，有助于稳定部位，并用动作调整姿势，对运动部位的动作提供修正，也可以满足日常活动中不断增加的运动的需求（Ratzom，1993）。

我们必须记住一个重要的要素：动作的有效性、动作协调、协调稳定性与姿势和灵活性是一个整体，表现出来的身体功能必须是保持充分的平衡和稳定性。

协调的活动度是重要先决条件，身体必须充分地保持平衡与稳定，才能让动作有效地发挥功能。

- 平衡

  此时静态平衡与动态平衡均会出现明显的障碍，影响自由转换支撑基础的能力，无法顺畅地从一个状态转换到另一个状态（Geissele 等，1991）。

- 由运动知觉处理问题引起的身体纵向整合

  在许多情况中，脊柱长期侧凸会损害身体形象与运动感觉，这种情况下很难找到身体中线，并在以此来协调与平衡四肢的人身上尤为明显。其中一个征兆就是患者在身体平衡的状态下，却感觉身体是扭曲的。在脊柱侧凸的运动治疗中，这方面的运动感觉处理工作是非常重要的一环。

脊柱侧凸的分类

脊柱侧凸可发展成各种形式，但多数可被区分为：

1. 功能性脊柱侧凸（柔软型）。
2. 结构性脊柱侧凸（僵硬型）（图 4.5）。

功能性脊柱侧凸（柔软型）

功能性脊柱侧凸（柔软型），是指骨骼系统中，脊柱没有出现结构性变化或韧带与肌肉没有病理性变化的异常症状。

功能性脊柱侧凸（柔软型）通常的几个判别标准

- 平躺时，脊柱侧凸现象消失。
- 身体往前弯时，脊柱侧凸现象消失。
- 自己知道有脊柱侧凸，而且可以自主地改正侧凸。

功能性脊柱侧凸（柔软型）的可能成因

- 动作模式不正确，导致日常活动中身体的用力不对称。例如，搬运物品、久坐、用不对称的姿势进行长时间阅读、缺乏身体认知等。
- 脊柱两侧的拮抗肌群、肌力不平衡。这类不平衡，也有可能是职业活动密集、训练运动、体能训练不均衡等引起的结果。
- 病理因素（意外、骨折、足踝或膝关节位置异常）或发展因素（儿童成长过程的过渡阶段）引起的下肢长度不一致，在这些情况中可以用鞋垫来平衡双脚长度，并借此平衡骨盆与解决问题。

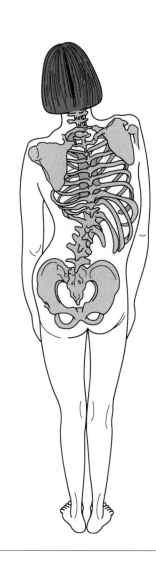

图 4.5 结构性脊柱侧凸

结构性脊柱侧凸（僵硬型）

结构性脊柱侧凸（僵硬型），是指骨骼系统脊柱结构发生物理变化的异常症状（图4.5）。在许多情况下，柔软型脊柱侧凸未经治疗，会演变成更为严重的僵硬型脊柱异常。

结构性脊柱侧凸的几个常用判断标准

- 胸椎旋转会造成胸廓肋骨排列不对称，且一侧的背部严重凸起，肋骨隆起突出的现象，在身体往前弯曲时尤其明显，通常发生在脊柱的凸面。
- 患者无法独自改正脊柱偏移中线的问题，造成肩带、背部或髋部等身体其他部位在功能上的不平衡。

结构性脊柱侧凸的可能成因

这类脊柱侧凸可能以各种形式呈现，发生在各个年龄层、原因各不相同。有些是遗传的原因，不是每种都能清楚地被诊断出来，因此矫形骨科把多数的结构性脊柱侧凸描述为原发性脊柱侧凸、不明原因的脊柱侧凸。同时，许多关于脊柱异常病原学的研究，提出了广泛的假定与理论，来作为脊柱侧凸可能的成因：

- 位于脊柱两侧的拮抗肌群不平衡（Alter，1988；Nudelman & Reis，1990）（图4.6），任何因素都可能造成肌肉张力的不对称，诸如长期动作习惯不良，因意外而造成其中一侧的肌肉受伤、神经系统疾病、手术等。

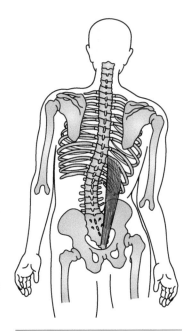

图4.6　拮抗肌群不平衡（Nude lman & Reis，1990）

- 骨盆位置不对称（Wagner，1990）。任何因素都可能造成这类不对称，例如下肢长度不一致、某侧髋关节的位置不恰当、足部与足踝的位置不良等。
- 发展上的缺陷导致胸廓或脊柱发育不对称，例如，半脊柱畸形（Roaf，1978；Brown，1988；Stoke & Gardner，1991）。
- 青春期骨骼系统发育快速且不平衡（Loncaretal，1991）。
- 因激素控制缺失而影响对脊柱成长的控制，主要多见于青春期少女（Niccolopoulrsetal，1985）。

脊柱侧凸的诊断

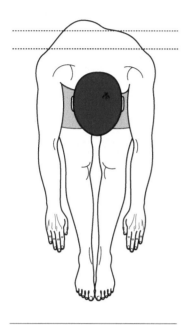

图 4.7　检查肋骨隆起。身体前弯时，检查上背部是否平衡

在许多常见的姿势异常中，最复杂且最难诊断与治疗的非脊柱侧凸莫属。对于脊柱侧凸，最主要是先有适当的诊断分析，才能够设计出一套整合性的运动治疗计划，并能够确实监控治疗过程（Solberg，1996a）。

除了可利用第 7 章详述的标准姿势检查之外，诊断脊柱侧凸时，也必须利用其他特殊的检查，其中包括下列几个步骤：

1. 主观评估患者的站姿

检查身体是否出现下列不对称：

- 肩膀高度
- 肩胛骨位置
- 胸部、骨盆与髋关节位置
- 脊柱侧向偏移（脊柱侧凸的临床证据）

2. 检查脊柱是否出现旋转状况、肋骨隆起（图 4.7）

站立时：躯干往前弯，双脚并拢，膝关节伸直，肩膀自然放松，检查者主观评估上背部是否不平衡或有隆起（驼背）。

3. 客观测量（Solberg，1994）。

a. 基本资料，如儿童的年龄、体重、身高以及其他脊柱侧凸家族病史，同时建议取得儿童动作发展与医疗记录等资料。

b. 人体测量学检查，这些检查需要收集与身体单侧不对称相关的信息，测量项目如下（Solberg，1996b）：

- 肩峰高度：各肩胛骨（肩峰）至地面的垂直距离。
- 肩胛骨至脊柱的距离：从两侧肩胛骨下角到最近的胸椎棘突的水平距离（图 4.8）。
- S_1 椎骨至肩峰的距离：左右肩胛骨的顶点（肩峰）至 S_1 椎骨的距离（需测量站姿与身体前弯时二者的距离）（图 4.9）。
- 双肩峰直径：右肩峰与左肩峰的最长距离，患者站立时，利用人体测量器从后方测量。

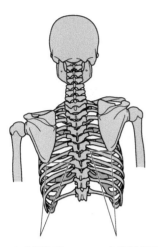

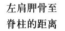

左肩胛骨至　　　　右肩胛骨至
脊柱的距离　　　　脊柱的距离

图 4.8　测量肩胛骨至脊柱的距离

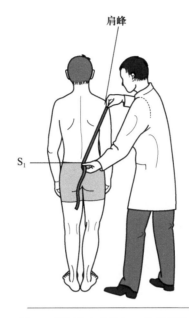

肩峰

S₁

图 4.9　测量左右肩峰与 S₁ 椎骨的距离
（站立与身体弯曲时皆需测量）

- 肩带不对称（Solberg，1994，1996a）：如图 4.10 所示，利用测量出的双肩峰直径（o）与双肩峰高度差（h），来客观地测量肩胛骨的非对称角（α），计算偏移角度的方法如下。公式：

$$\alpha = \arcsin \frac{h}{o}$$

- 髂前上棘的高度：骨盆两侧至地面的垂直距离。
- 下肢长度：从髂前上棘至内踝的距离（测量时，受测者须仰卧）（图 4.11）。

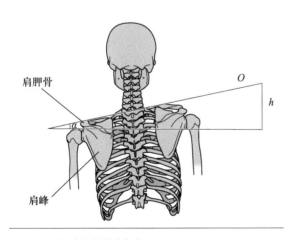

肩胛骨

肩峰

O

h

α

图 4.10　测量肩胛骨偏移角度

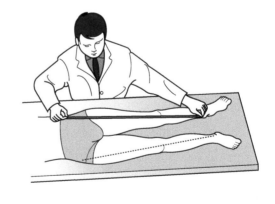

图 4.11　测量下肢长度

4．进行功能性测试

功能性测试旨在帮助诊断者找出身体功能性失衡的位置，主要用在确认身体两侧活动度是否有明显差异上。

- 侧向弯曲（患者坐位）。请患者向右与向左侧弯，并测量 C₇ 至坐平面的距离（图 4.12）。建议使用辅助带或请另一个人来帮忙稳定住骨盆，如图 4.12A 所示。

- 肩带柔韧性（患者坐位）。可以通过这项测试来对肩带的活动度有一个大致的了解，请患者举起其中一个手肘，尽量用手去触摸两侧肩胛骨中间的区域，然后另一只手置背后，手掌朝外试着抬高，并抓到上面那只手的手指（图 4.13）。利用尺子测量两个手掌之间的距离，如果两手没碰到的话，可测量两手手指相距的距离。如果两手交叠的话，则此检查要双侧各做一次（图 4.14）。

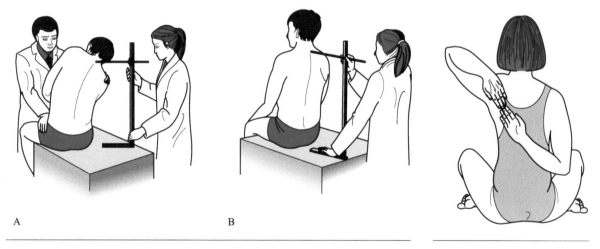

A   B

图 4.12 测量脊柱侧向弯曲时活动度的差异   **图 4.13** 肩带柔韧性

5．拍摄 X 线片（卡伯角度）

一般测量脊柱侧凸角度的方法是拍摄 X 线片（图 4.14），测量脊柱侧凸角度时包括下列步骤（图 4.15）：

a．定义脊柱侧凸的边界：找出上端偏移角度最大的椎骨，然后画出一条与之平行的线（图 4.15 中的 A 线）。

b．同样的，再找出位于脊柱侧凸下端边界的椎骨，并画出另一条与之平行的线（图 4.15 中的 B 线）。

c．在这两条线上各画出一条垂直的线形成的夹角为 α。

这两条线交汇形成的夹角为脊柱侧凸角度，代表脊柱侧凸的严重性（图 4.15 中的 α 角）。

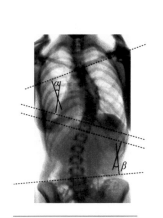

图 4.14　在 X 线片上测量脊柱侧凸角度（卡伯角度）

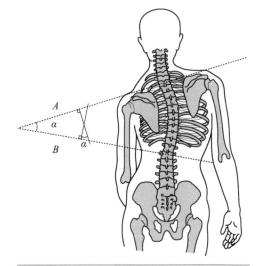

图 4.15　测量卡伯角度

脊柱侧凸的运动治疗

通过运动疗法来治疗脊柱侧凸是一项具有争议性的议题。许多关于脊柱侧凸运动治疗的研究发现，尽管做了运动，异常状况仍然持续发展，这些结果为运动治疗改善脊柱排列的效果带来了不确定性（Roaf，1978；Stone 等，1979；Keim，1982；Kisner-Colly，1985）。

1941 年，美国矫形骨科医学会（American Orthopedic Association）作出结论，认为治疗脊柱侧凸时必须避免使用运动治疗。根据一项针对 435 例患者所做的研究中发现，60% 的患者脊柱侧凸角度变大，而 40% 的患者并无任何改变（Stone 等，1979）。在 9 个月的时间内观察运动治疗对 99 例患者的应用之后，得出相似的结论。

尽管如此，若仔细观察这些研究，可能会发现几项重大的缺失：

- 多数研究以大量受试者作为样本，由于脊柱侧凸相当复杂，只能在一定数量的患者中进行运动疗法来治疗脊柱侧凸，当患者数目增加时，治疗的效果便会降低。
- 运动治疗仅包含了几项运动，并且只让孩子在一次或两次会诊时学习这些运动，之后有好几个月的时间都是让孩子独自在家做这些运动。
- 所有评论的研究中，均未适当监控儿童运动的质量与次数。换句话说，没有人检查这些孩子是否确实遵照指示，用适当的方法与频率来做这些运动。
- 研究结束时的检查发现绝大多数的儿童已经忘记部分的运动或者做得不正确。

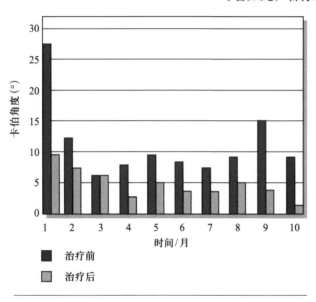

图 4.16　运动治疗对脊柱侧凸角度的影响（Solberg，1996a）

因此，在没有科学指导与持续监控运动质量的状况下，任何关于脊柱侧凸运动治疗效果的信息都是不可靠的，而且不能以此来针对治疗效果作出明显的定论。

所以为了要持续监控治疗运动的执行，作者在另一项研究里特别关注了研究可信度的问题。

在研究设计中做了一些改进（Solberg，1996a）。这项研究里的主要变动如下：

- 研究样本数变小，以单周会诊3次为基础，给予个性化且优质的治疗。

- 每位儿童均根据诊断的结果，给予特别针对其身体状况而设计的运动。这一点非常重要，因为引起每个脊柱侧凸个案的参数非常多，包括偏移角度、方向与位置、患者年龄性别与体形、脊柱侧凸类型为结构性或功能性等。

- 研究开始前安排数次会面，专门教导儿童这些运动，参与这项研究的先决条件是他们必须完美地做出这些动作。

- 每月一次，分别诊断每位儿童并监控脊柱侧凸的情形，然后在必要时变动运动计划。

- 运动治疗的其中一个目的是让患者建立高度的身体感觉认知。为了达到此目的，我们会积极鼓励儿童调整不正确的运动模式，并在日常活动中适当且有效地运用他们的身体。

这些研究设计的改进，影响了最后的结果（图4.16和图4.17）。治疗5个月后，在全面检查时发现，这些运动大幅改善了儿童的状况，这些改善可以从脊柱侧凸值（卡伯角度）以及诸多功能性不对称活动度的矫正结果中看到（Solberg，1996a）。

Schroth（1992）也谈到了适应性运动，能够对脊柱侧凸治疗带来正面的效果，他表示优质的个性化运动能够带来显著的改善。

这些研究的结果显示，运动治疗确实能够改善脊柱侧凸，并对身体姿势与脊柱的一般运动功能产生显著的影响。

这些研究的主要目的，是要显示个性化指导式的运动治疗，可能会对侧凸的脊柱产生哪些效果。研究的用意并非要证明特定的科学事实，而是意在强调如果有适当的运动强度与数量，运动疗法所蕴含的正面性潜力将能恢复躯干内肌肉的平衡，并减少异常的程度。

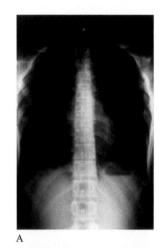

A

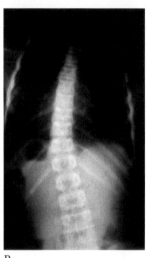

B

图4.17 治疗后（A）与治疗前（B）的X线片对照

脊柱侧凸运动治疗的原则

上述方法主张将运动纳入治疗脊柱侧凸的疗程。根据前述治疗方法，必须注意到许多不同的身体结构，而且应该仅由受过专业训练的人员来指导，并由医疗专业人员密切监控。

为了避免运动不当造成受伤，必须制定出患者可接受的治疗条件，并思考治疗脊柱侧凸时有哪些典型的禁忌证。以下是治疗师在面对复杂病症时，需谨记在心的一些重要事项：

* 定义实际可行的治疗目标：

一般而言，合适的运动对治疗脊柱侧凸有极大的助益。然而，在许多结构性脊柱侧凸病例中，单凭运动无法矫正异常状况，也不能拉直脊柱。因此，当我们在制定一个适当且合理的治疗目标时，必须包含几个阶段：

阶段一，在成长时期，减缓脊柱侧凸发展的速度

阶段二，停止脊柱侧凸的发展

阶段三，在异常程度允许的情况下，减少脊柱侧凸偏移角度以改善脊柱位置

* 考虑成长高峰时的快速身体变化：

有文献显示：脊柱侧凸、肩带不对称形成的非对称角在身体成长高峰时加大（Taylor，1983；Loncar 等，1991）。这个因素对监控异常成长来说有重要的含义。在治疗期间，治疗师必须了解任何身体的快速变化。

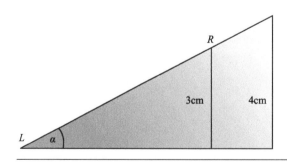

图 4.18　两侧肩胛骨形成的非对称角

在此背景之下，没有可靠正确的检查来防止做出错误的判断，导致难以判定运动治疗效果。（图 4.18 ）。

如图 4.18 所示，儿童的身高较高时，右肩胛骨（R）与左肩胛骨（L）的高度差异看起来也较大，这主要是身体结构造成的原因。而肩膀较宽的儿童，会比身高相同但肩膀较窄的儿童显出更大的不对称，但这不过是视觉上的假象而已。

因此，建议通过客观的检查，帮助治疗师不管遇到哪种体形，都能明确找出正确的肩膀高度不对称的偏移角度。以图 4.18 为例，尽管肩胛骨的绝对高度有明显差异，而 α 角却完全相同。

当儿童在成长高峰期时，也许身高与肩膀宽度会改变，但非对称的角度并没有改变，可是又的确有错误的印象。而在实际上，侧凸情况获得改善的同时，会觉得不平衡的情况每况愈下（图 4.19 ）。

因此，α 角可以正确描绘出肩胛骨不对称的状况，它是一种不受儿童身体成长影响的独立测量方法。在这个情况下，治疗的其中一个目的便是使 α 减到零度（肩膀高度平衡），且身体成长所带来的变化，不影响测试的结果。

- 改善身体感觉认识、改变错误的动作模式以及指导正确的动作习惯。这是治疗一般姿势异常时最重要的一点，且对脊柱侧凸来说尤为重要。
- 小心不要过度加强脊柱柔韧性。脊柱侧凸时过度的柔软，可能会进一步伤害脊柱的姿势。

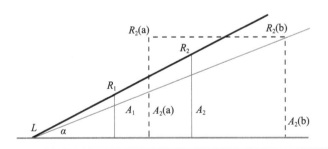

图 4.19 肩带的非对称角（α），L-R_1 是诊断时的第一次测量，L-R_2 是一年后的测量，A_2 大于 A_1，但角度不变，L-R_2（a）是一年后的测量，A_2（a）大于 A_1，且角度增加，L-R_2 是一年后的测量，A_2（b）大于 A_1，但角度变小

运动案例

- 所有脊柱侧凸的运动治疗，均应由受过训练的合格人员指导，并由矫形骨科加以追踪。运动治疗会利用各种类型的运动，每个脊柱侧凸的病例均需做出个别的规划与调整，即使病例相似，也绝非一套运动就可以一体适用。这些运动的类型开始位置与方法须因每个人的具体情况做出调整。

针对脊柱侧凸的运动类型

1. 对称运动，目的是强化背部与腹部肌肉，以及改善关节活动度功能。

2. 呼吸运动，增加肺活量、胸腔的活动度与柔韧性。

3. 不对称运动，增长凹短面的肌肉与收缩凸出长面的肌肉。不对称运动同时希望能帮助脊柱的几节椎骨在特定的方向做特定的运动（主要是为了在结构性脊柱侧凸病例中，减轻或平衡旋转的现象）。

4. 静态运动，可利用身体重量缓解脊柱紧绷的情况，例如各种"吊挂"与牵引运动（见第8章）。

针对脊柱侧凸的不对称运动

这里所描述的运动仅供图解目的之用。这些运动是针对无旋转情况的左侧C型（功能性）脊柱侧凸的方案，即弯曲弧度倾向右边，且右肩高度比左肩低（图4.20）。

必须再次强调，这类运动在作为脊柱侧凸治疗之用时，必须有医疗专业的人员指导与监督运动方向，若有任何错误都可能使病情恶化。

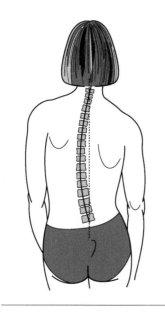

图4.20　本章运动所针对的左侧C型（功能性）脊柱侧凸

针对左侧C型（功能性）脊柱侧凸的运动（图4.21）

1. 俯卧——右手臂伸直，以直线方向伸展身体，左手臂在身体侧面。

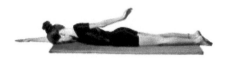

a. 右手臂往前伸展，左肩膀从地面抬起，左肩胛骨朝脊柱方向向内收。

b. 左肩胛骨朝脊柱方向移动，手肘弯曲。

2. 趴睡姿势——右手臂伸直，以直线方向伸展身体，左手臂弯曲到脸部前方，右脸颊贴地，左膝盖屈曲，移至腹部高度，左肩胛骨内收至脊柱前，手臂从地板抬起来。

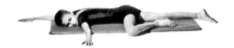
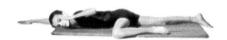

3. 脸部朝下——右手臂往前伸直，左手放在前额下方。

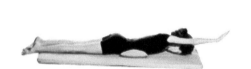

a. 右手与左脚朝相反方向伸展。

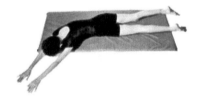

b. 右手呈弧形往左侧移动，伸展右侧躯干（保持在这个姿势，并呼吸几次）。

4. 双手与双膝着地——骨盆向足踝方向移动。停留在这个对称性静态伸展位置，并呼吸几次。

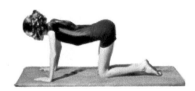
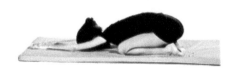

图4.21　针对左侧C型（功能性）脊柱侧凸的运动

5．双手与双膝着地——呼气时背部往上拱起。骨盆压低到脚跟额头贴向地面，同时双臂往前伸展。

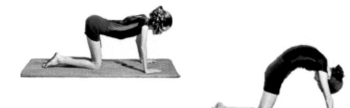

6．仰卧平躺，右手臂往后伸直，伸展身体。

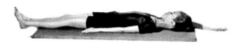

a．深呼吸（吸气）。
b．闭气时，腹部与骨盆肌肉收缩，同时背部往地板方向下压，使骨盆往后倾斜。
c．呼气，让全身肌肉张力放松。

7．双脚盘腿而坐——左手触碰背后的地板，用手臂向上伸展，躯干先向左侧倾斜，再回到中间。

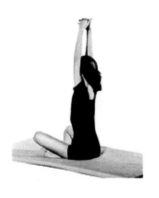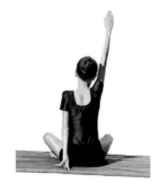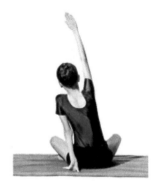

图 4.21 （续）

8．双脚打开坐着，双脚膝盖朝右侧坐，双手往两侧伸展至肩膀高度，然后回到开始姿势。

9．站立，双脚膝盖微弯，骨盆向后倾斜，右手臂伸直往头上伸展。

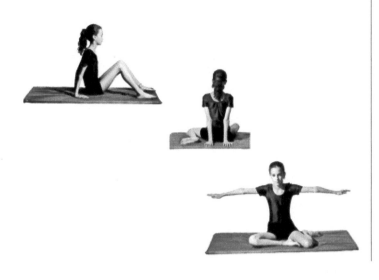

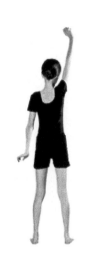

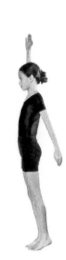

10．多种对称姿势，均可帮助改善身体结构，脊柱保持在中线，请参考以下图示：

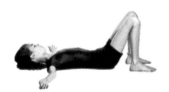

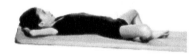

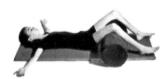

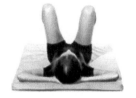

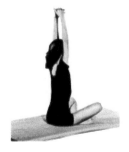

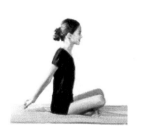

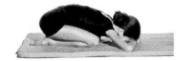

图 4.21 （续）

第 2 部分
常见姿势异常

第 5 章

下肢姿势异常与步态
异常的确认

5

双脚是身体姿势的底座，可以支撑整个身体，并且在站立、行走、跑步等活动中保持身体平衡。

足弓——包括纵向与横向足弓。它是足部重要的结构组成（见第 2 章）。骨骼、韧带与肌肉的排列能够维持这一结构，这个排列不但赋予足部柔韧性，提高减震，吸收力量，更加强了足部的力量（Gould & Davies，1985）。

与连锁反应一样，足部结构的缺陷，可能会使身体出现姿势异常，也会阻碍整个身体达到最佳的运动状态。

本章将概述下肢常见的姿势异常，集中讨论踝关节、膝关节、髋关节等的问题，然后讨论人体运动学视角下的行走问题（步态分析），以及一般行走模式异常的初步诊断。

下肢异常

扁平足

扁平足指足部纵向足弓的高度低于正常值（图 5.1）。足弓高度非常低的时候，足部会完全平贴在所站立的表面上，因此称为扁平足。

扁平足的另一常见特征是足部前旋，即距骨向内侧凸出，增加足部与地面的接触面积（图 5.1）。

扁平足会损害身体的减震机制。当活动需要平衡与稳定时，它会造成动作上的困难。过度旋前也可能给整个下肢、骨盆与背部带来功能性的连锁反应，这是因为行走时距下关节会和踝关节连动，将旋转的力矩往上传递到下肢（Norkin & Levangie，1993）。

在步态周期中，逐步接触地面时，距下关节的动作非常小，脚跟着地时产生中立的状态，着地中期距骨会出现关节旋前，最后当脚趾推离地面时，足部会在推离地面的一刻出现轻微的旋后动作。

因此在步态周期中，胫骨会因距下关节旋前而产生内旋，并且因为旋后而往外旋转。然后已经明显的功能性失衡的距下关节，将间接影响上方的所有结构与关节，干扰正常的步态周期中逐步接触地面的阶段（Norkin & Levangie，1993）。本章稍后会详细描述步态周期的每个阶段。

扁平足为一种身体结构上的异常，可能由几个因素所造成：

- 足部的骨骼结构组织异常
- 足部关节的支撑韧带功能受损（因为过度柔软）
- 帮助支撑足弓的内在肌肉无力
- 遗传因素
- 距下关节活动过度

这类异常病症，也可归因于足部的不当使用与不正确的步态模式。

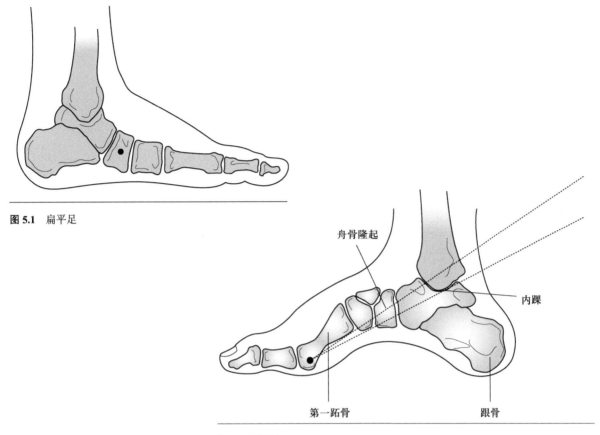

图 5.1　扁平足

舟骨隆起

内踝

第一跖骨　　　　跟骨

图 5.2　高弓足

加强足弓支撑力的运动方案

因为扁平足牵涉到结构上的问题，所以或许无法恢复足部的位置，不过仍然建议将运动纳入治疗项目中。针对扁平足的运动应该集中在：

- 帮助加强支撑足弓的内在肌肉力量
- 加强提升跖屈动作肌肉的力量

第 8 章会描述各种可加强足弓支撑力的运动案例。

高弓足（增高足弓）

这项异常的特征是足弓高度增加，且通常伴随距下关节内翻。与扁平足相比，高足弓较不常见。因为足弓增高，所以足部着地的面积比一般的足部小，因而造成重量的分布并不平均，使得现有的支撑点需承受更大的负荷压力（图 5.2）。过度内翻也会损害到行走以及足部适应不同表面的能力（Norkin & Levangie，1993）。

此异常症状主要采用矫形骨科治疗方式，利用特殊鞋垫调整，逐步来填补高足弓产生的多余空间，并提供支撑，同时可以利用运动的方式配合动作，来改善足关节的活动度与柔韧性。

注：关于测量与评估足弓的方法，请见图 2.7 与图 2.8。

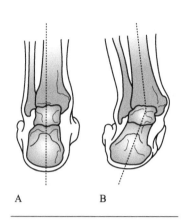

图5.3　左脚后视图
A. 正常；B. 足外翻（足旋前）

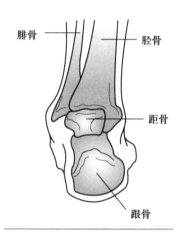

腓骨　　　　胫骨

距骨

跟骨

图5.4　左脚后视图足内翻（足旋后）

足外翻（足旋前）

踝关节的结构组成，主要可协助矢状面的动作（跖屈与背屈）（见第2章），因此基本上外翻足的外翻部位会出现在足部，以及距骨与跟骨（距下关节）之间的关节（Kahle等，1986）。

此异常症状的特征是足部内缘下沉至平或低的位置，从而使外缘承受更多的负荷（图5.3）。

由于大多数足旋前的病例与扁平足有关。因此，外翻足所产生的功能性异常与人体运动学的观点会与扁平足一并叙述。

足内翻（足旋后）

这一症状与足外翻（足旋前）正好相反，此症状逐步呈现内翻的状态，而大部分的负荷量都落在足部的内缘（图5.4）。

纠正足旋前／足旋后的运动治疗方案

这两种足部结构异常，均可通过适当的治疗获得改善，治疗重点如下：

- 学习与训练在足部所有的支撑点平衡身体（见第9章）
- 练习足部固定运动，并配合治疗师的阻力运动（运动见第9章）
- 练习可加强足弓支撑的运动（见第8章）

正常足部与足部结构异常的足印见图5.5。

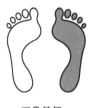
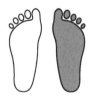
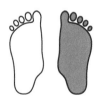
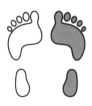

正常足部　　　　　扁平足　　　　　足外翻　　　　　高弓足

图5.5　正常足部与足部结构异常的足印

膝外翻（X 型腿）

膝关节位置异常的特征是双侧内侧股骨髁相互靠近（图 5.6），结果使膝关节受力不均，导致膝关节外侧负荷过大。产生磨损的膝外翻通常是结构本身造成的，但也有可能是足部外翻的连锁反应。

膝内翻（O 型腿）

膝内翻异常的特征是站立时两脚膝关节之间的距离比正常人的距离宽（图 5.7），这个时候胫骨表面的重量分布不均，而且是膝内侧承受大部分的重量（Kahle 等，1986），除了结构上的原因之外，膝内翻通常是足部位置不正确导致足内翻的结果。

在许多膝内翻与膝外翻的病例中，由于问题来自于身体结构本身，因此运动治疗的效果相当有限。然而，如果问题是足部位置不正确所导致的，治疗时则可侧重在足部位置的改善上。这与之前在足旋前与足旋后部分所提到的治疗方法一样。

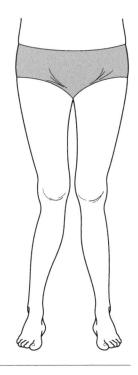

图 5.6 膝外翻

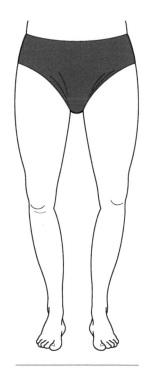

图 5.7 膝内翻

股骨对膝关节位置的结构性影响

　　另一个影响膝关节位置的因素是股骨的解剖结构，特别是股骨轴与股骨之间的角度，即股骨颈干角（图 5.8）。婴儿时期的股骨颈干角约为 150°，随着生命周期的变化，经过几年发育，股骨颈干角会递减至约 120°（Gould & Davies，1985；Kahle 等，1986）。

　　股骨颈干角会影响股骨与穿越下肢的重力线之间的关系。在正常情况下，重力线直接穿过股骨轴的中心，经过膝关节中心，然后到达脚跟的中心。而股骨颈干角度的变化会造成腿部位置的变化：小于正常角度时，会产生膝外翻（X 型腿），大于正常角度时，会导致膝内翻（O 型腿）（图 5.9）。这也是婴儿在早期发育阶段出现 O 型腿的原因。

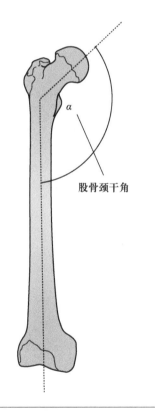

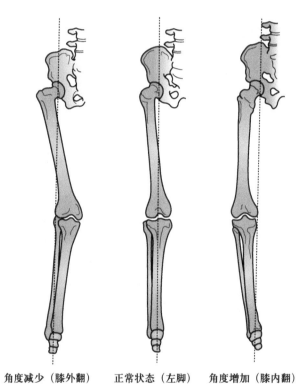

| 角度减少（膝外翻） | 正常状态（左脚） | 角度增加（膝内翻） |

图 5.8　股骨颈干角

图 5.9　股骨颈干角对下肢位置的影响

胫骨扭转

通常在前侧观察，可以诊断出胫骨扭转（图 5.10）：当双足朝正前方站立时，一边或两边的膝关节，会朝向内侧或外侧。或者，当两个膝关节均朝向正前方时，双足会向外或向内旋（脚趾向外或脚趾向内）。换句话说，此异常的特征是胫骨相对于股骨出现扭转现象。

胫骨扭转的原因通常与骨骼结构有关，因此运动治疗的效果有限。因为膝关节已经出现扭转现象，所以运动不当反而会造成伤害。在所有这类病例中，需要医疗专业人士去密切追踪治疗过程。

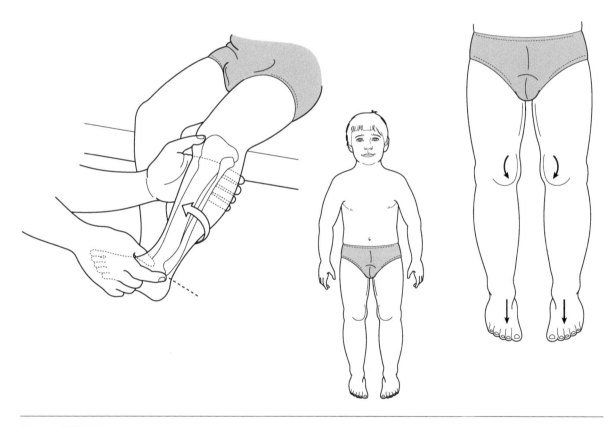

图 5.10　胫骨扭转

股骨扭转角的变化

若追溯至股骨解剖结构的话，还有另一因素会影响双脚之间的角度，即股骨扭转角。股骨扭转角是指穿过股骨头的纵线，与两个股骨髁连线之间的角度（图5.11）。

在正常情况下，成人的扭转角为12°；当髋关节弯曲时，这个角度部分功能是让股骨头在配合进入髋臼时产生旋转的动作（Kahle等，1986）。股骨扭转角的变化，会使下肢姿势出现问题，角度大于12°（前转）时，足部会出现脚趾向内的姿势，而当小于正常角度（后屈小于12°）时，会出现脚趾向外的姿势（Norkin & Levangie，1993）。

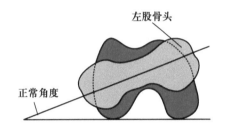
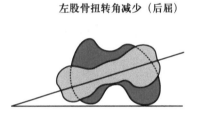
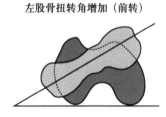

图5.11　股骨扭转角（左股骨，俯视图）

膝过伸（膝反屈畸形）

可以从侧面观察诊断出膝过伸。正常的站姿中，膝关节会伸展。如果膝关节的韧带与肌肉运动正常，则能提供好的支撑与稳定度，预防关节的过度伸展，进而限制关节向后的动作。

当这样的支撑力因软组织无力或结构问题而减弱时，会导致膝关节的过度伸展——动作超出正常的生理范围。在这种情况下，关节会偏离正常位置，使膝关节前侧的负荷过大（图5.12）。

因为连锁反应的原因，膝关节位置的改变会影响踝关节位置。踝关节位于膝关节下方，骨盆位置位于膝关节上方，并逐渐损害全身的最佳平衡状态。

针对膝过伸的运动治疗，着重在两个方面：

1．运动以强化稳定膝关节的肌肉。

2．增加身体认知与改变下肢的运动模式。

由于这类异常症状大多数是由结构问题所引起的，因此治疗中如果仅强调肌肉的运动，效果往往会不尽如人意。所以，治疗中最应该强调的重点是要学习与练习新的动作模式来预防膝反屈。第9章所描述的阻力运动在这方面特别有效。

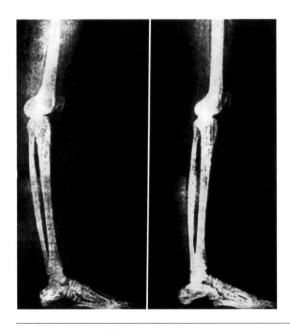

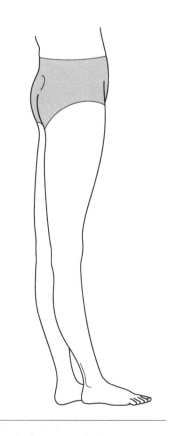

图5.12 膝后顶（膝反屈）

各种功能性的异常步态诊断

生物力学观点与步态原则

不正常的行走模式会反映出各种姿势异常。一般在诊断姿势里，其所指的是动态时的一般身体功能。其中，行走模式是一个重要的诊断要素。

这一章节将着重于阐述基本的步态特征，帮助诊断此类运动模式的异常状况。由于本书主要是针对治疗师所写的，因此会强调在临床工作中最重要的问题，而不会只针对个别步态要素作详细的分析。

步态分析

行走的定义是在直线前进时，身体关节动作统一协调，使重心位置不断转移而达成身体的移动。这里通过分析一个步态周期，来代表整个步伐的动作。

步态周期的定义是指从一只脚着地到同一只脚再次着地的动作周期。足部第一次着地的那一刻，通常被视为步态周期的开始。

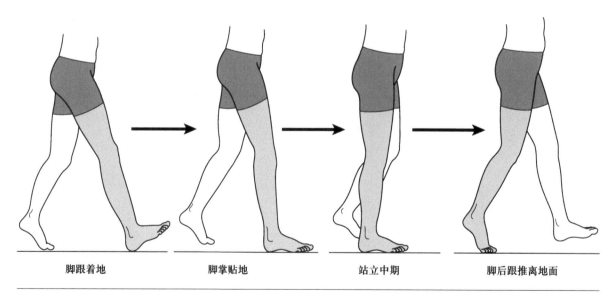

| 脚跟着地 | 脚掌贴地 | 站立中期 | 脚后跟推离地面 |

图 5.13 站立阶段

虽然这个周期只有约 1 秒钟的时间，但其中却包含了许多身体的动作。所以，分析行走动作时，必须在短时间内处理大量的信息，也因此需要高度的技巧与丰富的经验。另外，也建议诊断者在可控制的条件下，利用录像来分析行走的过程，必要时可以用正常速度与慢速来播放录制的影像。

行走周期包含两大阶段（图 5.13 与图 5.14）：

1. 站立阶段（期），其中一脚着地。

2. 摆动阶段（期），同一只脚在完成后推离地面时往前移动，准备开始新的周期。

站立阶段约占步态周期 60% 的时间，摆动阶段则占剩下 40% 的时间。同时在每个周期的部分阶段，双脚均会同时着地，形成双脚着地。行走的速度越快，双脚着地的时间越短，甚至将变为零，例如身体从行走转为跑步的时候。

跨步长度的定义为第一只脚（如右脚跟）第一次着地，到第二只脚（此例中为左脚跟）第一次着地之间的距离。一个周期的定义中包含站立阶段与摆动阶段的两个连续步伐。

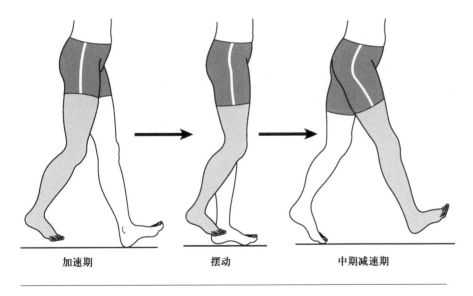

加速期　　　　　　摆动　　　　　中期减速期

图 5.14　摆动阶段

站立期由几个阶段组成（图 5.13）

1. 脚跟着地——行走周期的开始，脚跟接触地面。
2. 脚掌贴地——整个脚掌完全接触地面。
3. 站立中期——身体重心由站立脚的上方通过。
4. 脚跟离地——脚跟抬高离开地面，同时脚趾踮起。
5. 脚趾离地——脚趾离开地面。

摆动期（图 5.14）

这一阶段的行走周期为刚完成着地的脚往前移动，并做出前旋动作。

摆动期可以分为 3 个阶段：

1. 加速期：从足部离开地面，到摆动期弧度的中间点。
2. 摆动中期：足部位于摆动过程的中间点。
3. 减速期：从摆动过程的中间点，到脚跟着地。

诊断行走异常时的重要注意事项

一般的腿部功能

脚部蹬地，由踝关节、膝关节与髋关节产生的弹性动作，产生让身体向前的力量。双脚同时着地的时间长短应依跨步的频率而定。建议可观察每次跨步的频率与长度是否保持一致。

行走时足部与足踝位置

* 检查行走时足部与足踝在冠状面 / 额状面的异常现象。
  足旋前（足外翻）
  足旋后（足内翻）
* 本章一开始讨论的足部异常，有针对足旋前 / 足旋后的解释。
* 观察矢状面动作的质量，背屈与跖屈。

足踝的屈曲与伸展，与膝关节和髋关节动作有关。在跨步阶段，着地过程中，踝关节的动作可提供良好的避震与稳定度，并在最后阶段推离地面时使身体往前移。

无论是因为肌肉缩短还是无力，矢状面活动度的功能障碍，看起来都会像是脚跟至脚趾的足部旋转异常，并且将损害整体的行走功能。这部分有两个常见的异常症状。

踮脚行走

跖屈肌出现功能上的缩短时，可能会引起脚跟抬起，踮脚行走的步态模式，且脚跟着地时会出现困难。由脑性麻痹而引起跟腱缩短的行走模式，就具有这样的特征。

踮脚行走的原因也有可能不是肌肉缩短，而是错误的动作模式使动作控制困难，或者情绪因素导致的姿势问题，这种情况主要发生在幼儿身上。

足下垂

背屈肌肉出现功能低下时，会导致脚尖无力，使脚趾比脚跟先触碰到地面（图5.15）。

在脚跟着地阶段，足部背屈会伸展跟腱，使腿部伸直时能加强膝关节的稳定度。如果出现足下垂问题，足部在触碰地面的同时也会弱化膝关节，建议可同时使用光脚行走检查来评估足部的位置。

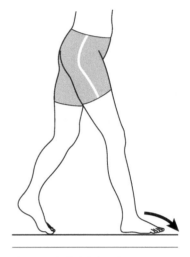

图5.15　走路时脚尖无力

行走时的膝关节位置

- 膝外翻（X型腿）
- 膝内翻（O型腿）

行走时支撑基础的宽度

支撑基础的面积与双脚间的距离会影响行走时的身体稳定度。

站立时双脚形成身体的支撑基础，而重心线从两脚之间穿越支撑基础的中心。因此，当双脚微微张开时，可提供更好的稳定度。

然而，在行走的时候，支撑基础会随着脚的变动而变动。而为了保持稳定，身体的重心也必须跟着移动，其移动的轨迹就是从站立脚的支撑基础的上方通过。

如果一个人从静止的站姿往前移动，而且是以两脚间距较宽的方式，那他必须依据每一个步伐从身体的一侧重量移动到另外一侧。如果想得到这种行走的效果，可以让双脚微开，站立时试着一次抬起一只脚，然后再放回原地。这样身体会为了保持平衡而向外倾斜。所以当行走时的支撑基础面积较大的时候，会出现"鸭型"的动作模式，看到身体左右摇摆。婴儿开始学走路时，便会看到此动作模式的特征。他们双脚之间的距离特别大，可增加他们身体的稳定性，并维持平衡。

预防鸭型摇摆的一个方式是，在踏出每一步的时候，将脚放在靠近重心的位置。例如，行走在一条直线上，并且每一步都踏在另一只脚的正前方。不过这种走路模式的缺点是，双重支撑阶段时，双脚同时着地的身体支撑基础变小，身体的稳定度因而降低，并且每走一步脚就必须往外移动，绕过另一只脚，很浪费身体的能量。

行走时最有效的足部位置，是在将两侧摇摆幅度降到最低的同时，让脚往正前方移动。在这样的位置中，足部的内缘会在行走时几乎成一直线，支撑会比行走在一条直线上稍宽一些，同时双脚可以往正前方移动，且身体重心左右摇晃的幅度也可以降到最低（图 5.16 和图 5.17）。

总结来说，行走时若支撑基础过大（两脚间距较宽），可能表示动态平衡出现问题。在这种情况下，建议检查平衡的能力（见第7章）。

相反的，较窄的行走基础可以让身体承受的重量在一只脚上，因而减少行走周期时重心的转移，让动作更加顺畅、更有效果、更有效率、耗费的能量也较少（图 5.18）。

行走在一直线上足部内缘成一直线，两脚间距较宽。

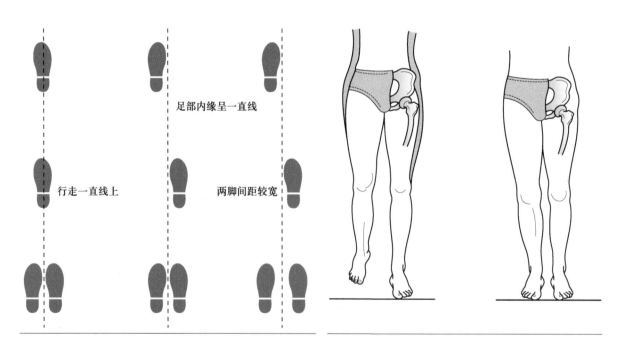

图 5.16 行走时的支撑基础面积

图 5.17 重心左右移动的最小幅度

双脚之间的角度

另一个观察重点是脚趾的方向。正常走路时，双足成平行方向往前转动，就像是在铁轨上的轮子一般。足部转动的顺序是从足部中轴上的脚跟中心点到5只脚趾。如果看到双脚形成明显的角度，则正常行走的功能可能出现两种异常状况：

1. 脚趾向外姿势（外八），卓别林式的步法。
2. 脚趾向内姿势（内八），走路时双脚会相碰，经常会跌倒。

行走时脚趾朝向正前方，可引导位移，其推进的方向与行走前进的方向一致。若因为姿势问题而使脚趾向外或向内，则推进的动作会变成斜线的方向（图5.19），且可能造成其他的问题：

- 行走时消耗过多能量
- 不平衡的"之"字形行走
- 足部各部位的压力点会加速磨损

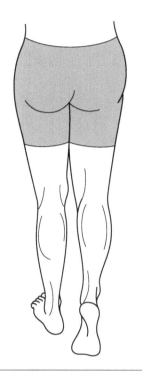

图5.18　双脚之间保持一小段距离（数厘米），提供身体适当的支撑基础

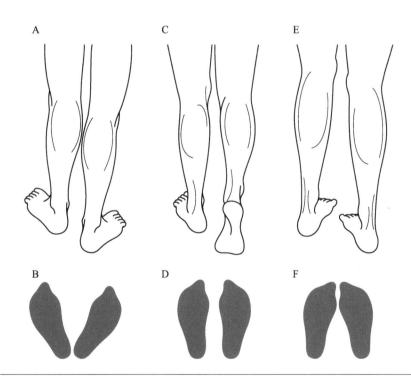

图5.19　行走时双脚之间的不同角度
A、B. 脚趾向外；C、D. 脚趾向前；E、F. 脚趾向内

上述每个症状均可追溯其各种可能的原因，例如股骨扭转角的变化（图5.11），或者髋关节、膝关节位置出现了功能性的不对称。因此，建议患者检查这些关节的解剖位置活动度以及其周围拮抗肌群之间的平衡程度，同时也建议检查关节是否因有结构性问题而产生功能性不平衡的状况。

手臂动作

手臂靠近身体，进行前后摆动的动作，有助于保持身体的平衡。正常情况下的摆动情况为右手臂与左脚一起动作，反之亦然。如果我们在做平衡动作出现同手同脚，存在协调能力的障碍，此时动作的流畅度与平衡性会受到干扰。

骨盆功能

行走时的骨盆功能检查，应注意下列骨盆的动作。

骨盆转动

在行走周期中，在单脚悬空摆动期，会伴随骨盆转动。此时转动的动作会发生在骨盆的横切面，水平面上所产生的动量会让骨盆往前，进而影响重心随运动轨迹上下移动的幅度。

骨盆倾斜

在摆动期，悬空侧脚的骨盆容易下沉（图5.20），支撑侧臀中肌和对侧腰方肌收缩，则可防止骨盆下沉，有助于骨盆平衡。

行走异常的常见特征

表 5.1　常见的显著步态异常及其可能的原因

观察特征	可能的原因（需检查加以确认）
1. 动作不流畅，同手同脚时另一侧手臂、脚没有动作，脚步沉重，动作模式僵硬	动作笨拙 协调异常
2. 行走时起支撑基础的双脚间距较宽，做动作时身体左右摇晃	平衡障碍 髋关节稳定度不足
3. 行走时膝关节或足部相互触碰摩擦，经常容易跌倒	踝关节、膝关节和髋关节异常 内收肌挛缩，外展肌无力
4. 走路懒散，足部在地面摩擦或拖拽	身体觉察力低 动作习惯 松弛的姿势 全身无力
5. 骨盆的动作过度，倾向发生在承受重量的脚	臀中肌功能无力 特伦德伦伯综合征（图 5.20）
6. 骨盆动作不对称，且骨盆高度不平衡，在每个行走阶段中，其中一侧的骨盆高度均较另一侧低	脊柱侧凸 腿部长度不一致 髋关节周围拮抗肌群在功能上的不平衡，见图 2.17
7. 垂足（脚趾比脚跟先着地）（图 5.15）	负责背屈的肌肉在功能上无力
8. 踮脚行走，在脚跟着地阶段，脚跟无法接触到地面	负责跖屈的肌肉在功能上缩短／收缩，跟腱缩短
9. 脚趾向内（内八）	胫骨扭转 髋骨扭转角＞12° 髋关节不平衡 肌肉不平衡——关节内旋肌缩短，或髋关节外展肌无力
10. 脚趾向外（外八）	胫骨扭转 髋骨扭转角减少＜12° 髋关节不平衡 肌肉不平衡，髋关节外展肌缩短

功能性步态异常的确认

确诊行走异常的最佳方法，是将患者的步态录制下来，然后治疗师观察影像中患者的行走方式，若能够慢动作播放更好。在大多数情况下，观察患者行走是整个诊断过程的一部分，而且必须及时针对问题做出初步确诊。

表 5.1 详细描述了一些常见的显著步态异常状况与可能的原因，表中并未包含因身体神经受损问题而引起的各种严重异常。另外，读者必须记住这里所提到的各种症状或特征，它们可能是由诸多原因引起的，并非所有原因都会列举在表格上，因此治疗师必须单独检查每位患者，而不能诉诸诊断捷径。

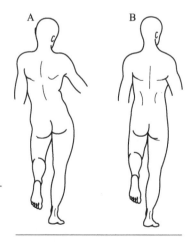

图 5.20　A. 臀中肌功能上的无力（特伦德伦伯综合征）；B. 正常状态

第2部分

常见姿势异常

第6章

上肢姿势异常与骨骼肌功能失衡

6

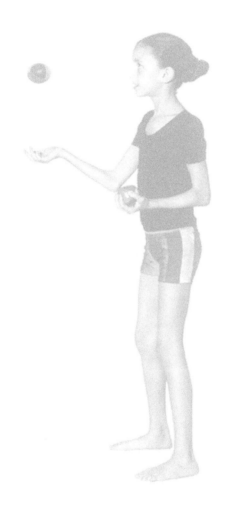

根据静态与动态肌肉肌腱之间的相互作用，肩带可以在各个平面上做出多个方向的动作。当所有连接肩膀的关节与运动中心有平衡一致的动作，且能够与颈椎和胸椎关节相互协调时，便能够产生正常的动作（Kamkaretal，1993）。

肩带动作会使邻近的关节产生功能性连锁反应，特别是脊柱。反之亦然。脊柱的位置与沿着脊柱的各关节的功能均会影响肩膀的位置。

前面几章曾经提到错误的脊柱位置，会间接影响肩带的功能，见第2章的脊柱后凸，本章的重点将探讨肩带部位常见的异常症状及其对脊柱功能的间接影响。

本章内容以第2章的肩带解剖学分析与人体运动学背景知识为基础。由于此部位的功能相当复杂，因此本章会补充以前介绍过的人体运动学知识。

肩带的稳定因素

在多数的日常活动中，上肢关节通常不需承受太多重量，它以牺牲关节稳定度来换得更大的活动度。关节的不稳定是肩关节在这项解剖结构上变化的特征，因为肩胛骨肩盂关节的关节面非常平坦，无法承接肱骨头的弧形拱起结构。

肩关节的骨性结构为一多轴向球窝关节，其中肱骨头为肩盂的4倍大。因此，不论关节在任何位置均仅有一部分的肱骨头会接触到肩盂。尽管如此，肩关节仍能借着被动与主动系统的协同作用，维持关节的稳定度（图6.1）。被动系统包含数个静态结构，本质上是提供肩膀稳定的主要基础，主动系统包含旋转肌群，它与关节囊相连接，在动态时给予关节稳定性（Hess，2000）。

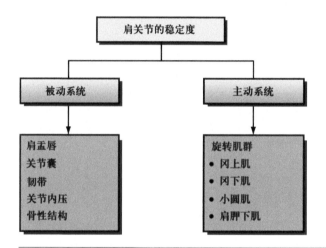

图 6.1　稳定肩关节的被动与主动系统

稳定肩关节的因素

肩盂唇（图6.2）

这个软骨环位于肩盂腔的周围，轻微加深关节的深度以维持肩关节的稳定度。

关节囊韧带机制（图6.3）

关节囊与数条韧带共同维持关节的稳定度。关节囊从肩胛骨肩盂腔的边缘开始延伸到肱骨的解剖颈。当手臂在解剖位置自然下垂，肱骨头的上半部会接触到关节囊，下半部则与肩盂腔接触。

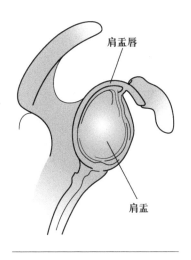

图 6.2　肩盂唇

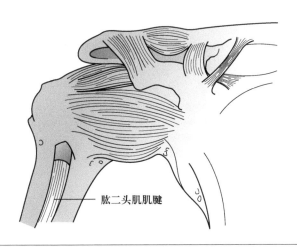

肱二头肌肌腱

图 6.3　肩关节囊前视图

关节囊是维持肩关节稳定的重要结构。特别是在活动度达到极限的时候，当手臂外旋时，关节囊的前半部被伸展，内旋时则是关节囊的后半部会被伸展（Kahle 等，1986）。

韧带的支撑（图 6.4）

韧带将数个附属于肩关节的结构连接起来，对肩关节的稳定极为重要，因为韧带可限制所有平面上的过度动作。

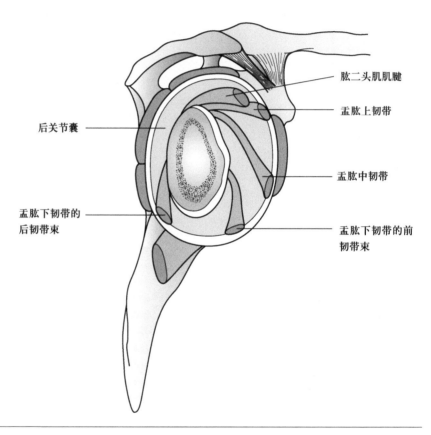

后关节囊

盂肱下韧带的后韧带束

肱二头肌肌腱

盂肱上韧带

盂肱中韧带

盂肱下韧带的前韧带束

图 6.4　支撑肩关节的韧带

以下是稳定肩关节的主要韧带：

- 喙肱韧带——此韧带从肩胛骨喙突底部延伸到肱骨大结节与小结节，支撑肱骨头能抵挡地心引力产生的向下的拉力。
- 盂肱上韧带——盂肱上韧带的起点接近肱二头肌肌腱，并连接至肱骨小结节上方，可强化肩关节的关节囊前上方部分。当手臂下垂或靠近身体时，盂肱上韧带可预防肱骨头往下的趋势而避免脱臼。
- 盂肱中韧带——盂肱中韧带的起点接近肱骨小结节的内侧，在肩盂腔前缘中间连接至肩胛骨，可强化关节囊的前壁，并限制手臂的外旋动作。盂肱中韧带强度减弱时，会引起关节前方部分不稳定。
- 盂肱下韧带——盂肱下韧带的起点位于肩胛骨的肩盂腔，并连接至肱骨的解剖颈，可强化关节囊的前下壁，并防止肱骨头从关节窝中脱出。另外，盂肱下韧带的前束与后束分别可限制肩膀的内旋与外旋动作。

关节内压（真空效应）

围绕关节四周的旋转肌群产生压缩或真空效应，将肱骨头往肩盂腔内挤压。在正常情况下，这种压缩情况会在关节内维持不变，帮助关节稳定（Hess，2000）。

骨性结构

肩胛骨与肋骨的交汇处，有助于关节沿着胸腔壁滑动，同时前面的锁骨可作为支撑柱。当相反方向的肌肉力量施加肩胛骨上进而产生内旋与肩胛骨内收的动作时，这种支撑力可以帮助稳定肩胛骨，锁骨可依靠肩胛骨和胸骨的连接点，帮助维持肩膀的稳定。

肌肉群稳定

会影响肩带动作与稳定度的大多数肌肉，我们都已在第 2 章各个关节与肌肉的表格内详述，并注明了起点与止点。因此本章仅会着重介绍与肩关节有关的肌肉的动作。

从解剖学的观点来看，稳定肩关节的肌肉分为三大群。

浅层群

表 6.1

肌肉	与肩关节相关的肌肉动作	
三角肌	超过 30° 以上的手臂外旋 锁骨端与后肩胛骨端，帮助手臂内收 前部肌束，亦可在手臂位于外旋位置时做内旋的动作 后部肌束，亦可在手臂位于内旋位置时做外旋的动作	
喙肱肌	手臂弯曲 手臂内收	
肱二头肌（长头）	手肘弯曲（前臂旋后） 肱骨外旋位置长头协助肱骨外展 短头协助肱骨内收与弯曲 肱二头肌通过防止肱骨头向上滑脱，来维持关节稳定度	起点 肱二头肌 肌腱 桡骨 尺骨 终点 肩胛骨 肱骨

深层群（旋转肌群）

肩关节的稳定度非常依赖周围的旋转肌群。旋转肌群是稳定肩关节的重要因素，可以主动有效地支撑肩关节。如前所述，关于各肌肉起点与止点等的完整解剖学信息已列于第 2 章的表格中。

表 6.1～表 6.3 列出会影响肩关节的主要肌肉，其他与肩关节相关的肌肉，已详列于第 2 章。

表 6.2

肌肉	与肩关节相关的肌肉动作
冈上肌	负责 0°～30° 的肱骨外展和肩关节旋外 稳定肩关节的肱骨头
冈下肌	肩关节旋外与手臂伸展 稳定肩关节的肱骨头，在外展与外旋的位置时，特别协助关节前方的稳定
小圆肌	肩关节旋外 稳定肩关节的肱骨头在同时外旋与外展的状态时，特别协调关节前方的稳定
肩胛下肌	肩关节旋内与肱骨内收 稳定肩关节的肱骨头

周边肌肉群

表 6.3

肌肉	与肩关节相关的肌肉动作
背阔肌	肱骨在屈曲的位置时，执行伸直与内收的动作，当肱骨在进行内收时，背阔肌已产生内旋动作，当两侧背阔肌同时动作时，可将肩关节往后和往下拉
胸大肌	肩关节内收与旋内 肱骨水平内收（拥抱的动作）
大圆肌	肱骨伸展、肩关节内收与旋内 背阔肌的协同肌

常见的肩带姿势异常

在许多动作中，肩关节扮演着连接上肢与躯干的角色。就骨骼系统而言，这是关节位置与环绕关节周围的肌肉之间的互动关系。肩带的功能障碍相当常见，且大多数会牵涉到一些限制因素（GLousman，1993）。肩带之所以会出现问题，有可能是由任何与其相连的部分出现功能障碍引起的。

最常见的肩带异常

肩胛骨翼状突出

肩带与各式各样的动作相关，并给予手臂一个稳定的基础。在这样的功能中，肩胛骨扮演着关键的角色，因为它可以将所有会影响肩关节动作的结构连接起来，肩胛骨若在正常位置上发生不平衡的现象，会损害到所有作用在肩胛骨上的肌肉功能，特别是旋转肌群将无法在此情况下进行最佳的运动 。肩胛骨的动态稳定需要肌肉动作相互协调和有恰当时间顺序。肌肉功能若有障碍，会导致肩胛骨位置不当，并损害到肩关节。

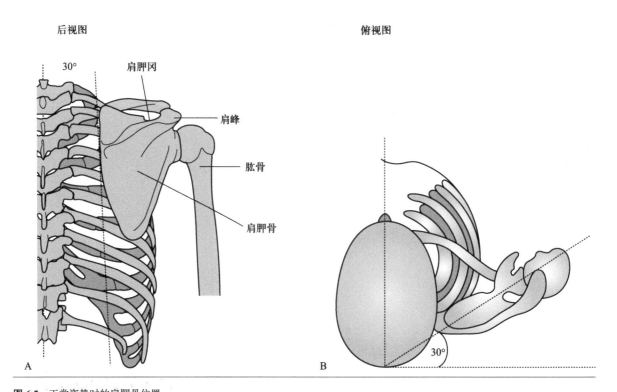

图 6.5　正常姿势时的肩胛骨位置

A．额状面的肩胛骨位置（后视图）；B．水平面的肩胛骨位置（俯视图）

1. 以肩胛骨位置的解剖学与生理学为基础的姿势特征

在正常情况下，肩胛骨位置会与额状面成30°（图6.5）。在这个位置上可以让手臂在水平内收与外展时有最佳的动作，而肩胛骨也会伴随手臂一起动作。在水平内收时，两侧肩胛骨会往反方向移动大于30°的角度（图6.6）。在水平外展时角度小于30°，肩胛骨会相互靠近。

2. 肩胛骨位置不平衡的常见模式

肩带之所以能做出各式各样的动作，主要是由肩胛骨与胸肋的交汇处，肩胛胸廓关节形成的动作方式与肱盂关节（肩关节）所能执行的动作合并而成的。

肩胛骨必须产生大范围的动作，但在适当平衡下，肩胛骨与胸廓则维持一定程度的互相靠近的位置，肩胛骨相对于胸腔的各种动作问题，肩胛胸廓运动异常可能有许多模式（Kibler等，2002）。常见的肩胛骨异常症状之一是翼状突出（即肩胛骨远离胸廓，并往后突出）。肩胛骨有几种突出的形式，如图6.7所示。

3. 翼状凸出时引起肩胛骨位置异常的因素

负责将肩胛骨固定在胸廓的前锯肌出现肌肉无力，是肩胛骨靠近椎骨的一侧内缘突出最常见的原因之一（图6.7A）。

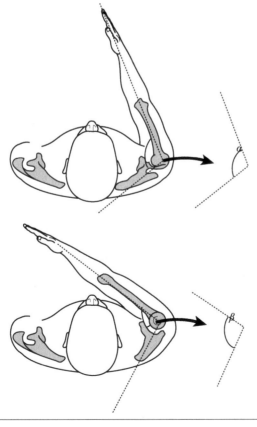

图6.6 手臂在水平内收动作时，肩胛骨位置的变化

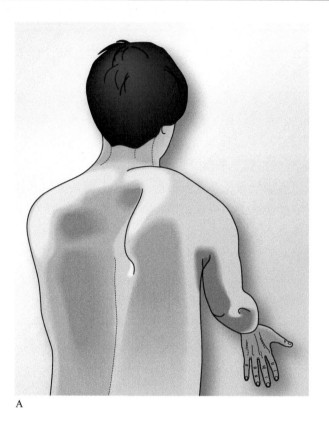

A

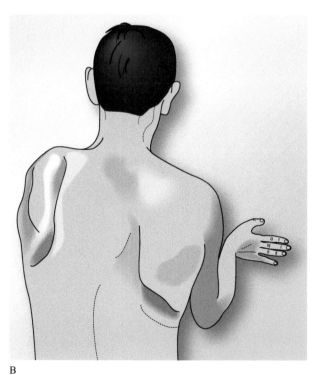

B

图 6.7　肩胛骨翼状凸出

A. 肩胛骨内侧翼状凸出：肩胛骨靠近椎骨的边缘远离胸廓。当手臂从弯曲位置往外推（顶住墙壁往前推时），凸出现象特别明显；B. 肩胛骨外侧翼状凸出：手臂外展时，肩胛骨外侧边缘凸出

斜方肌无力也会使肩胛骨相对胸廓出现反方向突出,造成肩胛骨外侧翼状突出(图 6.7B)。针对这些症状所做出的运动治疗目标是改善肩胛骨的稳定度,集中运动加强斜方肌与前锯肌可使肩胛骨更贴近胸廓。

肩带无力

肩带无力会导致以下几个问题:

1. 姿势不良,如垂肩圆背与松弛的姿势(见第 3 章)。

2. 粗大动作功能障碍会表现出动作笨拙。在一些与肩带稳定度和技巧有关的比赛中,这个特征会特别明显,例如投篮、传球、用球拍打球等。

3. 在动作发展过程中的近端 / 远端协调模式,其操控手腕和手指精细动作与操作技巧的能力出现功能障碍。

由粗大动作与精细动作技巧间的紧密功能连接,可以看到动作发展的重要模式。在婴儿发育的初期阶段,近端肌肉(较靠近身体中线的肌肉)会比远端肌肉(离身体中线较远的肌肉)先发展动作协调能力与控制力。因此肩带周围近端肌肉的稳定度,成为使用手部小肌肉群时不可或缺的功能基础。

当肩带无力与不稳定的时候,精细动作的控制会受到阻碍。例如,书写、切割、握刀叉以及精准调节这些动作所需的肌肉力度。许多有肩带肌肉过紧或无力的青少年会遇到书写上的困难,在学校的表现通常也会受到影响。在这种情况下逐渐加强肩带力量,可大大改善精细动作的功能。第 12 章会详细讨论发育方面的议题,包括青少年早期的姿势异常,各种与强化肩带相关的运动案例已列于本章的最后。

我们必须注意到青少年在精细动作上的困难,也可能是其他与肩带无力不相关的因素造成的。有可能是肌肉张力过高,或是因动作区分上出现问题,而使精确性与力量协调出现障碍。

动作区分对精细动作功能而言极为重要,可以使我们分别且有效地运用四肢,同时抵消其他肢体的张力点。肌肉收缩现象见第 7 章,由这个问题所引起的书写困难可追溯至肩关节、肘关节与腕关节之间的功能连接不佳。

在这种情形下，肩带附近的大肌肉会用力过度。而运动治疗必须着重于功能性的连接上才能改善动作区分。

下面的动作案例旨在改善一名 8 岁女童的动作区分，以及上肢肩关节、手肘、手腕之间的功能性连接（图 6.8）。

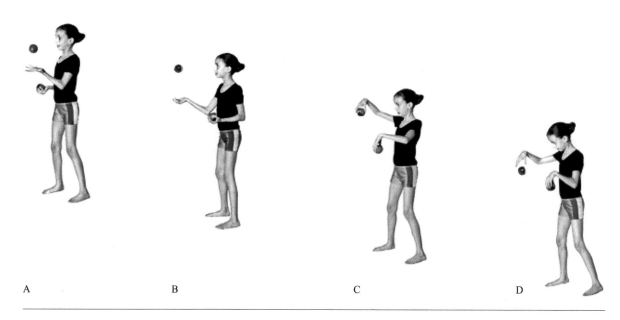

A　　　　B　　　　C　　　　D

A～D. 各种抛球运动的变化

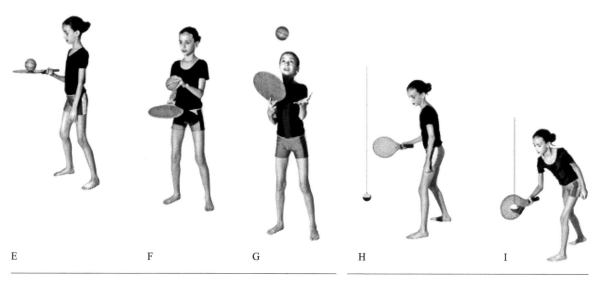

E　　　　F　　　　G　　　　H　　　　I

E～G. 用球拍控球　　　　H～I. 用球拍打一个绑在线上的球

图 6.8　动作案例

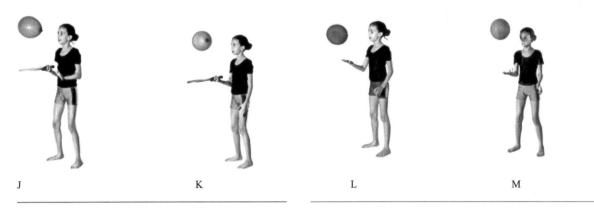

J K

L M

J~K. 用球拍向上拍打气球   L~M. 用手向上拍打气球

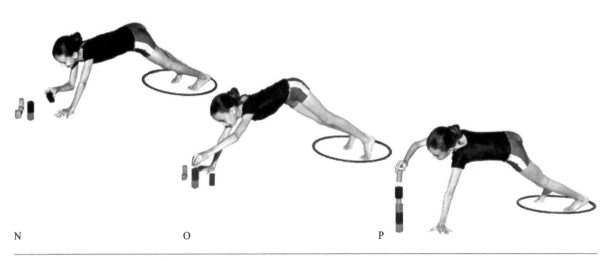

N   O   P

N~P. 堆积木塔

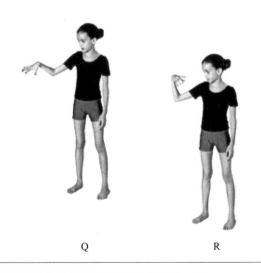

Q   R

Q~R. 把贴纸从手上抖掉（关于其他的挥手运动，请见第9章）

图6.8（续）

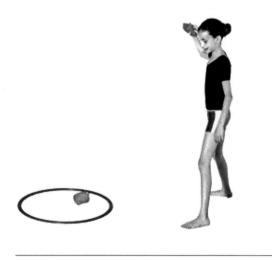

S. 把袋子丢到铁环里

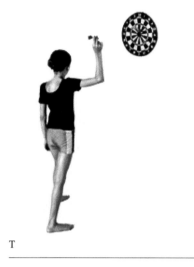

T

T. 投飞镖

图 6.8 （续）

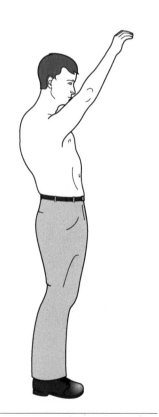

图 6.9 举手时，肩带无力的连锁反应是骨盆往前移

4. 肩带无力对腰的影响。

中轴肩胛肌群（连接肩胛骨与躯干的肌肉）出现疲劳与无力，主要会在手臂外展或弯曲时，使肩胛骨出现不稳定的现象，通常这是因为三角肌、斜方肌与前锯肌无力。从生物力学的观点来看，这种不稳定会损害到肩胛骨相对于胸廓的功能动作，或称为肩胛胸廓动作异常。

这种以肩带无力为特征的症状会产生连锁反应，使骨盆与腰的动作过度，而这些伴随而来的动作主要会在手臂对抗阻力时发生。例如，当手臂举起且负荷转移至腰椎时，骨盆往前移动就是一个明显可见的动作（图 6.9）。

矢状面受损的姿势系统，会让腹部肌肉无法稳定骨盆与腰部。因为骨盆与腰部又是手臂动作的基础。因此，会发现动作效能不佳，且所有的负荷均积累在脊柱上。在日常功能中，肩带无力会直接影响到脊柱，而且是形成背部问题的间接风险因素。

肩峰撞击综合征

肩峰撞击综合征的特征是正常的肩关节动作机制受损，通常因不断重复特定的动作、动作速度太快，以及施加在肩关节的机械压力过大，尤其是当关节做出极限动作的时候出现（Bak，1996；Arroyo 等，1997）。

密集的体能训练，会因为肩峰不断重复动作而造成几种夹挤现象，最常见的夹挤状况是肩峰撞击综合征（Thein & Greenfireld，1997）。此症状会影响到喙突肩峰弓（图 6.10）以及通过肩峰下间隙的结构。

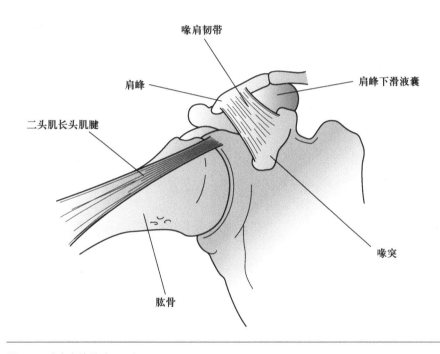

图 6.10 喙突肩峰弓（CAA）

喙突肩峰弓（喙肩弓）包含肩峰、喙突和喙肩韧带，它们所形成的空间，刚好能让肱二头肌的纤维通过。喙突肩峰弓的特殊结构形成类似屋顶的覆盖构造，能防止肱骨头往上方分开，通过这个空间的组织有冈上肌肌腱、肩峰下滑液囊与肩关节囊的上半部。

任何喙突肩峰弓与肩峰下间隙的结构问题都可能缩小 SAS 的空间，夹挤通过这个空间内的组织，并因此引发炎症与疼痛（Bak，1996；Arroyo 等，1997）。在正常情况下肩峰下间隙边缘之间的距离为 10mm，当肩关节受伤时这个距离会缩短至小于 6mm（Thein & Greenfield，1997）。

当手臂外展并内旋时，通过肩胛喙突下方的冈上肌肌腱会被肱骨顶端的肱骨大结节和肩峰挤压（Warner 等，1992；Tyler 等，2000），这是此病症常见的特征。

如果该处的骨头与肌腱不断摩擦，且供应至肌腱的血液量不够并受到限制的时候，便会开始出现摩擦问题，导致肌腱开始发炎。有局部肿胀与内出血，局部肿胀会限制关节的活动度，并在肩关节活动时引发疼痛（White & Carmeli，1999；Ludewig & Cook，2000）。

炎症的过程通常包含几个阶段：
- 休息时，肩关节处轻微疼痛。通常在肩关节活动时疼痛会加剧，主要是在对抗阻力时。
- 肩胛下滑囊发炎。症状特征是当手臂弯曲或外展至 90° 时，肩会疼痛。
- 肱二头肌长头的腱鞘可能和肌腱所穿越的二头肌沟产生摩擦并受损，临床特征包括长期的慢性疼痛（White & Carmeli，1999），此时夹挤症状可能是肩关节的功能骤降、柔韧性丧失（活动度降低）、肌肉无力（尤其是外展肌）以及关节缺乏稳定度。

另一种类型的肩关节夹挤，称为喙肱夹挤。出现在大结节与小结节之间的喙肱间沟结构，包括肩胛下滑液囊、肩胛下肌腱与喙下滑液囊（Thein & Greenfield，1997）。

如前所述，肩峰撞击综合征主要是在各种对肩关节施加负荷的活动中引起，这类活动包括：

1. 游泳引起的夹挤综合征

由于关节没有垂直的负荷，且不需承受重量，因此游泳时的身体障碍相对较少，只是重复动作与水的阻力。

自由式游泳者特别容易受伤，因为他们必须用复杂的划法来抵抗阻力，而且许多连接至肩带的关节都必须做大范围的运动。自由式的划水方法是最常用的一种游泳方式，专业泳者每周练习 10～20 小时，而一次长距离游泳，当中可能包含了数千次划水的动作。经过一年的训练之后，游泳者每只手臂已经做这个动作几十万次，多年练习下来所积累的动作量，以及肩关节周围形成的肌肉不平衡，是导致夹挤综合征形成的主要原因，负荷过大、合并使用过度，则会使游泳者在训练中反复受伤（Bak，1996；Bak & Faunl，1997）。

除了重复动作的频率外，自由式游泳者多发夹挤综合征的另一个原因，是因为在水中用以前进的动作模式，必须结合内旋与手臂外展，以对抗强大的水中阻力（图 6.11），对人体运动学而言，这种合并动作会引发问题，因为在肩关节的结构支配上，当手臂外展超过120°时，会伴随有外旋动作，而自由式的旋转动作则是内旋（见第 2 章）。

2. 网球引起的夹挤综合征

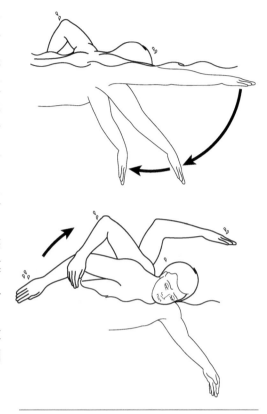

图 6.11 自由式游泳时在水中前进的手臂动作路径

网球运动员的肩关节必须适应特殊的活动需求，这也是网球运动员容易受伤的原因。网球这项运动特别需要骨骼肌肉系统的适应，打网球时需要有一定的活动度与速度，而且必须在加速与急停之间快速转换与变换方向。因此，连接至肩关节的各个关节会面对高度的需求。当球打到球拍上时，肩带会经由较远端的手腕关节、手肘、前臂接收到大量负荷，而这些远端关节必须在高速下运动并吸收大量负荷。

在肌肉功能方面，如同其他运动中的投掷与抛接动作，网球的发球动作促使肌肉过度发展向内旋转的能力，如此会造成主动侧的肌肉不平衡，且可能因肩关节处于过度负荷状态而引发夹击综合征（Schmitt-Snyder，1999）。

3．健身房内的肩带损伤

在健身房里运动时，肩带会承受特殊的力量与负荷之下。若想在活动中降低受伤的风险，必须谨记几项人体运动学的特征，特别是在肩胛骨运动学方面。

肩胛骨位置不平衡，会间接破坏肩关节整体的稳定度（Kibler等，2002）。肩胛骨肌肉则协助控制肩胛肱骨节奏，在外展动作时，这个机制让肱骨头与肩盂之间保持最佳的接触，这些肌肉以协同方式形成力偶，也就是说它们形成两个相反方向的平行力，并在肩胛骨上产生旋转力（McQuade等，1998）。

斜方肌与前锯肌相对的力量在力矩中特别明显，这些结构相互合作，使手臂外展时能够平稳，并帮助盂肱关节达到动态平衡，当肌肉向心收缩并形成力偶时，在手臂外展的过程中可允许肩胛骨同时做外旋的动作，而在手臂内收肌肉变成离心收缩时可协助肩胛骨做内旋的动作。

以下概述几种人体运动学的观点，这些观点都再次强调了肩胛骨的功能协调，对于维持手臂外展时的肩关节稳定度有相当大的重要性。

- 在手臂外展至 90°～100° 的过程中，肩胛骨旋转轴心的中心位于肩胛冈的基部（图 6.12A）。当外展动作持续并超过 100° 后，肩胛骨旋转轴的中心逐渐转移至肩锁关节（图 6.12B）。
- 如图 6.12A 所示，手臂外展至 100° 时，上斜方肌纤维将在肩胛骨顶端产生向上旋转的拉力。同时，前锯肌把肩胛骨下角向前与向侧边拉。这两块肌肉一前一后的运动，使肩胛骨能够产生以肩胛冈基部为运动轴心的外旋动作。
- 如图 6.12B 所示，手臂上举角度超过 100° 之后，肩胛骨旋转轴会移到肩锁关节。在这个阶段，下斜方肌纤维较为活跃，而前锯肌会使肩胛骨的下角往外移。正常的肌肉协同作用可以使手臂在举起时肱骨头仍保持在肩盂关节内。

根据上述观点，我们知道肩胛骨在保持肩关节动态稳定时扮演了重要的角色。因此，正常的肩胛骨位置若出现变化，将打乱整个平衡机制，改变肩关节的动作轴心，使原本应保持关节稳定的各股力量之间出现不平衡的现象（Kiber，1998；Tyler等，2000）。在健身房运动时，在做增加肩带负荷与抵抗阻力的肌力训练时，必须特别小心这一点。

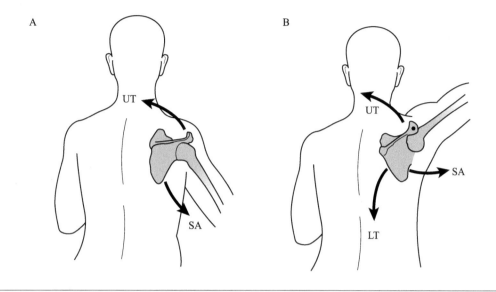

图 6.12 手臂举至 100°（A）及超过 100°（B）时的肩胛骨动作

活动过度与肩带稳定度不足

肩带整体的活动度相当于各个与其连接的关节动作的总和。以此来看，肩带之所以能够大范围的活动，是因为许多关节相互合作，称为附属关节连接，例如与胸骨相连的锁骨旋转、与锁骨相连的肩胛骨旋转、与肩胛骨相连的肱骨旋转。此外，肩胛骨本身会相对于胸廓协力做出大范围的旋转动作。虽然这个精密的结构有助于做出各种范围的动作，但也使得维持稳定度的工作更加困难。

肩带稳定度不足包含了多种问题，特征是负责稳定整个肩带，特别是肩关节的各股力量出现不平衡的状态。除了关节囊与韧带等可稳定、肩膀的被动结构外肌力的平衡也有助于稳定动态状况下的关节（Schmitt & Snyder-Mackler，1999）。这些肌肉可以将肱骨头的位置维持在肩盂内，并且让整个肩关节随时保持在肩胛骨转动轴的中心。当这个机制受损时，便会产生肩关节不稳定，而一部分或全部的肱骨头会有滑出肩胛骨关节表面的倾向（Lippitt & Master，1993）。

关节不稳定时，会看到肱骨头往一个或多个方向移动，我们可以根据滑动的程度与前后偏移的方向，将动作限制分为几类：

- 向前不稳定是肩关节不稳定症状中的最常见一种。以生物力学来说，当肩关节在其最脆弱的位置时，手臂外展并向前向外旋转时，经常会造成各种肩关节前面不稳定的伤害。

- 向后不稳定较不常见，特别是外伤引起的向后脱臼，向后脱臼会干扰负责手臂外展与外旋的肌群与负责内收与内旋的肌群之间的平衡，因为内旋与内收的力量较大，而使肱骨头可能发生向后脱臼。

- 多方向不稳定通常不是急性脱臼造成的，而是因为肩关节稳定结构如关节囊韧带松弛以及旋转肌群无力所产生的结果，这些症状也会造成其他关节的活动度过大（Warner 等，1990）。

在做一些需要高速度、关节大范围活动的动作时，特别容易发生与肩关节不稳定相关的伤害，例如篮球、排球、网球、高尔夫球等运动。

最常见的两种伤害：

- 半脱位——在此情况中，肱骨头颈部分脱出关节边缘，之后会回复原位，这个问题并非由外伤引起，主要是松弛的症状。（Taylor & Arciero，997）

- 脱臼——完全脱位，即整个肱骨头离开关节腔。通常前几次的脱臼会与重大外伤有关，但在这之后脱臼也可能起因于平常的动作，第一次脱臼后再次发生脱臼的概率很高。

根据以上所述的肩关节不稳定，最常见的两个原因是：

1. 外伤影响肩带或关节囊等稳定结构并导致脱臼。这类问题的常见原因，包括跌倒、肩直接受伤或手臂在拉紧时肩膀受到强大外力的冲击。

2. 而在过去不曾受伤的情况下，被动与主动组织松弛和无力。

在进行各种肩关节不稳定的适应性活动之前，应该先有全面的矫形骨科诊断，确认伤害的诊断类型。不仅有助于确认患者适合哪项运动，也可知道哪些运动是禁忌，且应该避免。运动治疗的主要重点在于，利用各种收缩方式缓慢且逐步强化稳定肌群。康复初期的重心，应该放在等长收缩上，在关节不需要运动的情况下，先帮助肌肉强化，接着可以开始做手臂内收弯曲的运动，然后逐渐做外展运动加强手臂肌肉。本章稍后会详细介绍可改善肩带稳定度的各项运动。

肩带功能性僵硬

肩关节僵硬，会明显降低一个或数个连接肩带的关节的活动度。此处的动作限制可能来自于各种原因，例如因姿势模式错误而导致的僵硬、脊柱后凸、情绪问题，因压力而导致的肌肉张力增大、外伤以及骨关节炎等生理问题。

肩关节功能性僵硬最常见的原因包括：

1. 圆背和胸椎过度突出为特征的姿势异常，多数病例中这些情形会造成肩膀往前以及胸大肌、胸小肌缩短。以上为肩出现一般性的僵硬，其特征是手臂往内旋且肩胛骨前突（见第3章）。

这些症状的运动治疗，结合了各种可改善上述肌肉活动度的运动，以及可活动所有与肩带连接之关节的运动，包括胸骨与肋骨间的关节、胸肋关节和肋骨与椎骨间的肋椎关节（Kisner & Colby，1985）。

2. 骨关节炎引起的功能性僵硬。骨关节炎为一种慢性病症，通常牵涉到周边关节、手臂和腿，并加速整个磨损过程。因此退化病变会发生在骨骼系统及关节软骨中，这些病变会引起炎症反应，并逐渐在患部关节周围发展成慢性疼痛。

骨关节炎造成的肩关节动作问题，可追溯至数个原因，如感染性免疫系统损伤或遗传因素。这类状况常见的动作特征有：

- 活动时敏感度与疼痛加剧。
- 活动度降低，功能性僵硬情况随着时间恶化。
- 关节软骨被破坏，且肌肉与韧带等软组织无力，造成患部关节发生变形。

针对骨关节炎引起肩关节之间关键问题的运动治疗：

除了使用药物之外，运动治疗和维持活动度并增强稳定肌群非常重要，同时因为骨关节炎有逐渐发展的特征，运动治疗必须以全面性的医疗诊断为依据，并且必须由专业的治疗师进行，因为负荷过大反而会加速关节磨损。

3. 粘连性肩关节囊炎引起的功能性僵硬

粘连性肩关节囊炎的征兆，包括肩关节动作僵硬与受限，并伴随疼痛，许多原因会引发这个症状，例如外伤脱臼骨折、肌肉撕裂伤、脊柱问题、神经问题，甚至是心脏疾病、糖尿病或甲状腺功能异常等（Sandor & Brone，2000）。由于症状的出现有多种因素，因此常常很难诊断出真正的病因。

初期会出现关节敏感，接着出现轻微疼痛，并且在做特定动作或某些需承受重量的身体姿势时，如患侧躺卧时，疼痛容易加剧。长时间下来，肩关节内部与周围软组织开始产生炎症反应，造成功能性的无力与严重僵硬，不仅活动度受限，连日常活动中肩关节的最佳功能都会受损。

粘连性肩关节囊炎的运动治疗，强调将适应性运动纳入一系列的治疗，通常包括使用药物在内。同时，当问题出现之后，改善活动度的运动治疗便非常重要。

必须在运动治疗中找到各种方法与角度，让关节在运动时不再引起疼痛。适应性运动融合了各种闭锁式与开锁式运动链中的被动与主动动作，其中特别易引起疼痛的动作，包括手臂外展与对抗阻力的外展。而治疗的原则和日常生活原则一样，必须找到一套避免这些动作的方法，例如利用梯子来拿高过头部的重物。本章稍后会介绍一套根据运动原理、理论研发出的可改善肩带运动的治疗疗程。

肩关节与肩带功能异常的适应性运动

　　肩带运动的治疗若要达到效果，必须针对所有会影响关节动作的因素，进行全面的功能评估。为了达到此目标，治疗师必须了解影响肩带功能链的复杂性诱因。以人体运动学的观点而言，身体会用感觉最舒服的方式来活动，换句话说，身体会利用连锁反应来避开特定的关节限制，并将动作转移至邻近的关节。

　　如此一来，某处的动作范围限制，可能会造成其他位置活动过度，在肩带部位人体运动学观点会以多种模式呈现，以下是几种因为肩功能异常而常见的连锁反应。

　　1. 在有阻力的情况下，弯曲手臂时，如果负责稳定肩带的肌肉感到无力，则会连带使骨盆往前移，而造成腰部椎骨的运动过度（图 6.13）。

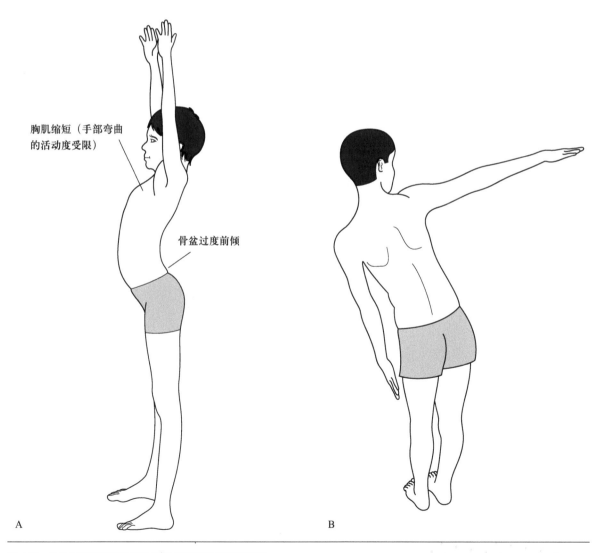

胸肌缩短（手部弯曲的活动度受限）

骨盆过度前倾

A

B

图 6.13　骨盆与腰部因肩关节功能异常而出现的连锁反应

A. 手臂举起时，因胸肌缩短而连带使骨盆过度前移；B. 手臂外展时，因肩关节功能性的僵硬，而使骨盆与腰一起运动

2. 做各种手必须要高举过头的动作时，肩关节的功能性的僵硬会带来连锁反应，使骨盆前倾，并伴随其他腰部椎骨的动作（图 6.13）。

3. 胸小肌的缩短，会造成肩胛骨前突，并且使肩关节前倾，这种情况会造成驼背，增加颈椎与腰椎的肌肉张力（见第 3 章）。

诸多例子均显示出，以正确诊断病因为基础，并以此针对错误动作模式做出有效治疗的重要性。接下来我们将针对本章所述的各种异常症状，介绍可改善肩带功能的运动案例。

针对改善肩胛骨相对于胸廓的活动度与一般功能的运动（肩胛胸廓运动）

成功改善肩带动作的治疗，必须以所有姿势模式的全面诊断为基础（见第 7 章）。在多数情况中，普遍改善姿势模式是肩胛骨治疗中不可或缺的一部分。

改善肩胛骨功能的运动治疗，可包含闭链和开链的训练。

闭链的训练

这些运动可以有效改善肩胛骨周围的肌肉功能，利用一面墙或地板为支撑点，同时以所有可能的运动来活动肩胛骨（图 6.14）起始位置便可改善动作模式，并刺激肌肉在各种功能角度时收缩。

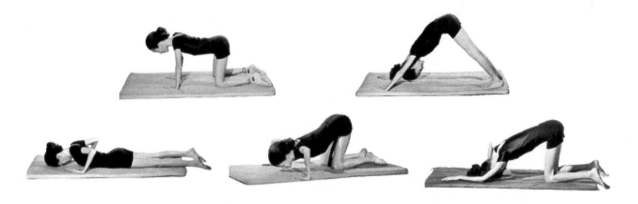

图 6.14　各种起始位置，配合肩带在闭链中活动的示范（手部固定在地板上）。亦可见于第 9 章在整体结构中的自由运动构架下进行自由活动

开链的训练

　　这些运动可以让患者循序渐进地做较复杂、肩关节周围活动度较大的动作（图 6.15）。

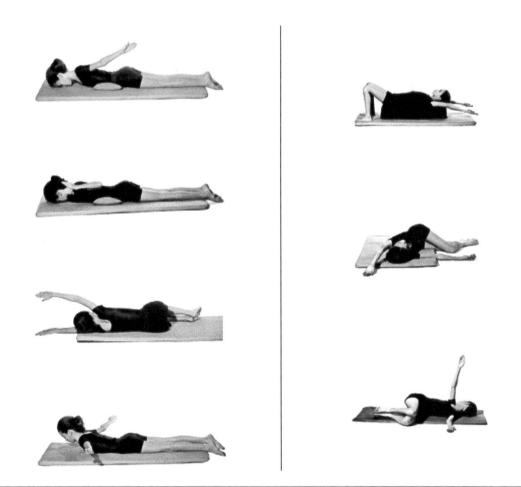

图 6.15　各种起始位置配合肩带在开链中活动的示范

下面的运动能全面改善肩胛胸廓的活动度。

这些运动适合粘连性肩关节囊炎（肩周炎）的患者，第8章还会介绍可增长胸肌的运动，这些运动适合改善肩胛胸廓的活动度。

1. 站立：向内与向外旋转的动作，可间接使肩胛骨前凸缩回，患者可以单边单手或两旁双手同时做这些动作。

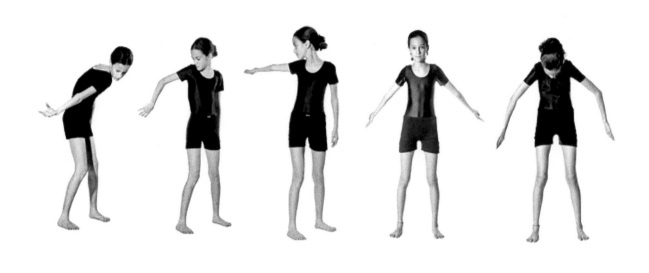

2. 俯卧：额头或脸颊朝向地板，双手手指交错紧握保持在骨盆位置的上方，双手维持紧握，并往上举高，拉近两侧的肩胛骨。

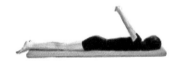

3. 俯卧：一边手臂往前伸直，另一边的膝盖弯曲，左右手脚交换位置类似爬行，这个动作是在加强肩胛骨在额状面的活动度。

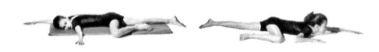

4. 双手与双膝着地：一只手臂向上举起，然后向下方和向各个方向移动，这个动作可以从不同的起始位置开始（请注意手臂与脚的位置）。

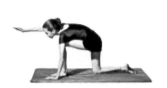
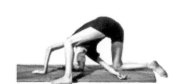
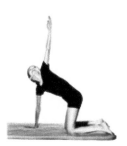

5. 双脚交叉而坐：两只手臂在各个方向移动，上面、下面、后面。
双手在背后交错握紧帮助肩胛骨内收。

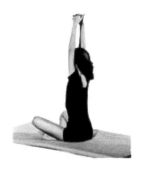
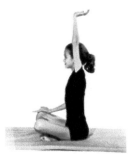
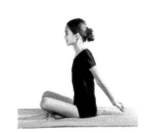
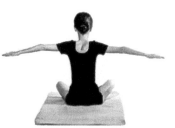

6. 侧躺时膝盖往胸部弯曲，手臂伸直举到脸旁边，以身体为轴心，在上方的手臂随着身体环绕运动，头跟着相同的方向移动。

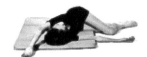
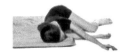

7. 躺在长椅或治疗床上，膝盖弯曲，把一根棍子穿过长椅下，双手握住棍子双膝交替倒向左右两边，直到感觉伸展到胸部肌肉为止。

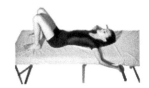
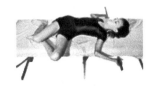

8. 平躺：手臂往后伸展，脚掌背屈，然后
双手放回身体两侧。

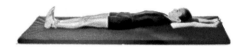

9. 躺在长椅上，膝盖屈曲，双手摆在
长椅下方，握住一根棍子，拉直与伸展手臂，
然后是手臂弯曲，直到肩胛骨相互触碰到。
在这个姿势中，使双膝交替倒向左右两边。

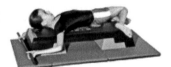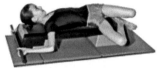

10. 站立：双手在背后握住一根棍子
- 呼气时——身体往前弯，膝盖屈曲，下巴往前胸靠近，将棍子往上举。
- 吸气时——背部伸直抬起。

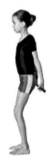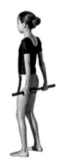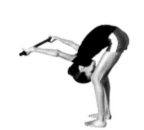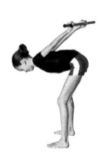

11. 单脚往前跨步站立：双手在
背后握住一根棍子。
- 呼气时——身体往前弯，
  膝盖屈曲，将棍子往上举。
- 吸气时——背部伸直抬起。

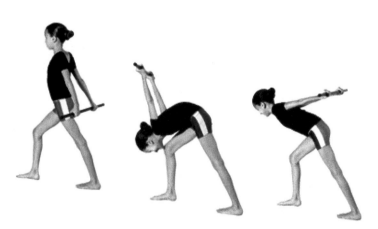

12. 坐在椅子上：双手握住一根稍比肩膀宽的棍子。

- 举起棍子，然后放下到肩胛骨的高度。
- 双膝朝前，躯干左右旋转（扭转）。

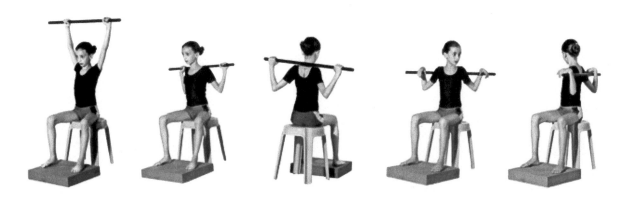

针对肩带不稳定的运动治疗方法

以下运动的主要目的是要改善肩带的稳定度，最重要的是必须利用能够强化所有肩带周围的肌肉，特别是强化将肱骨头维持在肩盂腔内的旋转肌，以提升肩关节的动态稳定度。

第一个至第四个运动会利用弹力带来提供各种收缩动作时的阻力，建议将弹力带固定在梯子或墙壁上，各种高度均可。

1. 站立——手肘弯曲90°，保持在靠近身体的地方，一手握住弹力带，拉开弹力带，使手臂往外旋转，然后慢慢放回至起始点，让肌肉进行向心与离心收缩。

整个活动范围中手肘均保持在靠近躯干的位置。

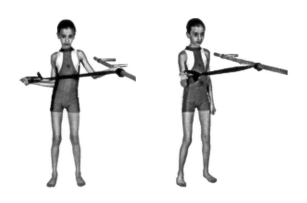

2. 站立——将弹力带握在腰部高度，手肘弯曲90°，并保持在靠近身体的地方，拉直弹力带，同时让手臂内旋的肌肉做向心收缩与离心收缩运动。

这个动作可以单边单手做，或者双边双手同时使用两条弹力带同时做。

3. 站立——拉直弹力带，同时将手臂外展至90°，然后慢慢回到开始位置，手臂外展肌向心收缩与离心收缩。

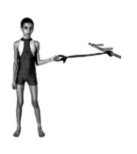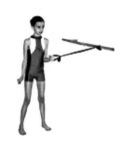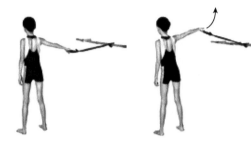

4. 站立——或坐下，将弹力带握在肩膀高度：手收缩，手臂内收时，将弹力带拉直。

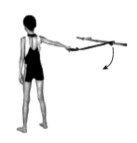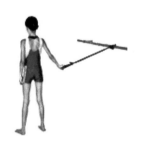

5. 站立——拉直弹力带，同时手臂往后伸展，然后慢慢回到开始位置，手臂伸肌的向心收缩或离心收缩。

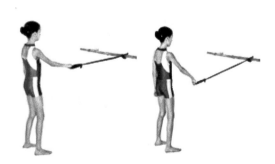

6. 双手双膝跪地——额头往下碰到地面，然后双手往下推，做等长收缩运动。

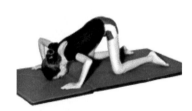

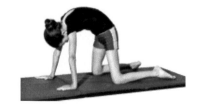

7. 脸部朝下俯卧，双手放在肩膀
下方，手肘朝上靠近身体——双手往
地板方向推，让身体微微举起，将肩
胛骨放低往内收。

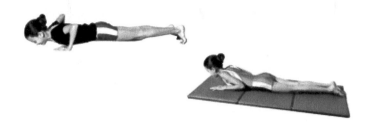

8. 脸部朝下俯卧，可在腹部下方，放一个靠垫，额头碰到地板，双手放在身体两侧——从各
个方向举起手臂，同时将两侧肩胛骨往内收。

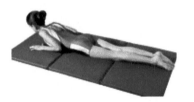 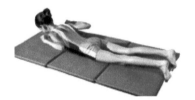 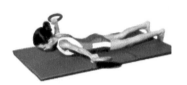

9. 站立或坐下——两只手臂外展至90°，同时将两侧肩胛骨互相往内收，运动时双手可以握住
较轻的哑铃或沙袋。

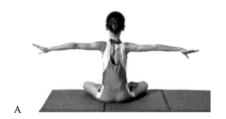 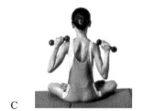

A   C

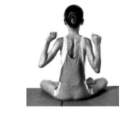 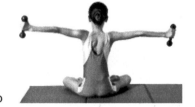

B   D

针对肩胛骨翼状突出，强化前锯肌的运动

在多数肩胛骨翼状突出的个别病例中，可以使肩胛骨贴近胸廓以强化前锯肌。下面的运动可帮助达成这个目标。

1. 运用弹力球的运动

- 身体趴在球上，双手与双膝着地，将身体重量转移到双手上，同时使膝盖离开地面，双手往地板方向推，同时伸直手，直到腰部弯曲成弧形拱起。

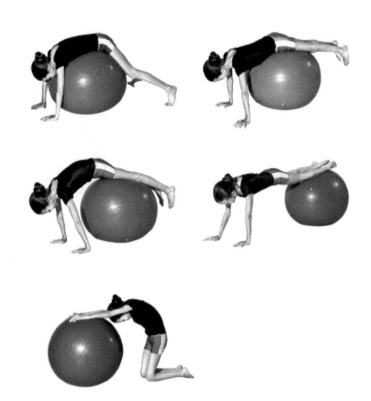

- 把双脚放在球上，双臂伸直往地板方向推，让两边肩胛骨向两侧外展。

- 双膝着地，手臂放在球上，膝盖离开地面，同时双手往球上施压，使腰部向上呈弧形拱起。

2. 俯地挺身，双脚膝盖着地，强调往地板推起的动作，直到肩胛骨完全外展。

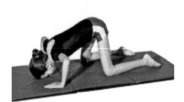

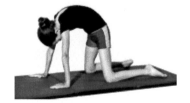

3. 完整的俯卧撑动作，双脚伸直。

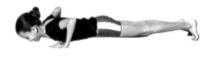

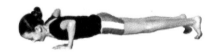

4．俯地挺身，手肘伸直：呼气时，手往地板方向推起，同时保持腹部收缩向上，背部拱起。

5．俯地挺身，双脚放在长椅或踏板上，呼气时保持腹部收缩，并将胸部往上推，直到两侧肩胛骨朝两侧外展。

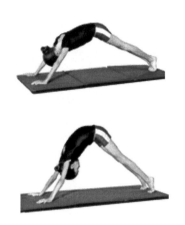

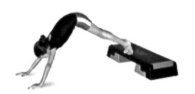

6．以俯卧撑的姿势，两只手交替移动到踏板上，再放下来，手肘挺直。

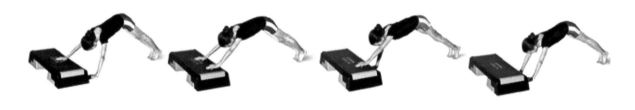

7．仰卧，脚着地靠近骨盆，手持 3～5kg 的哑铃，往上推，直到手臂伸直。

8．手握一根棍子，棍子两端用弹力带绑着，仰卧脚着地，弹力带绕过肩胛骨下方，将棍子往上推，直到手肘伸直。

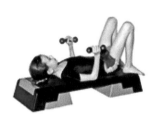

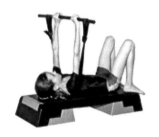

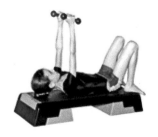

9. 站立或仰卧，双手握住弹力带，将弹力带绕过肩胛骨区。呼气时将弹力带往前拉，直到手肘伸直。

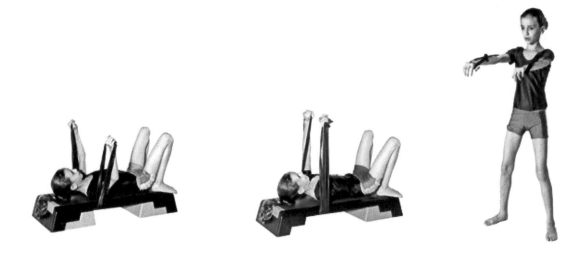

10. 单脚向前跨步站立，面向墙壁，双手放在墙上至肩膀高度。呼气时，双手往墙壁推起，手肘伸直，同时上背弯曲成弧形，拱起并外展肩胛骨。

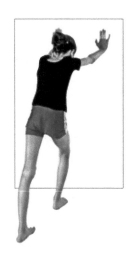 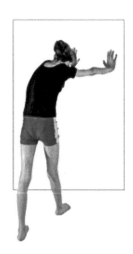

针对肩峰撞击综合征，重点是通过适应性运动来改善肩关节功能

在肩关节康复过程的每个阶段，建议患者避免进入疼痛恶性循环，并指导患者切勿在疼痛时独自做运动。因为疼痛可能会引起一系列的变化，产生肌肉收缩现象，因而改变节律，并在肩关节周围出现肌力的不平衡，这个症状会减少肩峰下空间，增加在其上的压力并让夹挤的状况恶化（Hess，2000；Wilk 等，2002）。

以渐进式疗程治疗肩关节伤害时，通常分成以下几个阶段：

1. 急性阶段及疼痛阶段，必须避免会引起疼痛的动作，这个阶段的目标是用休息来减少疼痛，并在必要时使用抗炎镇痛类药物（Arroyo，1997；Wilk 等，2002）。

2. 建议利用被动与主动动作配合肌肉拉伸来逐步恢复肩关节的一般活动度。

3. 可以针对个别问题的特性来修改运动内容，已逐步强化肩带。注意勿施加过度负荷，这样可能会引发疼痛。

本章所提到的许多运动都适用于肩关节夹挤综合征（如肩峰撞击综合征）的运动治疗。但针对夹挤综合征的任何运动康复过程，均应在医疗专业人员指导下才进行。

肩带的一般力量练习

下列运动的主要目的是在所有平面上达到的最大动作范围来强化肩带。下面的运动使用了数种辅助工具。

1. 坐在椅子上——手臂抬高——双手保持与肩同宽，握住一条橡皮弹力带，使它保持在肩膀宽度被拉紧，橡皮带柄上下移动，同时手背的内收肌群做向心收缩与离心收缩。

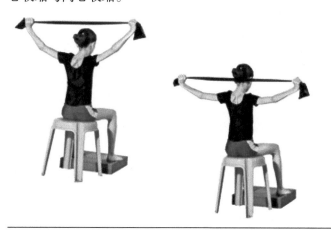

2. 俯卧——手臂往前伸直——双手保持与肩同宽，握住一条橡皮弹力带，使其在肩膀宽度被拉紧。

- 弹力带同时使手臂内收与外展。

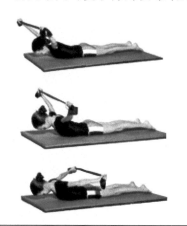

3. 俯卧，双手在背后握住一根棍子（双手保持与骨盆同宽。握住的棍子应靠近身体下方，好让手臂往外旋）。

- 呼气时——抬高躯干、肩胛骨往内收。
- 在这个动作中，如果朝中间挤压棍子，会使内收肌等长收缩。如果朝两侧撑开棍子，则会使外展肌等长收缩。

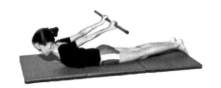

4. 俯卧——手臂往前伸直，将两条橡皮弹力带交叉连接起来，两端各绑一个圈，以对角连接，右脚对左手，左脚对右手。

- 吸气时——抬起双脚、躯干与双臂。
- 呼气时——放下双脚、躯干与双臂。

- 做内收与外展的动作，同时让肩关节外展肌群向心收缩与离心收缩。

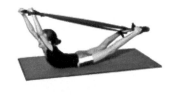

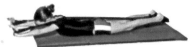

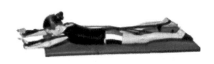

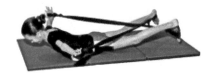

5. 俯卧在一张垫子或踏板上——双手往前伸直，握住一根棍子。

- 手臂伸直并举起棍子。
- 举起棍子，然后朝肩胛骨方向移动，同时手肘弯曲。
- 将一根绳子绑在棍子的终点，治疗师拉住绳子，让患者施加调整主动肌发力的肌肉受到阻力。

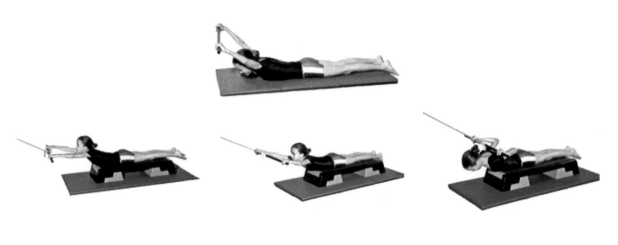

6. 仰卧在踏板上，膝盖弯曲，双脚靠近骨盆位置。

- 双手保持与肩同宽，握住一根棍子，将一根绳子绑在棍子上，提供阻力给施力的肌肉。
- 在阻力下弯曲与伸展双臂。
- 变换治疗师的位置并使用绑绳的棍子，可以提供阻力，给予肩关节的屈肌和伸肌以阻力。

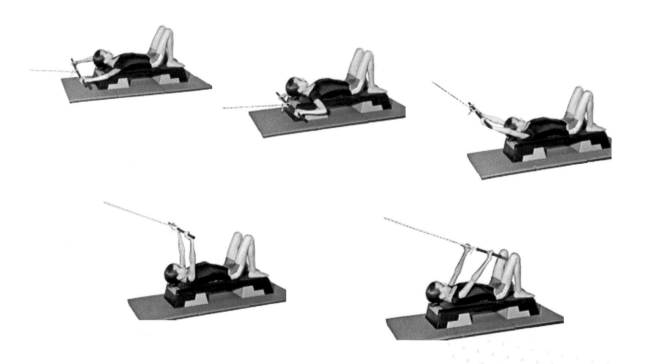

第3部分

姿势异常的诊断与治疗

第7章

全面诊断姿势异常的原则

7

在每个特殊的姿势异常问题背后，往往只有一个真正的情境触发了异常的形成。这个情境并非每次都显而易见。在多数情况中，它的根源是相当复杂的，这让诊断者的工作变得错综复杂，也更强调了应避免妄下定论，导致推论错误的必要性。

利奥·巴斯卡力（Leo Buscaglia，1982）在他的《爱、生活与学习》一书中，描述了对特殊儿童习惯的诊断方式。我们看待儿童的方式相当有趣：语言治疗师把孩子看作结结巴巴或语言障碍的病患，治疗师把孩子看作运动有问题的人，学校的咨询心理师把孩子

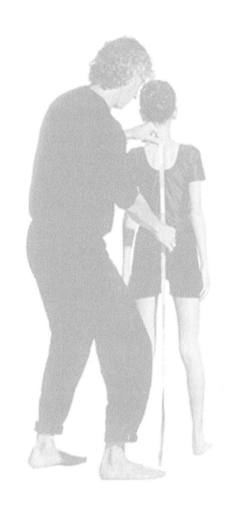

看作学习或情绪有问题的人，物理治疗师把同一个孩子看成一系列动作有问题的人，而神经科医师则揭示各种反常行为。家长们会试着把他们的孩子视为一个完整的个体，但我们用不了多久时间就可以说服家长们，完全没这回事，然后他们便从此无法用全面的角度来看待孩子的潜在能力。在他们的眼中，孩子就变成了问题儿童。

这些专家把他们训练的问题看作关键，但事实是他们所看到的问题却在一个孩子身上，孩子是一个个体，超过单一症状，而这个拼图里最重要的那一块，也许被完全隐藏起来了。

这时候也许值得我们去记住马斯诺夫（Maslov）所说的，如果一个人手边只有一只铁锤，那他很容易把所有东西都看成钉子。因此当看到这些儿童治疗时，必须看到其中包含许多部分的问题，有些是明显的，有些是隐藏的。治疗师需要许多工具来诊疗，诊断与治疗时都应用这样的方法与态度。

给父母的问卷

小王子回到狐狸身边，"再见啦"，小王子在离别时说道，"好好保重。"狐狸回答道，"我要告诉你一个秘密，非常简单，只有用心灵才能看得清楚，真正重要的东西不是用眼睛就能看得到的。""重要的东西不是用眼睛就能看得到的。"小王子重复着，好让这句话刻在他的心里。（安东尼·圣修伯里）

面对儿童姿势异常的治疗，许多治疗师积累了丰富的经验。对于如何去影响他们所治疗的儿童，成功地与孩子共处，首先且最重要的是处理好与孩子父母的关系，以及父母对治疗的支持程度。

家长对姿势异常的认识是改变的动力，如何运用家长的助力，来产生合作的功效，将是治疗师的挑战。

家长是最重要的信息来源，他们知道孩子的发育过程和生长环境，在了解孩子的个性与问题时，这些信息是不可或缺的。

这个阶段的诊断目标是从家长那里获取与孩子有关的一般信息，这些信息可决定接下来该检查哪些项目。这里从本阶段应该询问家长的许多问题中，挑选出最重要的几个参考要点（附录1）（Solberg，1998a）：

- 问题的背景与寻求治疗的原因。
- 怀孕与生产的过程。
- 儿童自出生后的一般发育情形。
- 动作发展——儿童是否在正常的时间范围内，经历所有发展阶段：翻身、爬行、坐站、走路、跑步。
- 目前的动作功能：日常生活中是否有任何限制或功能上的障碍。
- 认知能力、理解力。
- 情感功能——恐惧处理能力的障碍、挫折门槛、自尊情绪表达。
- 行为功能。
- 社会地位以及与其他儿童的沟通。
- 其他问题，如疾病、药物过敏情况等。

诊断姿势

　　治疗师在评估儿童姿势异常的治疗效果时，最常见的问题是很难利用检查与测量来对治疗的过程与结果做可靠的监测。如果没有这些定量的检查治疗，是很难判定治疗方法对孩子的症状是否有实际上的效果，以及有什么样的影响。因此治疗师都会用直觉来判断，而较少依据客观可靠的数据。本章所示的姿势评估是以大量资料为基础，经过适当的分析，将可为孩子的姿势异常提供充分可靠的诊断。

　　可以用几种方式来收集资料：

- 主观评估时患者站立，并且从侧面、正面、背面加以观察。
- 人体测量学测量，提供人体比例的客观信息，例如下肢长度、肩胛骨高度等。
- 功能性肌力测试与关节活动度。
- X 线影像检查。

　　本章的姿势检查表乃是针对专业人员所设计，旨在帮助治疗师按逻辑顺序进行检查，并简要记录他们的发现。这些检查通常可以提供相当充足的信息，但在某些个案中，可能需要增加其他检查项目或调整表格中的检查项目。

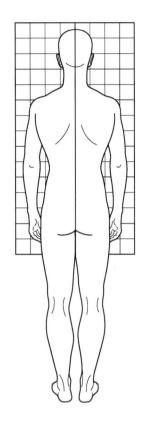

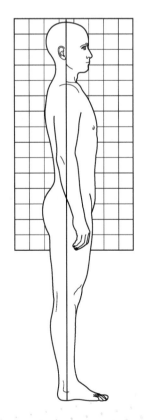

姿势检查表

日期：

姓名：

性别：男 / 女

出生日期：

一般检查

a．从后面观察

1. 跟腱与足部：右侧_____，左侧_____

2. 膝关节（膝内翻 / 膝外翻）_____

3. 骨盆平衡（髂后上棘）_____

4. 肩胛骨（高度与脊柱之间的距离、旋转）_____

5. 肩线_____

6. 颈部_____

7. 皮下脂肪褶层的对称性（骨盆、腰部、颈部）_____

8. 脊柱侧凸_____

b．从侧面观察

1. 足弓_____

2. 膝关节（反屈）_____

3. 骨盆（后倾 / 前倾）_____

4. 脊骨弧度（脊柱后凸、脊柱前凸、平背）_____

5. 肩关节位置_____

6. 头部位置（颈椎前凸）_____

c．从前面观察

1. 足部_____

2. 膝关节_____

3. 骨盆（髂前上棘）_____

4. 肩关节高度_____

5. 颈部头部_____

功能上的检查（图 7.1～图 7.13）

1. 脊柱长度（C_7-S_1）_____

站立：_____，前屈：_____

2. 一般柔韧性检查_____

双脚伸直_____

身体前屈且膝关节屈曲_____

3. 大腿后群肌肉柔韧性（SLR）：右侧_____，左侧_____

4. 腰方肌柔韧性_____

5. 髂腰肌柔韧性（托马斯征）检查：右侧_____，

左侧_____

6. 腹部肌力_____

7. 腰部平坦贴地的能力（仰卧）_____

8. 肩关节活动度：右侧_____，左侧_____

9. 下肢长度：右侧_____，左侧_____

10. 背部肌力：

颈椎竖脊肌_____

竖脊肌_____

肩胛内收肌_____

11. 肩带力量：

外展：右侧_____，左侧_____

内收：右侧_____，左侧_____

弯曲：右侧_____，左侧_____

伸展：右侧_____，左侧_____

12. 静态平衡：右脚_____，左脚_____

13. 动态平衡：_____

14. 向前行走（一般性评估支撑基础宽/窄、动作平衡、动作连贯、协调）_____

_____

X 线片医疗记录、先前的诊断：_____

_____

一般评估：_____

_____

建议治疗（适应证/禁忌证）_____

_____

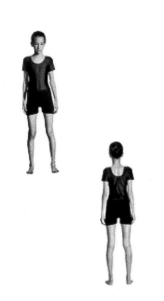

图 7.1　从前面与后面观察是否有冠状面（额状面）姿势异常

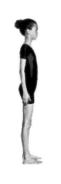

图 7.4　一般性的柔韧性检查，双脚伸直与膝关节弯曲

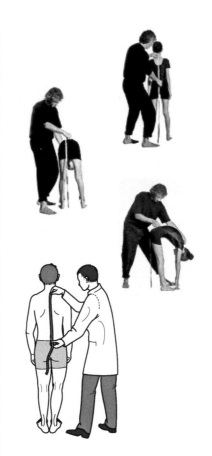

图 7.2　从侧面观察是否有矢状面姿势异常

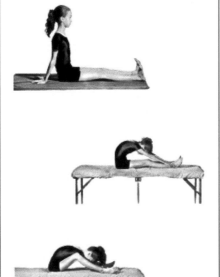

图 7.5　直膝抬腿测试（大腿后侧肌肉柔韧性）

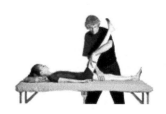

图 7.3　站立与前屈，检查脊柱长度

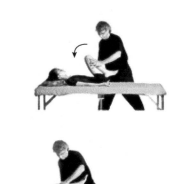

图 7.6　主观检查、评估腰方肌柔韧性

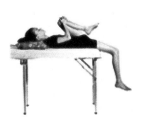

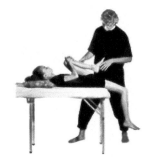

图 7.7　托马斯征测试检查髂腰肌

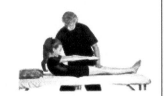

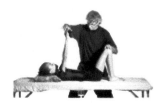

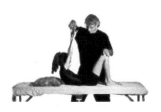

图 7.8　检查腹部肌力

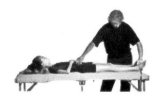

图 7.9　检查下肢长度

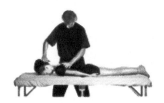

图 7.10　检查颈椎竖脊肌肌力

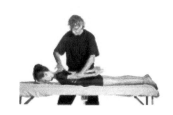

图 7.11　检查竖脊肌肌力

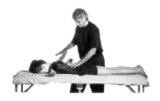

图 7.12　检查肩胛内收肌（肩关节伸肌）肌力

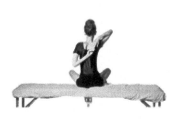

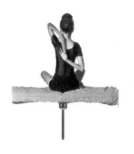

图 7.13　评估肩带活动度的方法

身心诊断

治疗师必须具备的一项重要技能，就必须熟悉这个孩子并对其状况有所了解。治疗师必须了解是哪些模式、系统与过程让孩子变成现在的状况。这个阶段的身心动作能力可帮助治疗师熟悉这些需接受治疗的儿童，让他们能够根据儿童的个性与特殊需求，来调整治疗的内容与方式（Solberg，1998b，1999）。本章中有一个基本假设，无论是因为情绪还是生理因素所引起，姿势异常均会对儿童的动作模式造成影响。

当儿童出现姿势异常，例如肌无力、肌张力增加，其原因为单一或多个关节位置不正确，都可造成活动度受限或功能上的不对称。特有的限制因素，绝对会影响某些功能，如平衡协调、动作精准度、肌力调节等。这些动作功能的问题，会引起其他的基本技能障碍，如走路与跑步时保持平衡，以及各种球类运动技巧的执行。在许多个案中，这些困难会具有动作笨拙的特征。

由于运动与动作能力在儿童自信心与自尊心的建立上，扮演极为重要的角色，那些基本功能有问题的孩子，可能会缺乏自信，显得情绪化，然后被卷入恶性循环之中，如图7.14所示。

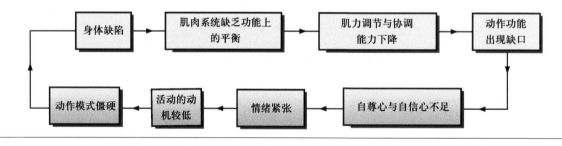

图7.14 姿势异常与情绪问题的相互关系

为了确保治疗的有效性与正确性，治疗师应打破这个恶性循环，并建立一个新的循环。在面对儿童时，其中一种方式是通过身心动作（图 7.15）。

身心动作一词是动作与情绪控制过程的互动，情绪控制过程已包含感知、认知以及情绪成分。身心动作，这个名词强调情绪过程与动作表现之间的密切互动的关系（Hutzler，1990）。身心动作的观点会将动作视为一种结合了感觉、思维、身体生理系统的复杂表现。身心诊断的目标是为整体诊断增加另一个重要观点，并为疗程规划建立基础（Hutzler，1990）。

身心动作障碍，包括不正常的姿势模式、动作笨拙、肌张力受损、运动过度、运动功能减退等动作异常以及其他现象。检查的其中一个主要目标是测试儿童的整体动作能力，而这是我们假设这种多层面的能力，可以让儿童做出各种动作（Solberg，1998b）。

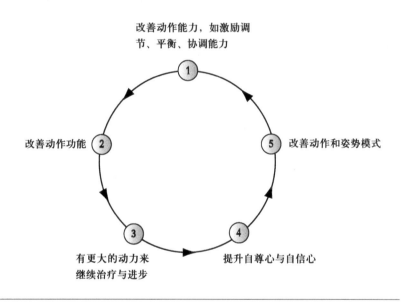

图 7.15　利用改善动作功能来改善姿势模式

身心诊断的一般指导原则

我们都知道，诊断与评估是每个疗程的初步里程碑。本章所建议的方法，强调要在身体与情绪方面，对构成患者人格与能力的诸多要素与特性进行全面整体的观察。这个模式的形成有助于治疗师提升观察诊断与资料处理的能力，并规划出最合适的疗程。

我们必须牢记诊断是一个持续不断的动态过程，得以定义患者目前的整体状况。因此疗程中的每一次就诊，都允许让治疗师确认或修改结论。所以，每次就诊都是再次更新诊断的过程。

本章将介绍各种可以用来检查各领域的方法，让诊断者尽可能有更多的运用空间，对所需的检查类型与程度做出专业的判断。这些材料也可以作为治疗期间的参考资料库，这些检查是根据患者的功能状况与通用的测量方法来主观地评估每位患者。这种方法适合临床治疗师使用，但对于需要在实验室环境下有精确客观检查的研究来说，则较不恰当。

对不同儿童采用因人制宜的检查技巧，是每位诊断者都应该学习的艺术。诊断时必须保持高度的弹性，且尽量不要不假思索地套用任何既定模式。

这里有一份评估量表，是以客观的评估为基准，利用总分 5 分的评量方式来评估各个方面的能力（表 7.1）。

表 7.1　姿势评估量表

评估分数	表现品质
1	非常差
2	差
3	中等
4	好
5	非常好

用这种方式搜集整理资料，可以让治疗师持续监控儿童在每个方面的进程，并根据他们的情况调整活动顺序。这里建议的检查共分成数个特殊部位，可以让治疗师掌握儿童在各个层面的功能运动状况。在定义每个检查的主题之后，都会提到各种收集信息的案例。我们必须记住这些检查有无限变化延伸的空间。在将这些材料作为基础的同时，诊断者可以利用本身的经验，创新其他的检查方式。

各领域的检查会由以下方式呈现：

- 介绍检查
- 如何检查
- 重点观察

这部分会提到当儿童进行活动、有动作的时候该仔细观察哪些方面。在某些情况下，虽然参考的方面和测试的部位没有直接的关联性，却可显示出儿童在其他方面的功能状况。如前所述，诊断的目标是尽可能地收集所有与儿童有关的信息，而指导原则是在每个动作中，针对所有可能的方面，取得最多的信息。

我们必须记住特定的动作表现可能反映出的数种潜在的能力。举例来说，有经验的诊断者在观察一个孩子拍打篮球时，可搜集到许多关于孩子视觉动作协调能力、肌力调节、动作的时间控制、分解独立动作，动作准确度等信息。至于姿势诊断者会特别留意各种影响动作与姿势模式的动作能力，例如协调能力、肌力调节、区分动作、平衡与运动感觉。

身心诊断的主要检查

协调能力

许多日常活动的动作均需要身体不同部位间的协调，像是行走时手臂与腿部的协调，或是球类运动技巧中，眼睛与肢体的协调，左右大脑半球的功能会互相整合与合作。大脑功能运动的品质，不但取决于单侧大脑的独立功能，更取决于两侧大脑通过路径连接后的整合能力。

协调能力可以让动作更有效率、更流畅、更省力。协调能力可反映出一个人将个别动作结合为流畅动作模式的能力以及整合数个系统的能力，例如骨骼肌系统、神经系统、视觉、听觉与各种感觉之间的整合。

身体各系统之间的协调能力受损，无论是内部系统还是外部系统，均表现为整体功能出现问题。儿童在这方面的功能不佳且出现协调困难时，会产生巨大的挫折感。因为他们的身体不听使唤，而且他们会觉得身体的控制能力在逐步退化，大多时候这类困难也会影响到情感的表达，常见的是自尊心与自信心的低落。这些儿童会因为缺乏动作平衡而跌倒，比如在游戏时会漏接球。而且，他们发现对于其他孩子来说觉得好玩且理所应当的游戏和活动，自己完成起来却有困难。

正常的协调能力可让稳定度与动作之间有最佳的平衡，而这需要神经系统的运动功能正常。因为神经系统负责收集与分析信息，并且传达执行正常动作模式的指令。

许多姿势异常可能都是协调问题所造成的。在正常情况下，周围神经系统所传递的信息是从感觉系统接收的信息，然后将指令传达至骨骼肌肉。如此精细准确的控制，必须依靠不断从动作而来的信息反馈，接着这些信息经过处理后，会产生一个新的动作回应模式（Schmidt，1988）。

之所以能够有正常的姿势模式，要归功于这个控制过程，让每个动作中有一些肌肉被募集开始运动，有些则继续维持放松状态（动作区分）。如果这个环节出现问题，可能会导致过度运动、肌肉张力升高且动作模式僵硬。在这种情况下，如果治疗仅着重于放松肌肉张力，却未尝试改善协调问题的话，症状就会因为真正的原因未被处理而逐渐恶化。

诊断与后续的治疗就是希望找出问题的根源，并以此扭转局势。诊断者必须对儿童的协调能力相当敏锐，才能察觉指定的动作会在何时成为挫折与压力的来源，应在何时为孩子注入信心。这也说明了诊断者必须能够规划出一套循序渐进的治疗过程，让孩子在治疗过程中不但不会受挫，还能因为有许多成功的机会而获得信心。

肌力调节

力量调节反映出准确执行动作的能力，以及动作中调节力量程度的能力。正常的力量是指儿童能够运用正确的力量，也就是在肌肉收缩时，运动单元所参与的正常数目。

区分动作

这个部分会影响个别及有效动员每个肢体的运动能力，以及同时放松其他过度紧张的肢体的能力，区分动作的结果是让与动作无关的部位不会有任何紧绷。

平衡

平衡会影响自由变换支撑基础的能力，让姿势在转换时能够流畅，同时保持平衡。

运动感觉

运动感觉可让儿童感觉到他们的肢体在四周环境中的位置，同时在没有任何视觉反馈的情况下，控制各种动作（见第 2 章）。

如上所述，治疗姿势问题必须结合这些要素，并且在各种运动当中找到它们的关联性（图 7.16）。

下面的检查可以让我们了解上述各层面的运动能力（图 7.17）。

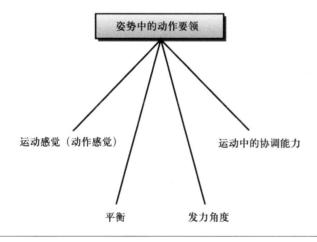

图 7.16　维持正常姿势所需的重要动作要素

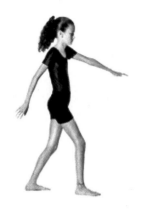

各项评估协调能力与动作的时间控制的检查

1. 跨步跳跃

说明：做出行走的姿势，右脚在前，左脚与对侧的手往前举起，右手往后，跳跃，然后同时并连续变换手脚的位置。

观察重点：

a. 不同侧动作中的手脚协调能力

b. 动作流畅度——跳跃动作是连续

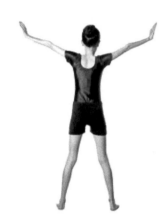

2. 双脚打开跳跃

说明：身体站直，双手放在身体两侧，跳跃时把双脚打开，同时双手举到肩膀高度，然后再回到开始位置的过程，不要停下来。

观察重点：

a. 手脚协调能力

b. 动作流畅度

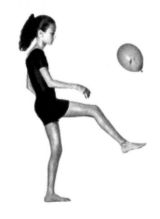

3. 踢气球与接气球

说明：站立——双手将气球抛向空中，气球掉下来时，用脚踢气球，然后用双手再次接住气球。

观察重点：

a. 眼睛与脚的协调能力

b. 踢球时的时间控制

c. 踢球时，单脚平衡身体的能力

d. 踢球时的力量调节

图7.17 各项评估协调能力与动作的时间控制的检查

4．行走时将球绕身体移动

说明：直线前进，同时将球绕着身体移动（球的大小应该适合儿童的年龄）。

观察重点：

a．手脚动作协调能力

b．跨越身体中线的能力

c．动作流畅度（传球时是否会让孩子停下脚步）

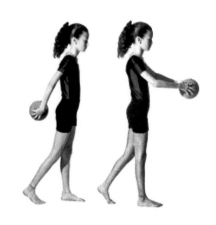

5．运球

说明：原地站立，连续拍球（运球）。

观察重点：

a．动作流畅度

b．手眼协调能力

c．拍球时正确的时间控制

d．力量调节

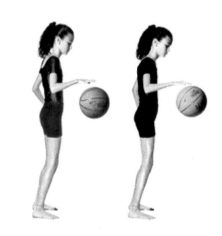

6．俯卧并抬起不同侧的手与脚

说明：俯卧，双手向前，只是抬起一脚与对侧的手臂。

观察重点：

a．手脚动作的协调能力

b．测试保持在地上的手脚肌肉张力（张力过高表示调节力量与独立分解动作时有困难）

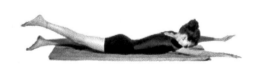

7．直线爬行

说明：从挂在地面 30～40cm 高的弹力带下方的空间，直线爬行。

观察重点：

a．手脚动作的协调能力

b．动作流畅度

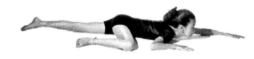

图 7.17 （续）

平衡

在各种起始位置维持平衡并稳定身体，是在静态与动态下拥有正常平衡能力的先决条件。由于人大部分时间处于活动的状态，因此必须有适当的动态过程来回应每个动作。为了在静止不动时保持稳定，身体重心必须维持在支撑的基础上。每个动作都会变换重心位置，而维持姿势的肌肉可稳定与组织身体本身和与外在的空间定位。

平衡异常可能起因于一个或多个系统的功能上的异常（图 7.18）。当这些系统的最佳化功能受损时，会在许多方面影响平衡的能力，可能的方面包括：

- 神经系统功能受损而引起的平衡异常（从四周环境中取得信息时，处理接收到的信息时，或通过连接身体四肢的神经通路规划正确动作模式时出了问题）。
- 全身拮抗肌群不平衡而引起的平衡异常。
- 关节位置不佳（主要为下肢关节）与姿势异常而引起的平衡异常。

将身体重量平均分布在整个足部，支撑基础是非常重要的一件事。为了达到这个目标，必须检查足部是否有任何一个部位的张力和压力比其他部位大，如果出现这种情形，可能会导致身体上方部位的不平衡，并间接损害平衡能力。

从感觉器官接收的信息由周围神经系统来传递，并将指令传达至骨骼肌；然而即使肌肉已经开始执行动作，但为了要精细且准确地控制动作，肌肉仍必须不断提供信息反馈，并持续调整动作反应。因此在各种需要平衡的功能上，神经系统与肌肉骨骼系统之间均存在着相互关系。诊断者必须了解这些系统的作用，并想办法找出问题的根源。

在做身心诊断时，治疗师有机会根据儿童受到外力时的反应，诊断出功能上的平衡异常。正确且平衡的反应，需要在保持平衡的同时能够有效运用身体的力量。

骨骼系统
关节正常位置，支撑基础的最佳负荷。
神经系统
接收信息 ⟶ 处理信息 ⟶ 执行动作模式
- 视觉信息
- 运动感觉信息
- 内耳前庭机制传送的信息
肌肉系统
拮抗肌群之间的功能上的平衡

图 7.18　各个帮助维持平衡的系统（Solberg，1998a）

因为平衡能力会在静态与动态情况下被反映出来，因此诊断者必须同时检查静态平衡（在各种起始位置）与动态平衡。这里所列的检查，只是众多检查方式中的几个例子而已，诊断者应根据自己的判断来做更改。这些检查中的动作都非常简单、容易执行，只要在过程中仔细观察，便可以在不需要特殊仪器的情况下，用最短的时间获取所需的信息。

静态检查与动态平衡可以一起或分别进行。儿童必须赤脚做这些动作，好让诊断者可对足部的功能和足踝位置获得更多重要信息，并确认足部的各种姿势异常问题（见第 5 章）。

各项评估平衡的检查（图 7.19）

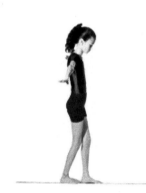

1. 直线行走

说明：沿着地面上所标示的直线往前走、后退与侧走。

观察重点：

a. 偏离直线的次数。

b. 偏离直线的方向。

c. 足部位置（脚趾向内、脚趾向外、足弓等）。

2. 沿着一条线前进与停止

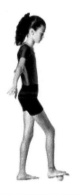

说明：沿着直线或者一条 10cm 宽、10～30cm 高的平衡木往前行走（平衡木的高度依儿童年龄而定），偶尔要求停下来几秒钟。

观察重点：

a. 在平衡木上的动态与静态平衡能力。

b. 做动作时是否会发抖、做出一些额外的动作，且身体过度左右摇晃。

c. 做动作时的自信心。

图 7.19　各种评估平衡的检查

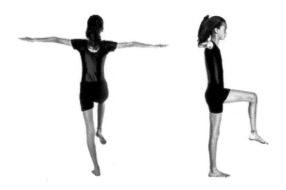

3．单脚站立（静态平衡）

说明：单脚站立时保持身体平衡，双手展开到肩膀高度。

观察重点：

a．单脚的静态平衡。

b．检查踝关节稳定度与支撑脚的"反应"，以及支撑脚所投入的肌力大小（脚趾附近有明显的动作过大）。

c．检查身体其他部位的平衡。

骨盆与躯干是否有过多动作与左右摇晃以保持平衡？身体是否保持平衡且静止不动或者一直在动？

儿童如果在进行这项检测时遇到困难，建议可以让他们轻轻扶着诊断者的手。如果轻扶有助于孩子稳定下来，那么问题的来源则可能是协调身体时的运动知觉处理困难，而不一定是与上述姿势特征有关的机制问题。

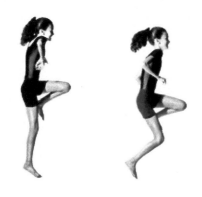

4．单足跳跃

说明：以单足跳方式前进。

观察重点：

a．前进时单脚的平衡能力。

b．评估跳跃脚的肌力、离开地面时的能力以及着地时膝关节与踝关节吸震的能力。

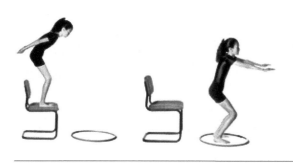

5．往下跳进铁环里

说明：从50～100cm高（依儿童年龄而定）的地方，往下跳进铁环里。

观察重点：

a．受测儿童是否仍能维持在铁环的范围里，而且没有失去平衡。

b．检查膝关节伸肌离心收缩的肌力。

c．跳跃时的自信心。

图7.19（续）

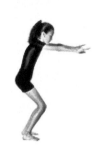

6. 急停

说明：快跑，然后在看到或事先说好的暗号时马上停下来。

观察重点：

a. 是否可以立刻停下来，并保持身体平衡或者控制不住而跌倒。

b. 评估反应的时间。

---

7. 双手手掌与膝盖支撑练习，六点支撑练习

说明：

抬起一只手或脚，并用其他支撑点来稳定身体

抬起对侧的手和脚

抬起同侧的手和脚

观察重点：

a. 以不同支撑点保持身体平衡，并维持数秒钟的能力。

b. 评估背部与臀部肌肉的整体肌力。

c. 检查用腹部肌肉维持骨盆与腰部平衡的能力。

d. 区分动作时的协调能力。

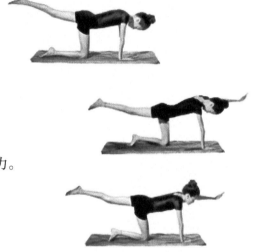

---

8. 四肢支撑练习

说明：抬起一只手或脚，并用其余的支撑点来稳定身体，抬起对侧的手和脚。

观察重点：

a. 以不同支撑点保持身体平衡，并维持数秒钟的能力。

b. 评估肩带的整体力量，区分动作时的协调能力。

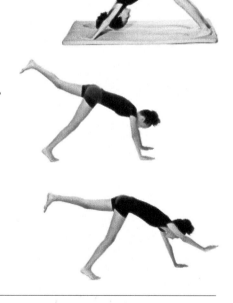

图 7.19 （续）

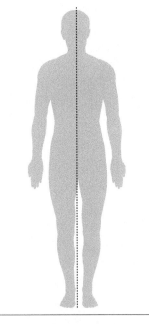

图7.20 身体的中线

跨越身体中线

身体的中线是假想从身体的中心，有一条从上到下的纵线（图7.20）。这条线将身体一分为二：右侧和左侧。跨越身体中线的意思是，使某个身体部位跨越这条中线，并在身体另一侧执行功能的能力。

跨越身体中线的能力，必须依赖对所有动作要素的整体动作控制，其中包含了伸展、弯曲、侧弯，以及水平面的转动（Ratzon，1993）。在正常情况下，儿童可以轻松地朝左右转动他们的躯干，两只手臂会伴随这些动作而移动，并且在脸部所面向的一边执行操作。而无法跨越身体中线的时候，协调能力会出现问题，进而对一般的动作功能带来负面的影响。这类功能缺陷会使孩子显得动作笨拙，动作与姿势模式僵硬，或者书写与穿衣等日常活动会出现困难。

各项评估跨越身体中线能力的检查（图7.21）

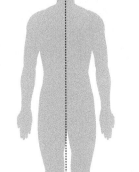

1. 双脚在直线上交叉行走。

说明：沿着标示的直线行走，右脚往前跨到左侧，左脚往前跨到右侧，双脚应在直线旁边并与之平行。

观察重点：

a. 双脚跨越身体中线。

b. 平衡支撑基础的宽度，双足与直线的距离。

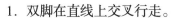

2. 身体左右滚动

说明：仰卧，双手放在身体两侧，分别用左手和右手让身体左右滚动。

观察重点：

a. 以双手和双脚跨越身体中线。

b. 动作流畅度，动作流畅或断断续续。

3. 在圆锥筒之间爬行。

说明：沿着一条直线放置圆锥筒，每个圆锥筒相隔40～60cm，让孩子爬行在圆锥筒之间。

观察重点：

a. 爬行时跨越身体中线。

b. 动作的整体协调能力。

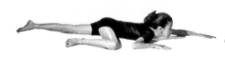

图7.21　各项评估跨越身体中线能力的检查

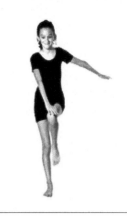

4．踏步，手碰对侧的脚

说明：踏步膝盖抬高，交替让左右两手去触碰对侧的膝盖。

观察重点：

a．手臂做运动时看转换身体的能力。

b．对角动作的整体协调能力。

图 7.21 （续）

基本球类运动技巧

评估儿童的基本球类运动技巧，是整合式方法的其中一部分，也可取得与整体动作功能有关的重要信息。使用球来执行的动作，并不是一个独立且局部性的现象。相反的，这个动作需要所有身体其他部位不断相互协调。因此球类运动也是治疗，是一种有效且有趣的方法，可以改善协调能力、力量调节、动作区分、动作的时间控制以及动作的准确性。

我们可以运用一些基本的球类运动来评估儿童的能力，例如：

- 接球
- 丢球
- 拍球（运球）
- 把球投进篮筐、铁环或桶里（依据儿童的年龄而定）

观察重点

a．协调能力（手和脚，眼睛和手，眼睛和脚）。

b．力量调节，正确性。

c．动作区分。

d．动作流畅度与时间控制。

e．运动知觉处理能力。

粗糙动作技能

基本动作是指孩子在发育阶段所有的动作，并且他们以此为基础来发展将来对身体和动作的控制能力，这些技能包括行走、跑步、跳跃、攀爬、爬行、滚动等。所有健康的儿童均会自然发展出这些动作，并且可以通过指导与接触更多种类的动作，来获得改善与进步。

大肌肉动作技能检查，是要评估儿童在大动作与一般动作时的能力与功能。建议可以在这个领域测试下列技能，来了解儿童的整体运动功能（图7.22）。

评估各项动作技能的检查

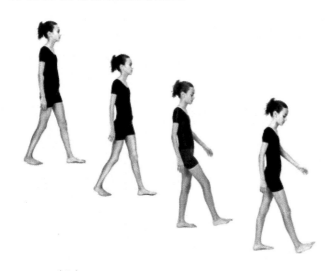

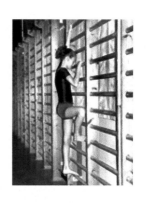

1. 行走
观察重点：

a. 动作的流畅度与速度。

b. 支撑基础（双脚距离近或远）。

c. 协调能力（手脚交叉摆动还是同手同脚地摆动）。

d. 足部与踝关节（第5章已经列出全面诊断步态周期时所需的其他参考因素）。

2. 跑步
观察重点：

a. 协调能力。

b. 动作流畅度，检查手掌、手臂、肩带与脸部等肌肉是否僵硬。

c. 运动的速度。

3. 爬梯
观察重点：

a. 动作规划能力。

b. 自信心。

c. 手部的握力。

4. 往前爬行
观察重点：

a. 跨越身体中线的能力。

b. 协调能力。

c. 髋关节的活动度。

图7.22 各项评估大肌肉动作技能的检查

5. 向前大幅跳跃（双脚）

观察重点：

a. 下肢的整体肌力。

b. 平衡，以及停止和吸震的能力。

c. 动作协调能力与时间控制。

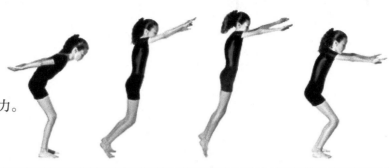

图 7.22　（续）

精细动作功能评估

评估儿童精细动作功能的方法，是检查他们的精细动作能力。在这其中，儿童必须要能控制小肌肉群。精细动作的控制，需要有高度的动作区分能力、激励调节能力以及动作精准度，并且直接与控制躯干和肩带的能力有关。因此，当精细动作能力出现异常时，建议检查躯干和肩带。因为他们具有稳定的功能，可以促进控制手部的动作（动作发展的近端／远端原则，请见第 12 章）。有时可从手部、躯干、肩带的关联中发现问题的来源，并给予适当的治疗。

手部精细动作的控制，可以反映出整个手部在腕关节与手指独立运动的能力。这种独立运动的能力，对各种精细动作的执行来说非常重要，例如书写与裁剪。

下面是一些可以让治疗师评估儿童精细动作能力的方法。某些方法着重在单手的精细动作能力上（如画画、书写），某些则是测试双手的动作协调能力（如串珠、绑鞋带）。诊断者可自行判断是否需进行所有检查。

- 扣纽扣
- 绑带子与解开带子
- 拉开与拉上拉链
- 串珠
- 在纸上描绘一枚硬币
- 画画和书写（以儿童的年龄而定）

执行各种技巧时的观察重点：

- 手眼协调能力与眼睛焦距
- 区分动作的能力
- 力量调节与正确性
- 手部功能的整体肌力
- 儿童的注意力与专注力

身心诊断时的其他参考项目

灵敏性与动作速度

儿童做动作时的敏捷性与速度会影响到许多方面，包括日常活动的整体功能。因此，在评估动作技能的过程中，也应该检查这一方面。测试动作敏捷度的方法有许多，其中一种是观察在快速的动作中要转换方向时，儿童变换身体位置的能力，包括自我空间定位（例如快速地从仰卧到站立）与一般的空间定位（例如跑步时，迅速有效且有目的地改变方向的能力）。

当儿童在这些领域有困难时，可看到他们在所处环境中会出现不适当的动作反应。他们动作的特征是迟钝、沉重的，而且他们会避免要求动作快速、敏捷的活动（如球类运动），有时候也会导致缺乏自信心与情绪低落。

空间定位

空间定位是发展运动能力的第一步，空间认知是一个认识不同动作方式、位置幅度方向的过程，空间认知基础在于要熟悉自己的身体，知道身体如何在周围环境中移动，并知道周围有其他人或物体时，应该如何移动身体（Ratzon，1993），例如高低／上下、左侧／中间／右侧、大／小等。

空间定位可分为两个主要部分：

1. 自我空间定位。儿童的四肢之间功能的关系，使儿童充分理解掌握最佳的动作模式，有利于肢体在各个动作平面上运动。举例来说，他知道可以让自己的下巴碰到膝盖，但是他没法亲到他的后背。

自我空间定位是经由各种活动和经验积累学习而来的，必要时可通过一些运动来加强自我空间定位的能力，例如找出不同的肢体，然后互相靠拢，又或是学习特定关节之间相对的动作内容等。

2. 一般空间定位。这解释为知道自己在所处环境中的位置：移开／靠近、往上／往下、进来／出去等。当小婴儿开始爬行、进入某处、爬上某处、到达某处等时，基本上便会开始通过这些经验与活动，感知周围的环境（Ratzon，1993）。

动作笨拙是自我空间定位与一般空间定位异常的特征，易出现掉东西、撞到人或物品的倾向，这些儿童容易跌倒，而且常常在日常活动中遇到困难，例如自己穿衣服、梳洗困难等。

运动知觉——动作的感觉

在日常活动中，正常的动作模式是指在不需要视觉反馈的情况下，一个人可以感觉到他的肢体，并且控制各种动作要素。

运动知觉是一种知觉系统，当一个人知道自己肢体的位置，而且能够在四肢活动时调节肌力，使这个系统可以让人在静态与动态下维持正常的姿势。

先前已经解释了运动知觉的处理能力主要特征，提到了感受器有助于感觉到动作［高尔基、路菲尼、巴氏（巴齐尼）感受器］，这些感受器有助于姿势的保持，并接收各种与动作位置、活动度与节律相关的信息。无论是运动还是日常活动，几乎每一种动作都可以反映出一个重要的功能层面。

运动知觉处理能力是随年龄增长逐渐发展出来的，而且是各种动作经验积累而成的，这方面的障碍会导致姿势异常、动作品质低落以及动作笨拙。

身体形象

身体形象与人如何看待自己的身体，以及如何把各个肢体之间的功能上的关系内化等有关。身体形象是多年来逐渐形成的，也是众多因素的集合体，例如身体动作的控制以及对肢体名称与位置的了解。大量接触是各式各样的活动与不同的动作经验，有助于身体形象的形成，并让人对自己的身体有更多的了解。

自我意识

在身心动作的诊断，以及与孩子的肢体语言互动时，诊断者也可以知道这个孩子自尊心高低、身体形象如何，可以培养自信心。但是，还有许多其他的因素可以培养孩子的自尊。

在这一方面，诊断者可以检测孩子的自尊，是否与实际的技能相符，孩子是否高估了自己能力，或者常常低估自己的实力，即使有能力也不相信自己可以做到。

行为——情绪观点

问诊及检查过程中可以获得许多重要信息，甚至包括和生理功能没有直接关系的各种活动状况，都会给诊断者提供了解孩子的机会，并能看到孩子在面对成功或失败时的反应，孩子在诊断时所接触的各种刺激、困难与挫折，让他可以表达他的成就感，这通常包括各个层面的感觉与情绪（*Holon Center for The rapeutic Sport*，2000）。

建议的参考要点

- 沟通——和孩子建立关系容易吗？孩子好相处还是不好相处？孩子感到自责还是害怕？在和父母亲分开后会有问题吗？

- 自信——需要不断对孩子加强他活动时的信心吗？当活动有一些难度时，孩子会表达他的恐惧感吗？说话时充满信心，而且能坦率表达自己的想法吗？会和诊断者有眼神的交流吗？

- 挫折门槛——孩子面对困难会怎么反应？常常会放弃，还是会更努力并坚持到底？

- 感觉表达——孩子常常哭或笑吗？会表现出紧张或开心的样子吗？曾经有激烈的情绪起伏吗？想要和诊断者接触还是拒绝诊断者？

- 合作与动力——孩子是表现冷淡且无动于衷吗？或者即使在动作较无趣的时候也愿意合作，并且展现动力与热情吗？

- 认知——孩子都能知道动作方式、动作方向、外形颜色吗？对于复杂的动作会很难理解和执行吗？语言表达能力很好吗？

- 专心与注意力——孩子老是静不下来吗？容易分心吗？有跳来跳去的倾向吗？集中注意力的时间很短吗？在解释完动作要领之前可以耐心等候吗？

就本章的主题而言，这些行为、情绪观点只是作为认知孩子的一个方法。诊断重点是根据问题的类型、从家长处接收到的信息而定的（请参考诊断的第一阶段）。这里所列的行为——情绪观点，可在必要时进行进一步解释、详述与强化。

调整身心诊断的项目

这一章节列出了身心诊断的项目表（表 7.2）。该表的目的是纵览诊断中各个领域的评估结果，其中并没有记录每一个检查的特定评估结果。我们的假设是，一个正确专业的诊断观点可以从各个检查的观察中多方求证，因此让诊断者可以对每一个领域有一个整体的评估结论。

这种方法有助于找出治疗应有的方向并给予治疗方式，而通过这个简化的表格，也可以让诊断者或治疗师避免处理过度琐碎的资料。

如前所述，评估的过程是主观的，并且用 1～5 分的量表来表示（1 分表示最差，5 分表示最好）。每个领域的总体评估，是以针对相同技能做一系列的测试为基础，并参考各观察重点。

总的来说，在诊断姿势异常的过程中所呈现的内容，展示了治疗阶段的建议疗程，也显示了治疗阶段应有的方式，以及不应把孩子看成是关节、肌肉和骨骼的集合体，孩子的个性才是最重要的部分。他们的个性与这些关节是"相连的"。所以，光有姿势检查是不够的，必须给予孩子们各式各样的任务，不仅让他们能够展现出生理的层面，也能显露出个性里的其他要素。这些要素会与孩子的社会地位、情绪状态或认知状态有关，也可能会显示出特定问题的来源，协助治疗师在治疗时抓住正确的重点。

最重要的是这些信息可以在治疗时帮助治疗师认识孩子，与孩子亲近，建立信任感。当然，还可利用这些与个性有关的资料，规划出一套可与孩子内心世界相连接的运动疗程。另外，适应性活动与其他医疗专业的治疗原则，均应特别强调将个性而非患部关节放在首位的方法。

表 7.2　身心动作功能的评估：诊断资料的汇总表格

检查领域	1 非常差	2 差	3 中等	4 好	5 非常好	动作模式的定性评估
a. 基本技巧						
爬行						
跑步						
攀爬						
双脚同时跳跃						
右脚单足跳跃						
左脚单足跳跃						
双脚交换跳跃						
往前翻跟斗						
b. 球类运动技巧						
传球						
接球						
拍球						
抛接						
踢足球						
拦足球						
过肩抛接						
c. 精细动作能力						
扣纽扣						
系鞋带						
书写						
控制手指						
d. 一般动作能力						
右脚静态平衡						
左脚静态平衡						
动态平衡						
灵敏性						
速度						
一般协调能力						
手眼协调能力						
时间控制						
力量调节						
反应时间						
动作流畅度						
跨越身体中线						
一般空间定位						
自我空间定位						
运动知觉——动作的知觉						

表 7.2 （续）

检查领域	1 非常差	2 差	3 中等	4 好	5 非常好	动作模式的定性评估
e. 行为－情绪－认知特征						
专心与注意力						
合作与动机						
一般认知能力						
语言与说话能力						
自信						
自我形象						
身体形象						
动作记忆						
运动方面						
左右区分的能力						
f. 一般评估结果						
g. 治疗的主要重点						
1						
2						
3						
4						

第3部分

姿势异常的诊断与治疗

第8章

运动治疗——特殊部位的运动

8

利用运动治疗来改善姿势，与沐浴清洁的原则相同：

每天10分钟，胜过每周1次1小时。

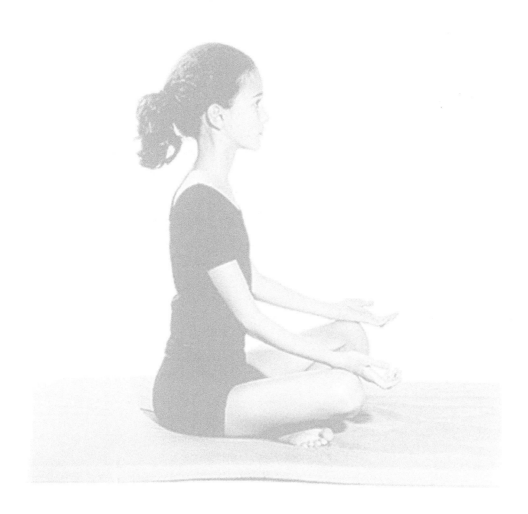

　　合理的运动计划是正确与安全的基本运动原则之一，有助于维持肌肉的肌力与柔韧性。除了基因可决定姿势模式之外，肌肉长度与肌力也是整体功能中相当重要的因素。遗传特征主要会影响骨骼的骨质结构，特别是脊柱，而肌肉则决定了关节相对于中心线的位置。

　　如前所述，拮抗肌群之间相对肌力的功能决定关节的位置。拮抗肌群间的力量不均，某些关节上的力量便会失衡，关键的位置也会受到影响。运动治疗中相当重要的一部分，是要让肌肉拥有适当的长度与力量，以维持最佳的姿势和功能。本章将会介绍与运动系统与姿势最相关的各种运动。

大腿后群肌的拉伸

大腿伸肌群位于大腿的后方，也称为大腿后群肌，主要包括 3 种肌肉：

- 股二头肌
- 半膜肌
- 半腱肌

这些肌肉的起点与止点均在第 2 章有详细说明。

大腿后群肌横跨两个关节：与其有关的功能，包括行走、跑步、上下楼梯等，以及功能运动的方式，均会影响大腿后群肌收缩的倾向。举例来说，在坐姿等静态情况下，大腿后群肌的其中一端会长时间保持在缩短的状态（Gur，1999a）。

大腿伸肌群缩短会限制髋关节弯曲或膝关节伸直等动作，在功能方面，会对骨盆与腰椎等带来不利的影响（图 8.1）。因此大腿后群肌拉伸运动的其中一个目的，是间接改善骨盆与腰部的活动度（Gould & davies，1985）。

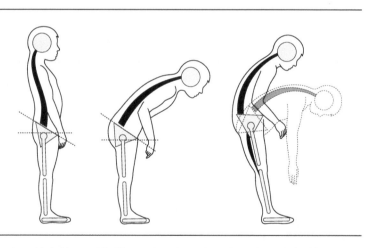

图 8.1　身体向前弯曲时，大腿后群肌对骨盆与腰部的影响（腰椎骨盆节奏）。弯曲幅度越大，髋关节的参与越多，大腿后群肌的拉伸能力也越重要（Gur，1999b）。在日常活动中，正常的柔韧性有助于减少腰部负荷

图 8.2 展示了伸展大腿后群肌的运动。其中第 1 项与第 2 项运动，着重在肌肉初步拉伸，仅包含一个关节。第 3 项到第 10 项，是整个活动度范围伸展运动的基础。

1. 仰卧——两手抱住一侧膝将膝向胸部靠近

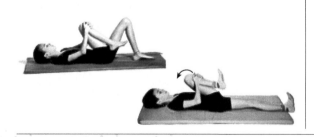

2. 仰卧——使用双手将双膝抱起，向胸部靠近

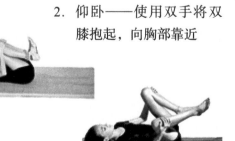

图 8.2　伸展大腿后群肌的运动

3. 仰卧——双膝屈曲，使脚跟贴近骨盆，一脚抬起，使膝向胸部靠近，然后将抬高的腿向上伸直，同时足部背屈。

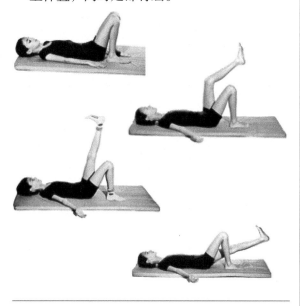

4. 仰卧——双膝贴近腹部，拿一个靠垫放在骨盆下方，双腿伸直并向上伸展。

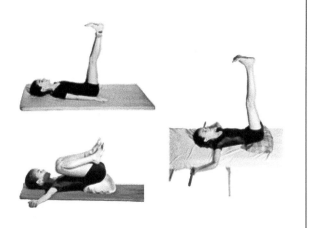

5. 上半身坐起来，双腿伸直，双手放在背后，支撑身体，双手往地板方向推，使身体往前移，并做出骨盆前倾的动作，直到感受到伸展大腿后群肌为止。

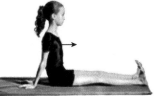

6. 坐姿——一腿伸直，另一腿往内弯，使足跟靠近腹股沟，一手放在背后的地板上。另一手往前触碰伸直的足趾，同时身体微微往前弯。

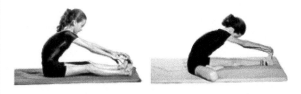

7. 双手与双膝着地——将单侧足往前移到双手中间，然后在这个位置使身体前后摆动，头部放松，并将胸部靠在大腿上。

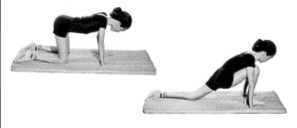

8. 四点站立——头部放松并位于两手之间，足跟悬空，使身体重量转移至双手，然后膝伸直，将脚跟压向地板。

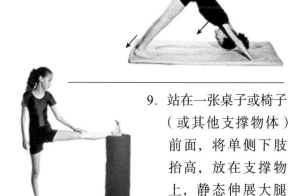

9. 站在一张桌子或椅子（或其他支撑物体）前面，将单侧下肢抬高，放在支撑物上，静态伸展大腿后群肌。

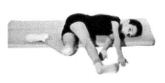

10. 侧卧——双脚弯曲，膝贴近胸口——双手在前面向前伸直，位于上方的足往一侧伸直。

图8.2 （续）

腰部肌肉的拉伸运动

腰部造成的压力可能会产生不舒服与疼痛，这个区域的活动度少于正常的范围，会引起功能限制，长时间缺少活动，可能会导致腰椎退化，下面几项运动（图 8.3）的目的是希望能够维持腰部的活动度，并预防肌肉张力过大。

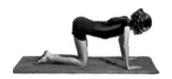 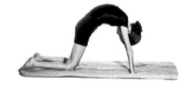 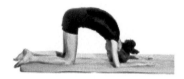

1. a. 双手与双膝着地，吸气时，腹部收缩，背部隆起，同时下巴贴近胸部。

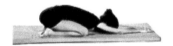 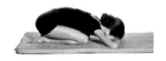

b. 骨盆压低，并贴近足跟，额头贴地。

c. 胎儿式，骨盆贴足跟，额头贴地，手放在额头下方，保持不动，让腰部放松。

2. 盘坐双手向前，同时弯曲身体，使额头贴近地面。

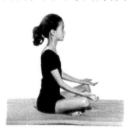 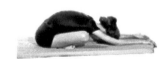

3. 盘坐并单手往前，同时使身体往不同方向弯曲。

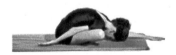 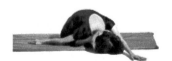 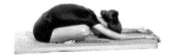

图 8.3 伸展腰部肌肉的运动

4. 仰卧——双足足掌贴地，并靠近骨盆，骨盆后倾，呼吸时，腹部收紧，腰部平贴地面。

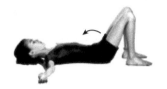

5. a. 仰卧，双足足掌贴地，双手抱住一膝，膝往胸部移动，并慢慢靠近身体，动作重复几次之后，可以把另一侧下肢伸直。

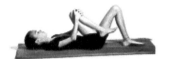 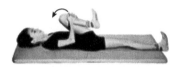

b. 用双手将双膝抱起，向胸部靠近。

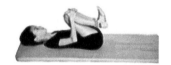 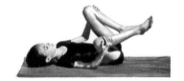

c. 双手贴地支撑身体，双足弯曲，让膝慢慢靠近额头，然后腰背部慢慢放低，回到地面——过程中不使用双手。

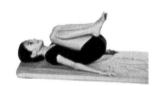 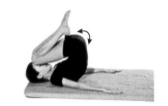

d. 双手抱住双膝——身体左右滚动。

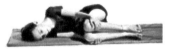 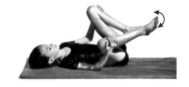

e. 跷跷板——身体前后来回滚动。

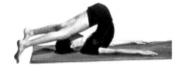 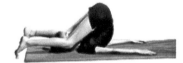 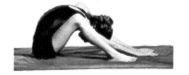

6. 仰卧，双手向两侧伸展至肩膀高度，双膝弯曲至腹部高度，慢慢地使膝交替倒向左右两侧。

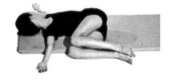

图 8.3 （续）

脊柱的运动（牵引）

本章将脊柱牵引列为矫正姿势的运动之一，是因为在治疗各种姿势异常时，脊柱牵引对肌肉骨骼系统具有正面的效果（Heijden 等，1995）。

许多治疗方法会运用各种徒手治疗与特殊仪器来伸展关节。在运动中利用适当的起始位置，亦可创造出脊柱牵引的效果。

脊柱牵引运动具有以下几个目的：

1. 脊柱的肌肉与韧带拉伸。

2. 拉开椎骨之间的距离，使各节椎骨分开。

3. 减少椎骨及骨弧度以减轻作用在椎间盘的压力（当出现症状时）。

进行颈椎牵引的方法

有几种方法可以纵向拉伸脊柱。就动作而言，主要有两种方式：

1. 依照患者的感觉，让患者长时间维持在同一个静态姿势（Kisner & Colby，1985）。

2. 将动作整合在牵引活动之中。

本章列举的各种案例动作，强调让牵引成为姿势矫正运动中不可或缺的一部分。由于患者最终必须要能够独立完成这些动作，所以采用的方法必须符合患者的需求与能力。

本章的案例动作，运用静态牵引来创造出牵拉效果，提供整个脊柱全面的拉伸，而不限于脊柱的某个特殊部位。需特别注意的一点是，在所有运动中骨盆都必须向后倾斜。

- 治疗急性病症、腰背痛、椎间盘破裂和（或）任何牵涉到神经受损的异常时，只有在医师专业的指导下才能进行牵引运动。

图 8.4 显示出各种起始位置，可帮助整体拉伸脊柱（牵引）。

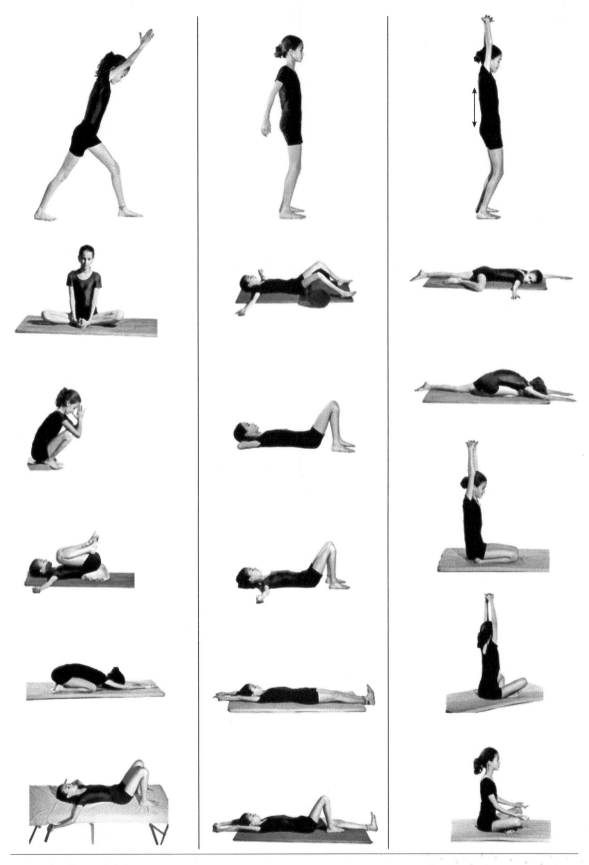

图 8.4 脊柱伸展运动迁移

胸部肌肉的运动

胸部肌肉是使肩带维持正常活动度的主要因素之一。胸部肌肉缩短，会限制肩的动作，某些情况则有引发姿势异常、脊柱后凸倾向的可能性。

伸展这些肌群，胸大肌与胸小肌，能够降低背部拮抗肌的阻力，让肩胛骨维持在正常的位置，而不被过度往前拉（图 8.5）。

1．仰卧且膝盖弯曲——双手向两侧外展，伸直再举高到身体上方，然后放下，回到开始位置。完成各种变化的动作，包括在膝下方放靠垫，双脚弯曲，然后膝盖弯曲靠近胸部，或将双腿伸直平放于地面。

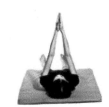

2．a．仰卧，双手放于左右两侧，伸展至肩膀高度，双足、膝弯曲，大腿靠近腹部，慢慢地使膝交替倒向左右两侧。

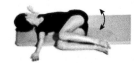

b．双膝倒向侧面后，维持固定姿势不动。姿势固定不动时，强调深呼吸。

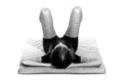

c．双手枕在头部下方给予支撑，手肘平贴地面，慢慢地使膝摆向左右两侧。

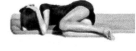

d．肘部交替往左右两侧移动，并进行胸廓的开合动作。

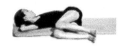
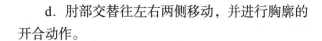

吸气　　　　　　吐气

3．侧卧，膝盖屈曲，靠近胸部，手臂伸直至脸部高度，抬起上方手臂，以身体为中心，带动上半身，使头部画圆，跟随手的方向一起移动。

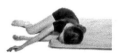
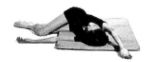

4．a．躺在一张狭窄的长椅上，或者其他较高的台面上，手臂垂直高举过头，相互触碰，然后往下移至身体两侧，双手放低，维持被动往地板下拉的姿态。

b．双手划圈。

c．动作重复几次后，双手放在头部下方，同时手肘往地板方向压低。

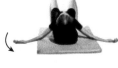
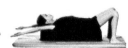
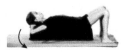

图 8.5　胸部肌肉伸展运动

5. 仰卧在长椅上，膝盖弯曲，双手握住一根穿过长椅底下的棍子——双手往上升直接伸展，接着弯曲手臂，直到左右两侧肩胛骨互相贴近为止。

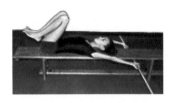 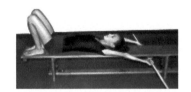 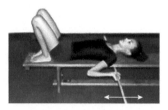

6. a. 俯卧位额头或脸颊贴于地面，双手伸直置于臀部紧握——高举紧握的双手，腹部的位置可以垫一个靠垫。

 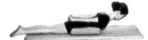

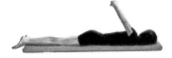

b. 抬起上半身，同时将双手放下，肩胛骨内收。

7. 双手与双膝着地，把双手放在长椅或靠垫上，头部放松——将臀部往脚跟的方向压低，直到胸部有伸展的感觉为止。

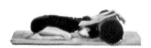 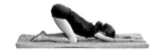

8. 盘坐——双手在身体前方伸直，抬高至脸部高度——吸气时，双臂往左右两侧伸展，肩胛骨内收，然后执行图片当中的其他变化动作。

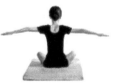

9. 站立——一手往上抬高伸直，另一手放低，往后伸直向斜线方向伸展。

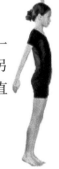

10. 站立——一手往前伸直，抬高至脸部高度，将手臂朝侧面与后侧伸展（在肩膀高度），身体随着手臂动作的方向旋转。

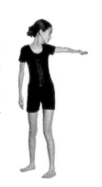 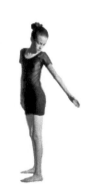

图8.5（续）

强化腰背肌肉的运动

　　腰背肌肉无力是造成某些姿势异常的原因。竖脊肌使脊柱保持直立，预防脊柱往前倾倒。肩胛骨内收肌必须够强壮，才能预防肩胛骨被过度往前拉造成圆肩与驼背。

　　执行腰背部练习与脊柱运动的时候，必须注意几个重要的因素：

- 脊柱的稳定度取决于肌肉活动帮助脊柱直立，对抗地心引力的竖脊肌具有极大的耐力。在日常活动中，竖脊肌的运动模式是以执行长时间低阻力的收缩来执行各项功能。因此，建议用类似实际情况的方式来训练竖脊肌，也就是说以低阻力、长时间、较多收缩次数的方式来进行训练。

- 为了预防腰部负荷过大，在运用较长的"杠杆"，使运动轴落在骨盆区域时，需特别小心谨慎（图8.6）。

- 当腰椎尾椎部位的竖脊肌有"缩短"的倾向时，这种情况会导致腰部动作僵硬，且随之引起疼痛。在强化腰背部肌肉的时候，必须记得找到可以使这些肌肉保持伸展状态的起始位置（即强调骨盆后倾的起始位置）（图8.7）。

- 为了正确全面地增强腰背部肌肉，训练运动必须从各个角度进行。建议可以选择多种运动方式，尝试各种变化动作，让腰背部肌肉能在各种模式下工作（图8.8）。

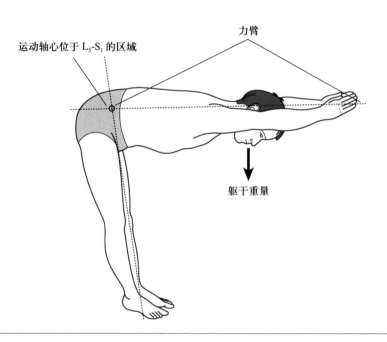

运动轴心位于 L_5-S_1 的区域　　　　力臂

躯干重量

图8.6　身体向前倾会形成较长的力臂，带给腰部较大的负荷

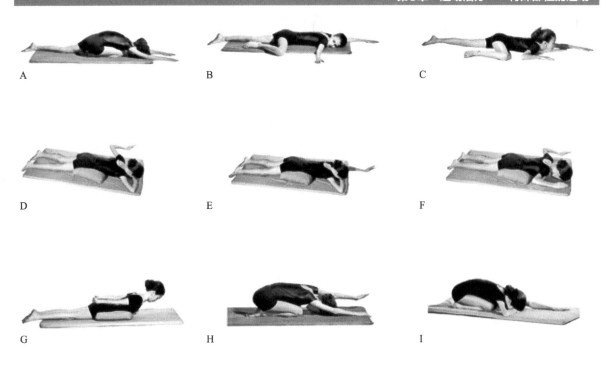

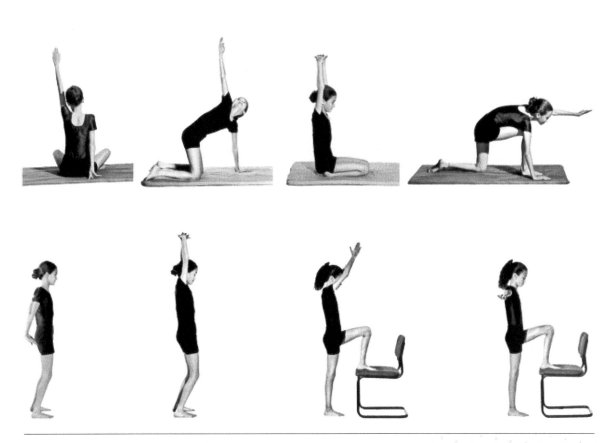

图 8.7 在不同的起始位置，让肌肉在伸长的状态下完成动作，有助于强化腰部肌肉的运动案例

大多数俯卧的动作均需要有一个靠垫支撑在腹部下方。

1．a．腹部下方垫一块靠垫，一只手在额头下方，另一只手往前伸直——举起伸直的手臂。但头不能抬起来，然后再将手臂放回地板。

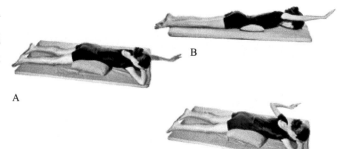

b．举起手臂之后——手肘弯曲并靠近身体，让同侧的肩胛内收肌收缩。

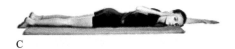

c．动作与上面相同，但同侧的膝需弯曲至侧面。

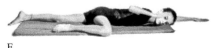

d．手臂伸直举起，沿着身体侧边往上抬高划圈，然后回到前方（像自由泳划水一样动作）。

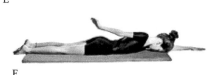

e．双手手肘弯曲，双脚两侧肩胛骨往内收，额头平贴于地。

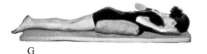

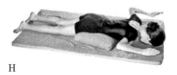

2．a．俯卧，腹部下方垫一块靠垫，额头平贴于地，双手向左右伸展开来，双手往上抬，让两侧肩胛骨往内收，但额头不能离开地面。

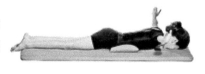

b．双手顺着身体举起，额头抬高离开地面，同时下巴往胸部方向收紧。

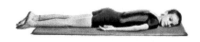
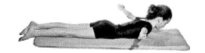
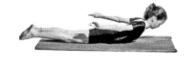

图 8.8　强化腰背部肌肉的运动

3．a．盘坐，一手往后摆放在地板上，支撑身体，举起另一只手臂，拉伸身体，然后将手放回身体侧面。

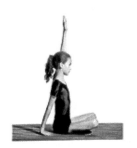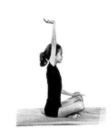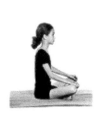

b．双手举起，并且伸长身体，腹部往内收，在把双手放回身体侧面的时候，上半身放松，并往前微弯。

c．坐姿，双脚掌合并，吸气时伸长身体，吐气时身体放松，并微微往前弯身体。

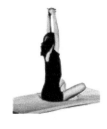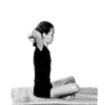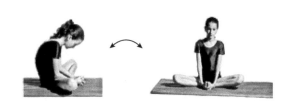

4．a．双手与双膝着地——臀往脚跟方向压低，额头平贴于地，双手往前，一手伸直并向上抬起，然后再慢慢放下。

b．双手放在额头下方，双手手肘抬起，并离开地面。但是两只手臂不能分开，收缩肩胛内收肌。

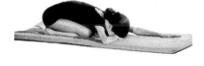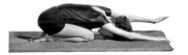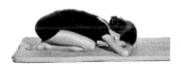

5．a．双手与双膝着地，一手伸直并往上抬起，然后再慢慢放下。

b．同侧的手臂与脚同时抬起，或对侧的手臂与脚同时抬起。

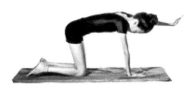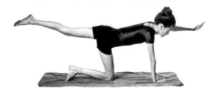

6．仰卧——双手放在臀部下方，两肩胛骨收缩，并使其相互靠近，然后再放松。做这个动作时，建议在脑后放一个靠垫给予支撑。

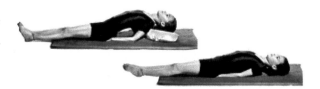

图8.8（续）

强化腹部肌肉的运动

一般来说，骨盆的位置与稳定度会直接影响脊柱的位置，特别是腰椎的位置。肌肉与韧带是促使骨盆稳定的主要因素。平衡骨盆矢状面动作（骨盆前倾与骨盆后倾）的拮抗肌群是维持骨盆平衡的基石（Solberg，1996a）。

腹部肌肉在骨盆稳定上扮演着重要的角色。腹部肌肉无力，会导致骨盆过度前倾，连带影响腰的稳定度。这种问题的连锁反应是：腹肌无力危害到骨盆的稳定度，造成骨盆前倾，腰椎前凸弧度增加（可见图2.22）。

这里建议的运动（图8.9），强调腹部肌肉的收缩与骨盆后倾。
1. 仰卧——双手放在头部下方，双脚踏在地板上。

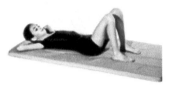

b. 呼气时，头抬起来，直到肩胛骨离开地面为止，手肘与地面保持平行，但背部不要弓起。吸气时，慢慢回到仰卧的开始位置。

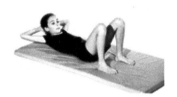

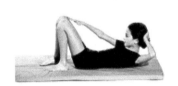

a. 呼气时，一手往前触碰膝。

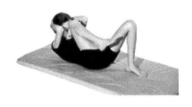

d. 呼气时，头抬起来，同时双膝触碰双手的手肘。

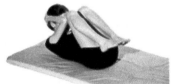

c. 呼气时，让一边的膝贴近胸部，用双手手肘触碰膝，吸气时慢慢回到仰卧的开始位置。

e. 呼气时，用双手把头抬起来，单膝触碰额头，然后单脚或双脚向上伸直。

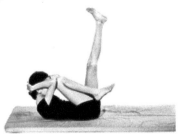

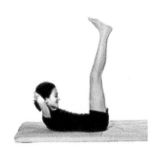

图8.9　强化腹部肌肉的运动

2．a．仰卧，双手放在身体两侧，双脚踏在地板上——呼气时，双膝贴近胸部，臀部微微抬起。这个动作可以持续到双膝触碰到额头为止，然后再慢慢地回到地板上。

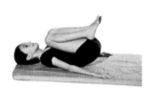 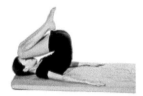

b．动作同上，但双手放在头部下方，手肘贴地。

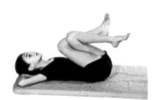 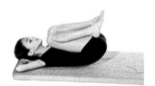

3．双手双膝着地，背部弓起，收缩腹部与骨盆下方的肌肉，为了防止手腕负荷过大，在执行这个动作时，可以使前臂平贴于地。

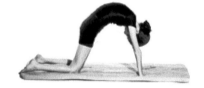 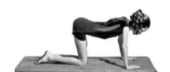 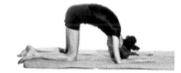

4．盘坐，呼气时收紧腹部，并收缩骨盆下方的肌肉。

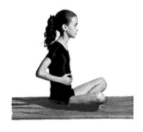 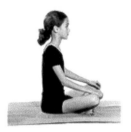

图 8.9 （续）

改善足部功能的运动

足部是身体姿势的根基。足部支撑全身，并让身体在静态（站立）与动态（行走、跑步、上下楼梯）时均能保持平衡。

足弓结构包含纵向足弓与横向足弓（参见第2章）。足弓除了可以提供弹性以外，还可以稳固足部，让双脚拥有更好的避震能力。足弓结构的维持，需要依赖骨骼结构、韧带与肌肉（Norkin & Levangie，1993）。

足部位置不正确，会导致姿势异常，影响各种依赖平衡的动作功能。下面几项运动（图8.10）希望借由强化内在肌肉来预防肌肉无力，并改善血流以达到改善足部功能的目的（Solberg，1996b）。

注：患者必须赤脚做这些动作。

1. 坐姿
a. 用双手把足部被动移动至不同方向。
b. 按摩足部。

2. 坐姿，双手往后支撑在地板上，身体往后靠
a. 双脚划圈。
b. 双脚交替做背屈和跖屈的动作。

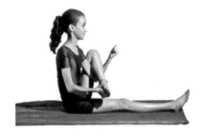

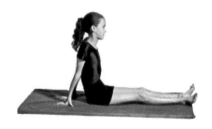

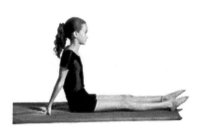

图 8.10 改善足部功能的运动

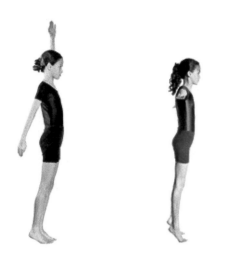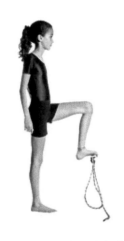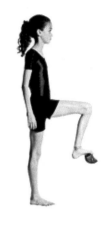

3. a. 站立，双脚跷起，然后慢慢放下。　　　b. 用脚趾头抓住体积小的东西，例如跳绳、沙包、袜子、纸等。

c. 踮脚走路　　　d. 站立时，身体重心往前后移动，但足后跟不可离开地面，膝弯曲或伸直均可。

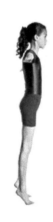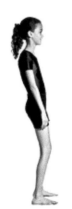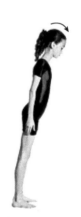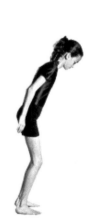

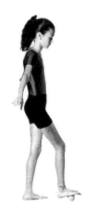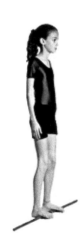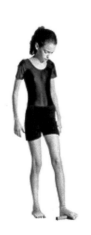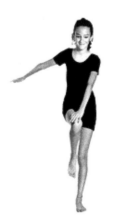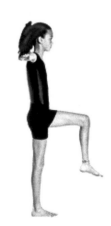

e. 双脚滚动一根木棍或一颗小球。　　　f. 单足站立，身体可变换各种动作。

图 8.10 （续）

改善平衡的运动

平衡机制由许多神经运动功能与反应所组成，可让每个人在各种情况下控制身体的动作（Ratzon，1993）。从早期发育阶段开始，平衡能力便缓慢逐步地增加。学习如何使用骨盆、身体与抬高头，并用脚作为支撑的基础，这是个长久的过程。请渐进式开始学习，如何使身体保持平衡，让自己在静态与动态时均能够将重心摆在支撑基础的上方。

平衡是正常姿势的基础（参见第7章），因此，必须在不同的状态下，利用各种运动来改善平衡的能力，这也是以下运动的目的。

以下多数运动（图8.11）应以赤脚进行。

1. 沿一条线行走
a. 沿着地上所标示的直线行走。
b. 沿着弯曲的线行走。
c. 沿着一条线踮着脚行走，脚跟抬高。
d. 沿着一条直线，双脚交叉行走。

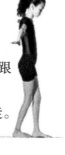
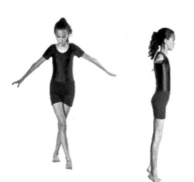

2. 单脚站立，运用单脚所有的支撑点，使身体保持平衡

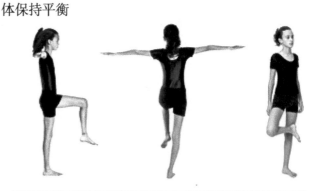

3. 单脚往前跳

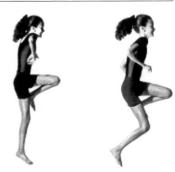

4. 双脚、双手掌与膝盖着地，六点支撑
a. 右手往前抬高，左脚往后抬高。
b. 身体保持平衡，并维持数秒钟。
c. 回到双脚、手掌与膝盖着地位置。
让身体两侧的手与脚同时抬起（胳膊和腿反方向），让同侧的手与脚同时抬起。

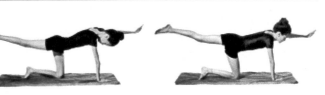

图 8.11　改善平衡的运动

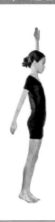

5．站立

a．一侧手臂往上伸展，另一侧手臂向下伸展（斜对角伸展），同时双脚踮起。

b．维持静止不动数秒钟。

c．手臂沿着身体放下，同时将踮起的脚放回地板上。

6．运用不同的支撑基础，使身体在静态动作中保持平衡

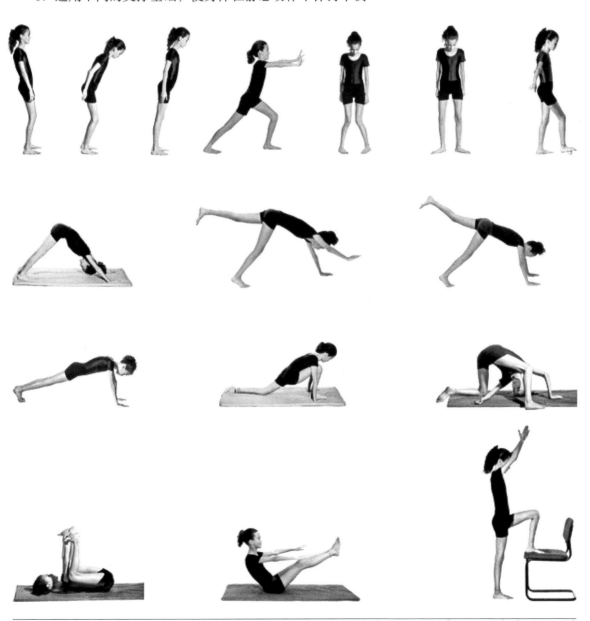

图 8.11（续）

呼吸运动

因为短暂且较浅的呼吸方法会导致身体无法充分的吸收氧气，进而损害身体的整体功能，在呼吸的过程中，肋间肌与膈肌会使胸腔扩张与收缩。如果因为脊柱后凸或侧凸等异常影响了这些肌肉的活动，将使呼吸系统的功能受损（Solberg，1996b）。

呼吸运动的另一个目的是提升身体认知，而身体认知是任何姿势改善运动的根基。下面是学习"充分"呼吸运动的步骤（图 8.12），并加以身体力行。

1. 仰卧，双脚脚掌贴地，双手放在腹部上方

a. 腹式呼吸

吸气，腹部鼓起，将双手往上推；

呼气，腹部往内收。

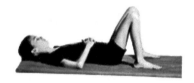

b. 胸式呼吸

双手放在肋骨两侧（如同抱着手风琴一样）

吸气，胸部与肋骨扩张，将双手往外侧推开

呼气，双手往内压，胸腔收缩。

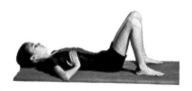

c. 结合腹式呼吸与胸式呼吸（充分呼吸），吸气分为两个阶段：

（1）腹部"鼓起"；

（2）胸部与肋骨扩张。

呼气，先将腹部往内缩，然后再将胸腔收缩

吸气与呼气，均应缓慢且深长。

2. 盘坐

a. 腹式呼吸。

b. 胸式呼吸。

c. 充分呼吸（与运动 1 的步骤一样）。

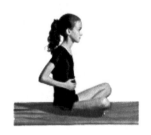

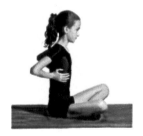

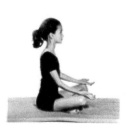

图 8.12　呼吸运动

3．盘坐

吸气吸满——双手手指交叉握住并向上伸展。

憋气几秒钟，同时腹部用力，使身体向上伸展。

呼气——慢慢将双手放回身体两侧。

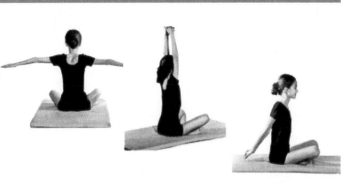

4．双手掌与膝着地

吸气时——腹部放松，背部往地板方向压下，变成凹面。

呼气时——腰部往天花板方向弓起，腹部用力往上收缩。

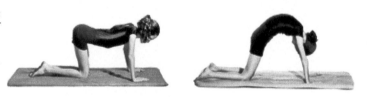

5．仰卧

吸气时——双手从两侧往后方伸展，双臂伸直贴近头部。

呼气时——双手慢慢放下。

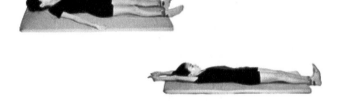

图8.12 （续）

本章介绍的运动重点之一是希望拮抗肌群之间能达到更好的平衡。另外，为了获得更好的效果，不仅增进肌肉功能，还要帮助改善日常生活的动作和姿势模式。就不能只是照本宣科，做做表面功夫而已。在做每一个动作的时候，都必须意识到动作与呼吸之间的协调，让自己完全了解并内化肢体与器官之间的功能连接。

本章将实际的运动分成不同类型，以便让老师或治疗师针对个别需求，参考特定的领域。在规划整体运动课程以及确立运动目标与方向之后，可以把不同领域的运动纳入运动疗程之中，并了解各项运动或位置，对哪些特殊部位的影响最大。不管在什么情况下，都必须让身体做好充分的准备，以避免受伤并提升运动治疗的成果。

如同谚语所说，不是糖使茶变甜，而是两者融合后使茶变得香甜。所以，按逻辑顺序安排各项运动，规划出一个合理且均衡的运动疗程是最重要的。

第3部分
姿势异常的诊断与治疗

第9章

改善姿势与身体认知的特殊治疗方法

9

技术就像鼻子一样，人人都有。

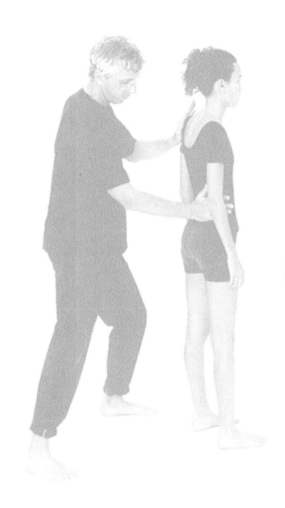

　　长期不正确的动作模式，使人忘记平常姿势平衡时的感觉。在这类情况下，应把焦点放在提升身体的认知能力上。提升身体认知能力是使姿势获得整体改善的基础。

"连接系统"

在运动治疗中可运用"连接系统"的原则来纠正身体动作姿势异常。人体运动学认为，每个关节的位置与功能均会影响到"邻近"关节的功能。因此，某个关节做出特定运动时，会产生连接系统，影响其他关节的动作或位置。

我们可以运用此原则来改善特定关节的功能，甚至借活动"邻近的关节"来舒缓疼痛的症状，也就是间接治疗。这项原则的其中一例是手臂外旋——手臂外旋可间接使肩胛骨缩回（往下并往后拉），之后改善脊柱后凸症状的肩带位置（图9.1）。

若以视觉来表示，连接系统看起来会像一个螺旋体，如图9.2所示。

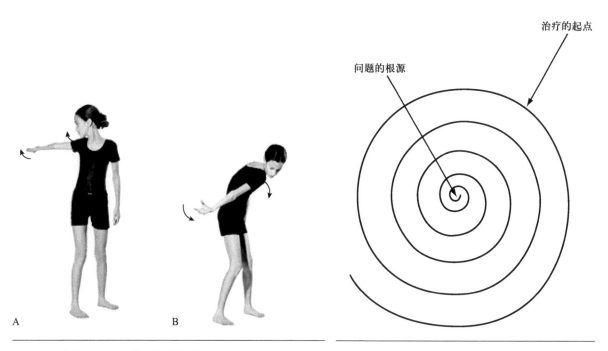

图9.1　手臂动作对肩胛骨位置的连带影响
A. 肩胛骨后缩；B. 肩胛骨前突

图9.2　治疗的原则犹如一个"螺旋体"，间接治疗是利用"正常"关节活动，改善有"问题"关节的功能

利用绳索感知训练骨盆活动度

　　骨盆位置的正确与否是矢状面姿势位置平衡的先决条件。我们必须通过大量的运动来内化骨盆前倾与后倾的动作，目的是使骨盆处于平衡位置时，有良好的控制能力。患者无法控制这一动作的原因，通常在于他们的运动知觉处理方面出现问题。在没有视觉反馈的情况下，无法依靠运动感觉控制骨盆。因此，在训练过程中，应该运用触觉，帮助患者去感觉骨盆的动作。提供触觉的其中一个方法是使用跳绳，当患者仰卧的时候，可以将跳绳放在腰椎的下方，运动包含下列几个步骤（图 9.3 ）：

　　步骤一：仰卧——双手展开于两侧，骶骨往地板方向下压。

　　步骤二：骨盆自然往前倾，使背部与地板中间出现空隙。

　　步骤三：治疗师拉动这条从腰椎与地板的空隙穿过的绳子，借此让患者去感觉绳子的移动。

　　步骤四：要求患者"阻止"绳子移动，运用他们的腰部使绳子停止移动（为了达到这一目的，患者必须想办法使骨盆往后倾斜，减少腰椎前凸的弧度）。

　　这个方法可以让患者学习控制骨盆的动作。练习过各个步骤之后，也可以开始训练在站姿中完成这些动作。

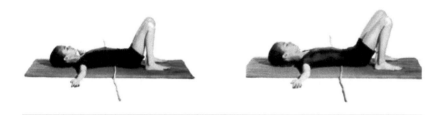

图 9.3　利用跳绳来训练骨盆活动度

利用墙壁纠正姿势异常

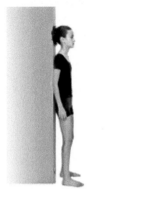

图 9.4 利用墙壁来训练姿势图

我们可以利用墙壁纠正身体矢状面的姿势模式，并适当地调整与骨盆、脊柱弧度以及肩胛骨的位置。

首先学会运用墙壁做一些运动来平衡身体。做完这些运动后，患者能感知到身体姿势是否平衡，然后便能在没有墙壁辅助的情况下做同样的运动。

在患者学会并能够做出正确的姿势之后，建议仍可偶尔利用墙壁重复相同的动作，自我检查姿势是否正确，并借此改善骨盆、脊柱、胸廓、肩胛骨的位置。

一开始练习这些动作时，患者可能会不太明白某些指令，或者不太会做这些动作。但从过去的经验可以看到，在身体适应这些状况之后，这些运动就会变得更加简单，自然而然也就能够正确有效地使用肌肉。

利用墙壁来学习与训练姿势时，包括下列数个阶段（图 9.4）。

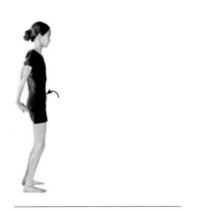

图 9.6 骨盆后倾，可减少腰椎前凸的弧度

- 站立在距离墙面 10~20cm 的位置，两脚平行与骨盆同宽，在这个距离，使脊柱向墙壁靠近，但不能有向后倚靠的感觉。换句话说，即使突然把墙壁移开，也不会担心患者往后倒。双脚摆放的位置，可以让身体重量平均分摊在以下这些点上（图 9.5）。
  - ✓ 5 个脚趾
  - ✓ 足部的外缘
  - ✓ 脚跟的中心

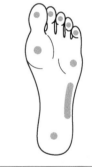

图 9.5 足部的支撑点图

- 身体重量平均分摊在这些支撑点时，可强化双脚在地面的"抓地力"，作为改善姿势的基础。
- 膝关节微弯，直到膝盖骨位置在脚趾的正上方为止。这个姿势能促进形成运动时所需的最大力量。
- 腰部靠近墙面的时候，将骨盆往后倾斜（骨盆倾斜），直到患者觉得脊柱被骶骨往下拉为止（图 9.6）。
- 调整背部中间的区域，骨盆往后使下方的肋骨被推向墙壁，这个动作会产生背部中间与腰部伸展的感觉。

- 调整腰部、颈部、头部——骨盆后倾之后，背部在放松的状况下应尽量靠近墙面。头部轻轻往后推，同时将头的中心点抬高（图9.7）。
- "锁定身体结构"——将注意力转向膝关节，让膝关节"锁定"在这个位置不动。膝关节应该同时感到被向内推与向外推。这个姿势也会让足部产生"结构锁定"，以及对地面强大的"抓地力"。身体其他部位的关节也需要有这种"锁定"的感觉，例如手肘与肩带，这将有助于改善身体的肌力与稳定度。

必须再次强调，这个位置并非身体自然的姿势，这只是一种帮助姿势平衡的运动而已。这也是改善身体组织运动的基础。如果这个动作完成得不好，无论在静态或动态情况下，都会破坏身体的整体功能。因此，在治疗姿势异常时，建议多花些时间在这些基础运动上。

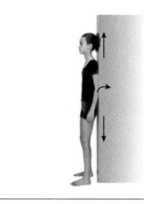

图9.7 调整与摆正背部、颈部与头部的位置

改善身体排列的运动：不靠墙站立

训练足部的"抓地力"

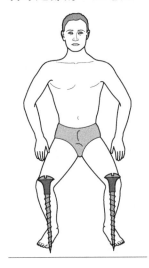

图 9.8   牢固地抓住地面

如同建筑物的地基一样，训练足部的抓地力，可以让身体在站立时先有稳固的根基，然后再进一步发展平衡的姿势（Chia，1993）。在这项运动中，患者可以想象有非常有力的"根"或"螺丝钉"从足部延伸出来并紧紧抓住地面（图9.8）。

将身体重量平均分摊在足部所有支撑点上是非常重要的（图9.5），因此治疗师必须检测有没有哪些支撑点的张力或压力较大。

伸展脊柱

足部先取得平衡之后，膝关节微弯，骨盆往后倾斜，特别是压低骶骨高度，同时头部往上延伸，如同被一条绳子往上拉一样（图9.9）。这个动作会让人感觉在伸展颈部肌肉与脊柱（牵引）。（各项特殊的脊柱牵引运动已详列于第8章）。

改善髋部的位置

髋关节的稳定度，取决于膝关节与踝关节的状况。拥有正确姿势的关键之一，是胫骨与距骨之间的位置须取得平衡，这能让其上方的各个身体部位都有最佳的稳定度。

膝关节微弯时，膝盖应稍微往外旋转。做这个动作时必须特别小心。这个运动会产生一种"螺旋形"下降的动作，好像要将双脚"旋紧固定"在地面上（Chia，1993）（图9.10），无论如何，如果膝关节位置有疼痛的感觉，就应该停止或减少旋转的动作。

不断练习上述的训练步骤（不管是靠墙或不靠墙），皆可为接下来需要有人辅助的各种阻力运动，打下良好的基础。

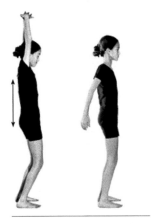

图 9.9   站立时伸展脊柱

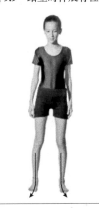

图 9.10   利用膝关节小幅度的旋转动作来加强足部的抓地力

阻力运动：训练并改善身体的抓地力与姿势肌肉的功能

让身体抵抗由他人协助所给予的特定外力，可使身体的抓地力更加稳固，并逐渐活化姿势肌肉。持续运用这一方法，将对治疗姿势异常与其他运动系统障碍有极大的帮助。

当患者能够依据先前所描述的原则稳定站立后，治疗师可以开始用和缓的方式，逐步地从不同方向对不同部位施加外力。

患者要抵抗外力，并让自己维持在原来的姿势。必须学习如何将自身的力量转移至足部，并且让足部强而有力地抓住地面（图 9.11）。

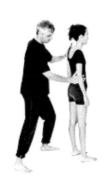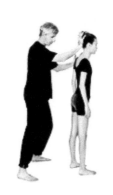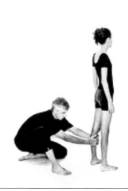

图 9.11　阻力运动

当训练进行到某个阶段的时候，患者会理解如何不费力且轻松地站立。当这个力量经过某个部位的时候，患者必须学习感受所施加的力道。当患者感受到压力并将其导向地面时，会觉得有另一股阻力从地面逐步往上传，让他们可以在抵抗外力的同时，不会将身体"倚靠"在治疗师上（Chia，1993）。若将此类阻力更长时间地施加在身体躯干与脊柱的各个部位，将可帮助这些部位在维持平衡与稳定时，习惯用正常的方式来使用姿势肌肉。

这个方法也能让治疗师感觉身体不同部位是否有功能上的不对称情况，并经由评估患者各部位的阻力来发现问题所在。治疗师施加的阻力的大小必须一致，且必须足时（5~10s），并且可自行判断从不同方向去施加阻力。同时建议采用不同的开始位置来进行这项运动（图 9.12）。

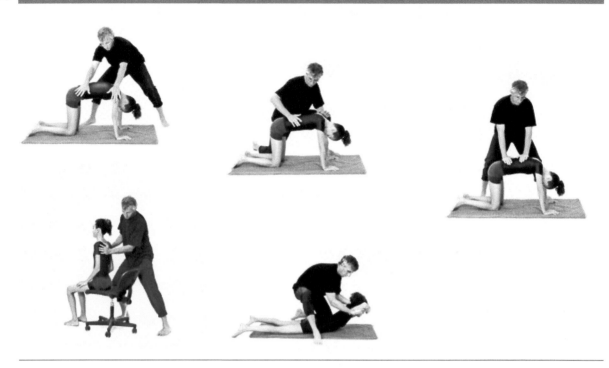

图 9.12A 从不同开始位置进行阻力运动训练，保持身体的平衡

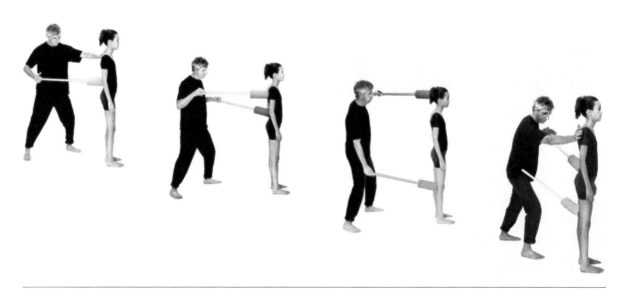

图 9.12B 运用"枕头球棒"同时对数点施加局部的阻力

阻力练习技巧的理论观点

正常的神经系统功能，可以接收从感觉器官而来的信息，分析并赋予这些信息个别的意义，然后据此引导动作模式。这样的神经系统功能将影响身体的姿势。

身体组织理论的研究与实践有一个基本的假设，即增加结构式的感觉活动与动作活动，有助于身体组织更加完整，而且可以直接影响脑部的神经组织中心（Yakovlev & Lancours，1967；Dennis，1967）。

　　本章前面所提到的方法，可以让治疗师根据患者在受到外力时的身体反应，判断身体对外力反应的平衡能力。身体对外力的平衡能力，首先要有正常的协调能力，正常的力量调节，以及有效使用身体自身力量的能力，这是生物进化史上的一个伟大机制。让我们了解周围感觉器官与中枢神经细胞的相互沟通，而产生出协调、精准与习惯性的动作。每个人都必须通过学习，才能适当地运用这个机制。

　　唯有通过不断的练习，才能让肌肉动作精准与协调。这里所描述的方法便是希望达到这一目的，而规划矫正治疗时均围绕着下面几项原则：

- 治疗的目标是组织与排列足部以上各个身体部位，来增加患者足部的"抓地力"。

- 对身体施加不同大小与方向的外部阻力，可帮助活化姿势肌肉。周围神经系统会处理感觉器官，将动作指令等信息传送至骨骼与肌肉。持续与习惯性的信息反馈可以使每个人调整对动作的反应，进而达到正确与精细的肌肉动作控制。这个处理神经系统与骨骼肌肉系统之间相互关系的方法，是建立在以下研究之上，即大脑功能可通过动作训练加以改善，且反之亦然——身体功能可以因为给予大脑刺激而获得改善（Kephart，1960；Adams，1971；Schmidt，1988）。

- 在姿势方面，必须要有控制动作的能力，才能在各个起始位置中（特别是站立时），将关节维持在正常的位置。这需要高度的身体认知与控制。如果没有正常的运动知觉处理能力与协调能力，是几乎无法做到的。

　　逐步且持续的训练，可让患者发展其动作控制的能力。同时正确地维持四肢之间功能上的关系。当动作控制能力增加，且身体认知提升时，动作与姿势模式便会有所改善。

　　这一治疗方法主要强调动作系统的"功能准确度"，而不是仅强化特定肌肉，却未考量到整体功能。举例来说，或许我们可以增加腹肌的肌力，但如果不正确地强化与活化这些肌肉，结果还是会造成身体直立时的脊柱过度前凸。

　　练习这些阻力运动时，治疗师的目标就是要"指导"患者用正确的方式活化肌肉并改善整体姿势。

改善姿势与身体认知的其他方法

"引导"运动

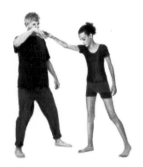

正如前面所提到的，能在不同起始位置取得平衡与稳定，是身体在动态与静态时得以正常发挥功能的先决条件。"引导"运动可在下列数个领域中产生有益的治疗效果：

- 动态平衡。
- 身体架构、自我空间定位、一般空间定位（不同方向、不同节奏、不同高度的动作）。
- 增进动作感知（运动感觉）的训练，可配合眼睛张开或闭上。

Sheington（1906）把运动感觉归类为"第六感"，认为其和运动中持续但无意识的流经身体各部位（肌肉、肌腱、关节）的感觉有关（见第2章）。运动感觉可帮助身体持续调节和监控动作、位置和张力，对姿势的重要性不言而喻。而"引导"运动对于这些领域助益匪浅。

执行方式

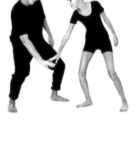

步骤一：治疗时伸出手来，患者把手轻放在治疗师的手臂上。从这个时候开始，患者的手不能离开治疗师的手背。

步骤二：治疗师将手缓慢移动到不同方向与不同高度，患者需根据治疗师的动作来调整身体位置，并且依旧保持患者的手紧贴治疗师的手背。

引导运动有多种变换方式（图 9.13）

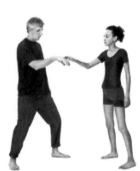

- 在不同高度的自我空间定位运动。
- 在不同方向的一般空间定位运动。
- 运动练习时双眼闭起，训练运动感觉。
- 在引导运动中，运用棍子。
- 在引导运动中运用跳绳。

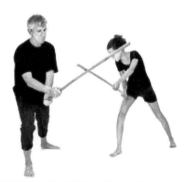 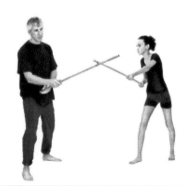

图 9.13　各种引导运动的变化，配合眼睛张开或闭上

用来定位张力点与改善身体认知的像雨点一样的触点（触觉）技巧

这个技巧的目的是帮助患者找出并释放身体的张力点，这里所使用的是局部按压的方式，认为触觉可刺激患者觉察身体上有哪些区域的肌肉张力是升高的（图9.14）。

如同编辑校对文案时，通常第三者会比作者更容易找出问题；治疗的过程就像是一种校对工作，治疗师必须找出患者身上隐秘而未知的张力点。

执行方式

- 患者身体自然放松站立，闭上眼睛。
- 治疗师用一手指头按压患者身上各个部位不同的点，每一点停留数秒钟。
- 患者将注意力转移到这些区域，并检查这些区域的肌肉是否太过紧绷。

执行重点

- 为了与患者保持接触，一个手指从最先的点移开后再按压新的一个点。
- 建议逐步按压下面区域：颈、肩、肩胛骨、脊柱两侧、大腿、小腿、足部。

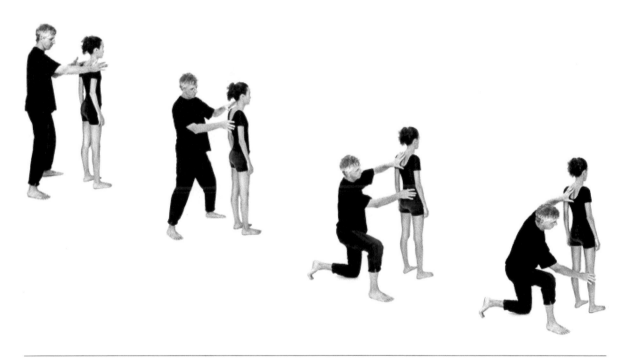

图9.14 可定位全身的张力点并改善身体认知的像雨点一样的触点（触觉）技巧

帮助肌肉放松、动作连贯的"抖动"技巧

进行以下训练时抖动技巧格外有效：

- 协调能力——区分动作——力量调节
- 动作连贯
- 静态与动态平衡的变化
- 放松与减轻紧绷的肌肉张力

执行方式

全身关节放松，同时在各种起始点进行"抖动"的动作。抖动动作需要高度的动作控制能力，主要可让肌肉张力放松，就像是把手上的水抖掉一样。这样的技巧有多种变化（图9.15）。

- 站立时抖动手臂
- 同时抖右脚与左手（训练协调能力与平衡）
- 坐着抖动手与脚
- 前后滚动并抖手与抖脚
- 仰卧并抖动全身

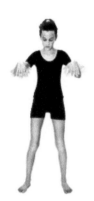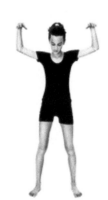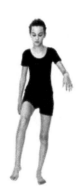

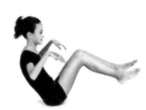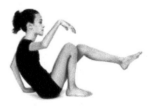

图9.15　练习各种抖动技巧的变化

在特定的情况下自由动作

在治疗时所规定的特殊架构下自由活动肢体，可培养自己留意倾听与自我认知的能力。同时，从不同的起始位置，主动寻找可以执行的动作。这个方法可以锻炼身体形象、自我空间定位、解决问题的认知能力等。

活动的时候，患者需在没有治疗师指导的情况下创造出一些动作。如此可以扩展他们的动作技能，同时了解四肢间功能上的关系，并加以内化。这种练习并不是运动训练，而是一个动作过程，让个人可以依据自己的感觉和起始位置给予身体上的限制来调整动作（图 9.16～图 9.22）。

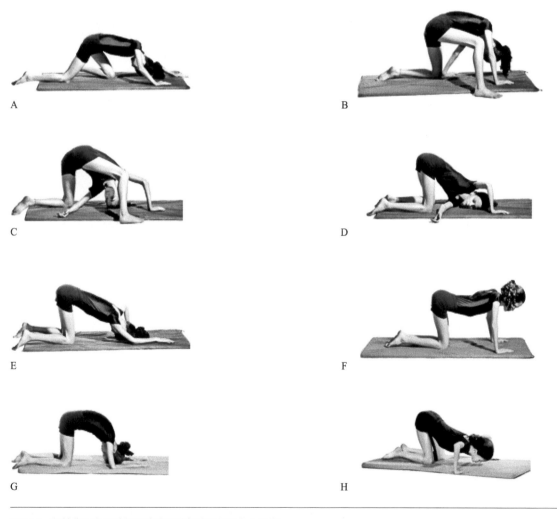

A

B

C

D

E

F

G

H

图 9.16　起始位置为双手与双膝着地时各种可能的自由动作

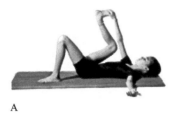

A

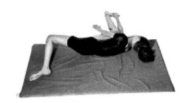

B

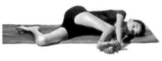

C

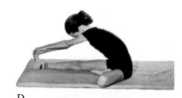

D

图 9.17 仰卧、膝盖弯曲，右手握住右脚时的自由动作

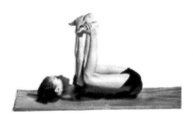

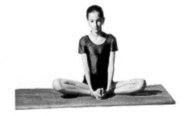

图 9.18 仰卧且双手握住双脚的自由动作

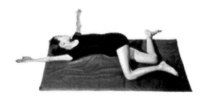

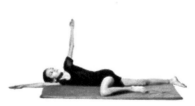

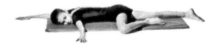

图 9.19 仰卧且右手伸直保持在头部上方的自由动作

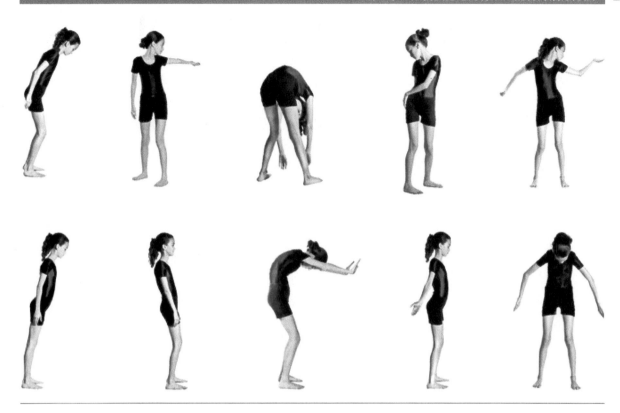

图9.20 站立且双脚固定不动的自由动作（自我空间定位）

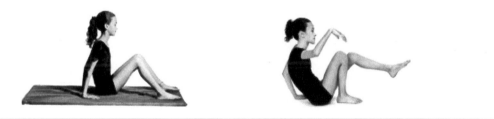

图9.21 坐着且同时使用对侧手脚的自由动作

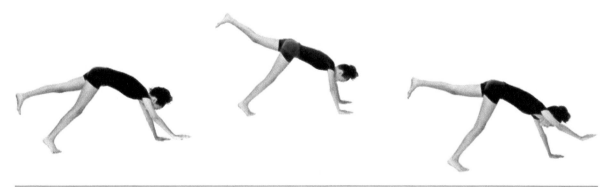

图9.22 四点支撑站立且同时使用对侧手脚的自由动作

做姿势运动时的徒手指导

徒手指导运用运动知觉处理能力，包括肢体的指导与调整患者的身体（图9.23）。肢体接触可为患者创造出一个动作架构，帮助他们加深体会某些特定动作。对于需要运动知觉处理能力的动作来说，这项技巧特别有帮助。通过肢体接触的指导，治疗师可以给予患者感觉上的反馈，有助于患者更加了解自己问题的来源，找出解决方法，并改善他们的动作表现。此外，利用肢体接触，也可以提供支撑架构，有助于逐渐增加活动度。

执行重点

我们必须谨记不能因为这样的接触，而只让患者做一些被动的动作；患者必须在治疗师给予的支撑架构下变换动作，如此可让患者将被要求的动作方向铭记于心，让治疗师可以随着患者的进步而逐步减少徒手指导。

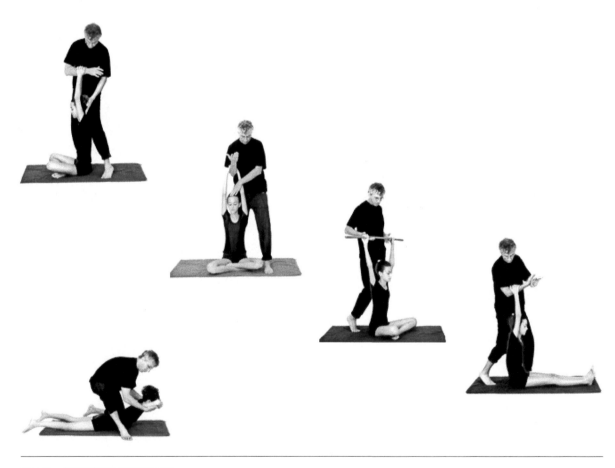

图9.23　各种起始位置的徒手引导

利用棍子来进行"碰触与躲闪"的运动

利用棍子做动作，可以帮助患者在动作过程中发展多个层面的身心动作功能，例如动作计划、反应时间、时间控制以及平衡等。这些动作衍生出许多变化，使患者在接触不同的情境下，必须用适当的动态处理作出反应。

下面仅介绍两种变化案例：

1. 棍子的碰撞"防御"运动

在这个运动中，患者必须双手握住棍子保护自己的身体，双脚必须站在原地不动。患者的动作反应必须随治疗师的挥棍方向而定（图9.24）。

执行重点

这个动作一开始的速度应该非常缓慢且小心，然后根据患者的进展状况逐渐加快速度。

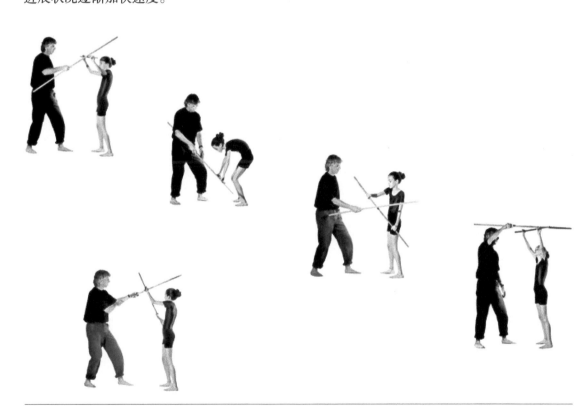

图9.24 利用棍子来进行碰撞"防御"运动

2. 躲闪棍子

这项运动可以由患者不断去处理各种信息（认知层面），来训练其自我空间定位与一般空间定位。患者会接收或处理信息，然后产生适当的动作反应。

执行方式

患者站在一个事先规定的范围内，例如自己的地垫。然后，必须在规定范围内不让自己的身体碰到棍子（图9.25）。

执行重点

- 必须根据患者的动作与认知能力，来调整棍子移动的速度。
- 可以同时使用两根棍子。

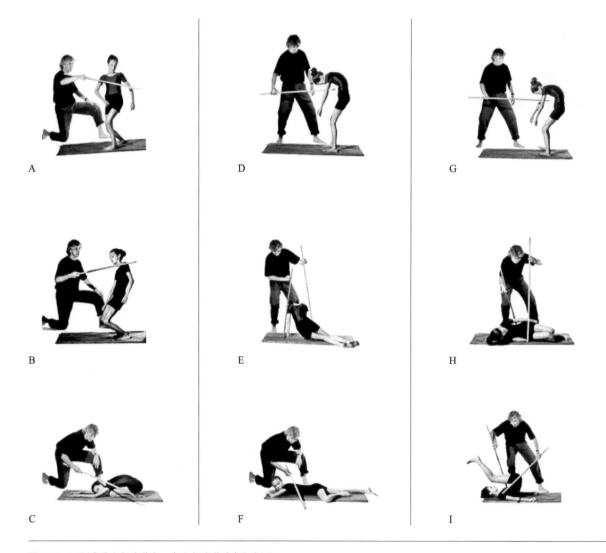

图9.25　运用自我空间定位与一般空间定位来躲闪棍子

治疗姿势异常时，以增加柔韧性的方法改善关节活动度

许多常见的姿势异常均有多个特征，例如身体会有几个部位特别紧绷，并且关节活动度会因肌肉缩短而降低。因此，无论是治疗师给予的被动训练还是患者的主动训练，几乎任何姿势异常的治疗，都必须强调柔韧性的训练。

增加柔韧性运动的重点在于伸展主动与被动结缔组织，其中包括结合主动与被动组织的肌肉，以及被动组织的肌腱、肌筋膜、韧带与关节囊（Gur，1998c）。

肌肉长度的改善代表两个对抗肌群之间的比值改变。拮抗肌群之间若失去平衡，其施加在关节上的力量也会改变，从而影响关节的位置。治疗姿势异常时的一个要点，就是让肌肉恢复到适当的长度与肌力，以维持最佳的姿势与功能。

神经生理学理论已经通过实验室及临床测试来证实，若要有效地伸展肌肉，必须先让肌肉达到放松的状态。这已经成为各种肌肉伸展方法的依据。

这个章节将讨论几项常用于改善柔韧性技巧的神经生理学基础，并检视各种能安全且适当增加柔韧性的指导原则。这些资料都是建立在公认的人体运动学与生物力学原则基础之上的。

造成肌肉缩短与活动度降低的因素

结缔组织的长度可以缩短、增长或维持不变。在这种情况下，肌肉缩短的主要原因可能是：

- 长时间固定在有限的范围内，例如被打上石膏或固定在其他支具上。
- 缺乏运动，且长时间固定在同一个姿势。
- 长时间不断重复的不良动作习惯。

除了上面这些物理因素之外，还有其他因素会使活动度受限或动作模式僵硬，例如：

- 情绪压力所导致的肌肉张力改变（参见第 1 章）。

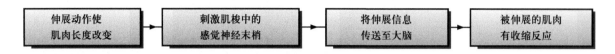

| 伸展动作使
肌肉长度改变 | → | 刺激肌梭中的
感觉神经末梢 | → | 将伸展信息
传送至大脑 | → | 被伸展的肌肉
有收缩反应 |

图9.26　肌梭的作用机制

- 运动知觉处理能力受损，使位于关节的运动知觉接收器，无法将信息传送至中枢神经系统（参见第2章）。这也会对动作控制能力带来负面的影响，并且反映在治疗活动与日常生活功能的动作模式上。

关于柔韧性的神经生理学基础（Gur，1998a）*

除了基因会影响一般姿势之外，肌肉长度与肌力是整个功能方面最重要的因素。虽然基因密码会影响骨骼的骨质结构，肌肉（拮抗肌群之间的相互平衡功能）却会影响身体的位置与关节的功能。

肌肉组织的特质使其具有：
- 伸缩性
- 伸展性
- 弹性
- 对来自电、化学或物理来源的神经刺激，产生反应的能力

如上所述，肌肉组织是各种被动与主动组织的综合体。在多数与运动系统连接的结构中，例如肌肉、肌腱、韧带、肌筋膜等，会有称为本体感觉接收器的知觉体，这些接收器帮助控制肌肉的张力与参与协调动作。

主要会影响肌肉系统的本体感受器如下（图9.26和图9.27）：
- 肌梭
- 高尔基肌腱感受器（高尔基腱器）

*本章所有有关柔韧性技巧的资料，均来自于以色列文革大学欣曼学院维迪塔·古尔（Vardita Gur）博士的著作。

感觉器官接收信息后，通过电流脉冲的单向传输，将感觉器官所接收的信息传递至中枢神经系统的其他部位，进行信息的解码与处理，然后这些信息会再经由神经系统传送到目标器官或四肢。

上面所提到的本体感受器（肌梭与高尔基肌腱感受器），对于任何具有长度、动作速度、肌肉张力程度的变化都非常敏感。

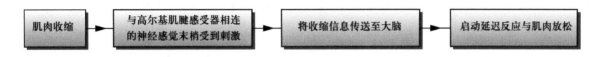

图 9.27 高尔基肌腱感受器的作用机制

肌梭

这些本体感受器主要位于骨骼肌内，对肌肉长度的变化极为敏感，且包含感觉末梢神经。肌肉拉长时，感觉神经末梢也会跟着被伸展。这些刺激产生的信号，经由脊髓传至大脑，显示伸展动作已接近肌肉组织动作范围的极限。当反应产生的时候，会传送运动脉冲的信号，借由动作神经元使被拉长的肌肉产生收缩（图 9.26）。这是一种牵张反射，这个必要的保护机制可以避免肌肉受到有害的牵拉。

牵拉的强度越强、速度越快，或是当牵拉的动作远超过本来的活动范围时，牵张反射的强度也就越强。

我们应避免在肌肉被极度拉长的情况下给予它牵拉，而应该用一般的放松且缓慢的伸展方式去牵拉，这样可提升肌梭的刺激阈值，降低它对牵拉的敏感性，并由此缓和牵张反射（Basmajian，1978）。这一点表明，各种鼓励用快速动作形态来获得柔韧性的运动方法均有其危险性。

高尔基肌腱感受器

这些本体感受器位于肌腱内的肌腱肌肉交接点，对于肌肉张力的变化尤其敏感（Gur，1998b）。当肌肉收缩时，肌腱纤维会被拉紧，对连接至高尔基肌腱感受器的本体感觉神经末梢施加了压力。接着它将神经信号传送至脊髓，由此启动延迟反应机制，并调节肌肉收缩状态（图 9.27）。这种可让肌肉放松的反应机制，会在强烈收缩时立刻有所反应，或在肌腱被拉伸 6～8s 后开始出现。

当进行肌肉拉长，配合肌肉收缩的方法（本章稍后会提到，例如用力放松技巧）使这一机制变得特别重要。

治疗姿势异常时，以增加柔韧性的方法，改善关节活动度

无论是通过主动与被动运动，或是各种运用肢体接触的治疗方法，例如被动运动、按摩、由治疗师执行的伸展运动等，许多方式均可维持或改善关节的活动度（Kisner & Colby，1985）。

在众多治疗方法中，下面的方法可以非常容易且有效地融入疗程中。

主动伸展

主动伸展需要被伸展肌肉的拮抗肌进行收缩。举例来说，当股四头肌进行膝关节伸直的动作时，大腿后肌群也会因此伸展（图 9.28）。

被动伸展

被动伸展不会主动牵涉到被伸展肌肉的拮抗肌。例如，在一个双手支撑的坐姿中，上半身往前倾斜会被动伸展髋关节的伸肌（大腿后肌群）（图 9.29）。被动伸展可帮助被伸展的肌肉放松，并因此让伸展的过程更有效率。

本体感觉神经肌肉诱导术

反射动作是本体感觉神经肌肉诱导术（PNF）伸展手法的基础。发展出这类技巧的原因，减少肌肉张力对伸展前和伸展过程有极大的重要性（Alter，1988）。在这样的基础下，主要有两个技巧被大量地使用到。

用力——放松技巧

这一技巧的基础是因伸展肌肉受到阻力而产生的自主等长收缩，例如图 9.30 中所显示的胸肌伸展。

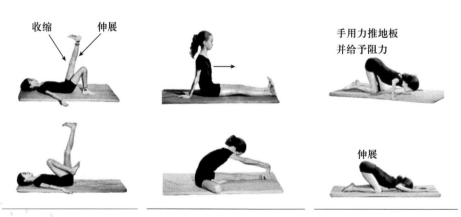

图 9.28　主动伸展大腿后肌群　　图 9.29　被动伸展大腿后肌群　　图 9.30　以用力放松的手法伸展胸肌

步骤一：手用力推地板，对肌肉产生阻力，维持 6～8s。

步骤二：放松。

步骤三：手臂伸直，维持 10～15s 的伸展。

交互神经支配技巧

这个手法的基础是伸展肌肉的拮抗肌进行抵抗阻力的等张收缩。这里运用的原则是肌肉收缩将使拮抗肌群放松。如图 9.31 为例，在收缩腹部肌肉之后，可伸展腰部肌肉。

步骤一：两脚膝盖紧贴胸部 6～8s，借此收缩腹部肌肉。

步骤二：放松。

步骤三：用手让膝盖被动地靠近胸部，使腰部肌肉保持 10～15s 的伸展。

这里的方法可以由患者自行操作，例如将身体靠在墙上或地板上来产生阻力，或是用力时四肢相互靠近抵抗外来阻力。这些方法也可借由他人或治疗师的协助来进行，每个练习都必须循序渐进，取得身体的平衡，避免伸展过久或过度用力。

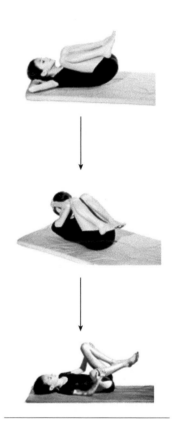

当我们训练肌肉柔韧性时，有几点是必须要注意的（Gur，1998b）：

1. 须将目标肌肉与其他组织隔离开来。

2. 在起始位置时不能让患者感到不舒服，也不能让任何关节的负荷过大。

3. 当肌肉处于被动状态且张力低的时候，伸展动作的效果较好。

4. 为了避免受伤，必须根据下面三项因素来划分运动的等级。

   • 伸展的持续时间

   • 伸展的范围

   • 伸展的速度

5. 当伸展的肌肉横跨两个关节时，例如大腿后肌群横跨髋关节与膝关节，最好一开始先将两个关节分别训练，然后再同时给予训练。

6. 柔韧性改善运动的节奏应该是缓慢且受控制的，在达到伸展范围的极限时，应该维持在该位置 4～8s 不动。

图 9.31 利用交互神经支配技巧伸展腰肌

7. 建议在进行伸展与柔韧性运动之前，先做一些简单的热身，让身体的温度微微上升。

8. 伸展时必须避免急速或过度的疼痛。不过也必须记住伸展的主要目的是改变软组织的长度，因此也会有一定程度的不舒服感。

一般来说，每天花几分钟的时间，以循序渐进的方式进行运动，其安全性与效果会大过每周仅一次或两次的剧烈运动。

第3部分
姿势异常的诊断与治疗

第 10 章

应用水疗来纠正姿势异常

10

　　现今，水疗被越来越广泛地应用在物理治疗与康复计划中。水疗的普及，在于水的独特性，如浮力、阻力、温度（Bergman & Hutzler，1996）。本章将讨论水疗的适应证和禁忌证。

　　如今水疗的普及程度，需要我们重新认识"游泳是健康运动"的概念。这个概念会容易使人忽略游泳者的限制以及游泳所带来的风险。

一般来说，游泳有益健康，但从治疗的角度来看，如果设备没有根据患者的特殊需求进行调整，游泳可能会带来伤害（Solberg，1995）。

矫形骨科医师常常在谈到儿童治疗时，会说："这名患儿有姿势异常，建议游泳纠正。"但这种建议通常对异常的原因和游泳的禁忌证只字未提。由此看来，似乎任何上过几堂基础课的人都可以成为治疗师，治疗有姿势异常的青少年了。实际上，治疗这些青少年的姿势异常是一个复杂的过程。因为姿势异常的类型有很多，程度也各不相同，治疗师必须详细评估病情，作出初步诊断，针对青少年的问题来设计与进行治疗。这个过程不像是学习如何游泳那么简单，因此就定义来说，"水疗"并非是"游泳"，而是"适应性水中运动"。在此模式之下，治疗师应该教授孩子一些传统书本中从未看到过的特殊"游泳"方法。

下列几种姿势异常，在接受水疗时需格外小心

- 治疗脊柱前凸时切勿选择蛙式，因为该游泳动作有增加腰椎前凸的倾向（图10.1）。这种游泳姿势也不建议用于颈椎过度前凸、颈椎竖脊肌张力过高以及结构上有病理变化者，如椎弓根断裂和脊柱滑脱等。

- 治疗脊柱侧凸时，必须针对脊柱偏移的方向，设计游泳姿势。这需要具备极高的专业知识，需要该领域的专家来指导执行。如果治疗时选择使用对称运动来进行整体的体能训练，建议以传统的仰泳为主。

- 对于髋关节、膝关节、踝关节异常的患者，治疗师必须同时将诊断资料纳入评估范围（见第5章）。例如，在治疗下肢内旋时，建议使用蛙式，因为蛙式可促进髋关节做反方向的外旋动作。相反地，如果问题的症结在脚趾向外的位置，则建议使用自由式、爬行式，因为自由式可促进脚部做内旋的动作。

- 在遇到马凡综合征（Marfan's syndrome）等关节过度柔软的特殊患者时，须采用独特的泳姿，动作特征必须结合手臂动作和自由式的脚部动作。在这种情况下，标准的蛙泳姿势是一大禁忌。因为蛙式会增加髋关节的动作范围，使膝关节内侧产生不必要的张力（图10.1）。如果忽略这些信息可能会使患者的症状加重。

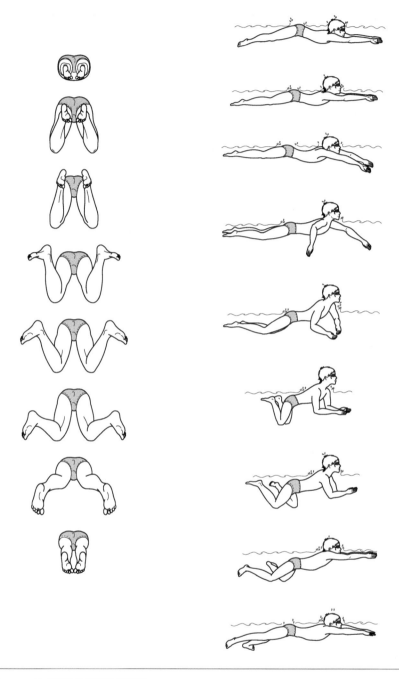

图10.1 蛙式游泳后视图及侧视图

　　正如这些例子所示，在治疗姿势异常时，单靠游泳是不够的，必须关注相关的资料，才能确定哪些运动是适当的。唯有这样，才能使治疗产生实际的改善作用，同时避免伤害。游泳有许多好处，但治疗师必须避免直接套用书上的疗法，而应该在治疗过程中运用自己的专业判断并制订出个体化的训练方案。

纠正姿势异常的适应性水中运动

在运用水疗治疗姿势异常的适应证方面，必须对物理治疗的适应证与运动医学的适应证做一个清楚的界定（Snir，1996）。

物理治疗的适应证

由于水有许多特殊的性质，水疗特别适合因负重而受伤的症状，例如原发性脊柱侧凸、背部手术后的康复等。在这些情况下，水可以让肌肉更加放松，维持甚至增加关节的活动度，必要时还可强化肌肉，也不会带给身体关节垂直负荷，特别对脊柱来说。

许多姿势异常的特征都是肌肉张力过高，并因此使动作受限。舒适温度的水可以帮助肌肉系统进入放松的状态，进而促进患处更自在的活动。这种形态的放松，可帮助青少年的肌肉张力恢复正常，并帮助扩大动作的范围。一般来说，若儿童本身有多种障碍，且其中包括姿势异常，这一方法可同时帮助身体放松并减少地心引力的影响，改善其动作潜能。

运动治疗的适应证

水中活动与运动治疗的原则是一致的，特别强调从被定义为"疗效"的"运动"，逐步转变为主动的体能活动与休闲活动（学习游泳）。

制订水疗与水中康复计划时，必须考虑以下问题（Bergman & Hurzler，1996）。

- 水深：当身体潜入水中的部分增加，浮力支撑也会增加。因此建议先在较深的水中进行一些针对下半身的运动，然后再慢慢移到较浅的地方。另外，阻力会在全身都潜入水中时达到最大，这对强化上半身和上肢的运动来说非常重要。
- 动作速度与动作范围：运动的速度与水中的阻力有极大的相关性，虽然速度只增加一点点，但阻力却会大幅增加。同样地，扩大患者的动作范围亦会增加难度。因此，建议先让患者从缓慢的小幅度的动作开始，然后再逐渐增加速度与动作范围。通常当患者出现不正确的动作模式时，就表示动作的范围和速度已经超出了他们的能力了。
- 患者的位置：患者在水中活动的位置，应当取决于诊断的结果以及异常的特征。活动时可以包含各种起始位置，例如坐姿、站姿、趴躺、仰卧等。每一个位置，对肌肉骨骼系统来说都有人体运动学意义。因此针对不同的姿势异常调整针对性的泳姿也就显得更重要。

- 闭链与开链运动：设计水疗动作的时候，可以将水的浮力当成阻力，用来控制重力负荷的大小。当关节运动是处在抵抗一个持续的阻力时，例如像在地面上会产生闭链运动。因此，站在浅水中进行运动，通常和闭链运动是类似的。因为浮力的关系，关节的负荷会比站在地面上的小。另外，深水中的运动通常被称为开链运动，即在水平的位置上进行的运动，例如游泳。而各种提供阻力的器具可帮助关闭运动链。

至于运用闭链或开链运动，治疗师应根据问题的特性及治疗的目的自行判断。

利用水中运动来治疗姿势异常时，应着重以下几个方面（Solberg，1995）。

训练身体认知与身体形象

每个人都会根据自己的身体形象来定义周边的世界，如果对自己的身体没有完全的了解，那么任何需要身体认知的动作都会出现问题。"自我"认知存在于自我空间定位与一般空间定位的关系当中，而两者中间的参考点就是自己的身体。许多姿势异常的孩子会因为身体位置有诸多不对称的现象，使得动作学习出现瑕疵，并开始养成错误的动作模式。水中运动可以让患者体验新的动作模式，在水中训练自我与一般空间定位，也可增加身体的认知能力。

跳绳、铁环、球等都可以作为辅助的工具，让孩子提升对自己身体以及周围物体的认知（图10.2）。这方面对遇到"新"限制的患者来说尤其重要，例如脊柱受伤以及意外造成的身体障碍。

改善一般身体系统功能

1. 呼吸系统：将身体潜入水中的动作，会使胸腔与肺部持续受到压力，这对呼吸系统功能有正面的影响。水中运动可让患者更加意识到呼吸的过程，包括呼吸节奏、长度（Bergman & Hurzler，1996）。此外，水中的耐力运动也可帮助改善心肺能力。

2. 借助主动与被动伸展改善关节活动度：这对矫形骨科问题（手术前与手术后）来说格外重要。水中活动可帮助患者恢复正常独立的功能运动。

3. 改善肌力与耐力同样是改善运动功能的重要一环。水会对各个层面上的主动运动产生阻力，因而可从各个角度促进肌肉训练与关节运动。动作可以是全身性的，例如游泳或行走，或是以池壁做支撑来局部训练特定肢体（Bergman & Hurzler，1996）。

4. 神经肌肉功能：主要为改善协调能力与平衡，水中运动为许多姿势异常提供了训练方式。对这些症状而言，水中运动的好处

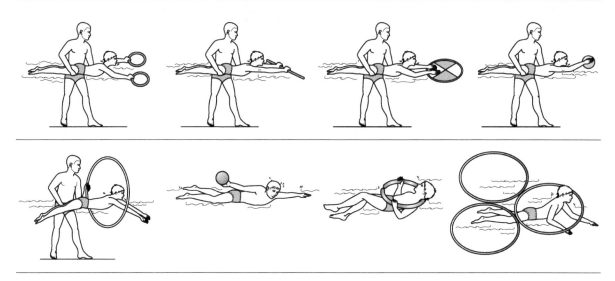

图 10.2   利用各种工具来进行水中活动

是因为水阻力能使各个动作的步骤减缓，因此学习状况会变得有效率。

在水中运动可以改善身体的协调问题与平衡问题，其方法包含各种方式的练习，从一个姿势换到另一个姿势、改变动作方向、改变节奏（变快、变慢、停止）、身体前进时变换游泳姿势等。这些练习也会帮助患者感知其在运动中所接收的运动知觉反馈。

可改善平衡的运动包括

- 从站立在水中，到脸朝下漂浮在水中，再回到站立姿势的动作转化练习

- 从脸朝下漂浮到脸朝上漂浮的动作转换练习
- 侧身划水前进，左右两边交替，并改变运动的方向
- 从左至右，绕圈游泳
- 在浮桶障碍物之间游泳，迂回前进
- 往前划水，停在某处，然后往后划水
- 在水中的一般行走运动
- 踮脚行走
- 用脚跟行走
- 双脚交叉行走
- 侧身向左走或向右走
- 在浅水处，双脚跳跃前进
- 在浅水处，单足跳跃前进
- 在髋部和胸部相应的水中高度，练习手脚协调的"跨步跳跃"
- 单脚站立在一处，用手臂动作来保持身体平衡（治疗师可"搅动"患者周围的水，使其产生波动，以增加身体平衡的难度）

　　此类型的运动可以有许多可能的变化。长久下来，训练可增加患者对身体姿势变换的掌控能力，改善其自我与一般空间定位的平衡能力、协调能力，以及自我与一般空间定位的身体架构。进步成果亦会反映在地面上的运动功能情况。

改善情感、情绪功能

　　对具有情感或身体障碍的青少年来说，必须让他们在活动中找到乐趣与成就感。在水中运动让身体有障碍的青少年们可以摆脱平时在地面活动所用的辅助工具（拐杖、脊柱支具等），自由自在地在水中行动。他们在水中所发掘的新技能将带来成就感和满足感，并增强他们的自信心与自尊心。

制订针对姿势异常的青少年水疗活动的原则

这里提出来的原则是以第14章详列的各项观点为根据的。设计治疗计划时，必须依照初步的诊断结果，综观儿童的认知、情感、社会身体状况，以及在水中与地面上的动作能力，制订出一套适合个人需求的疗程（见第7章）。

1. 每次就诊均应包含两个层面：
   - 治疗层面——针对姿势问题或障碍类型的特定运动，例如肌力与柔韧性运动，以不同方式在水中前进、进行呼吸运动等。
   - 游戏与乐趣——这方面可增加患者的动机与毅力，并增进患者与治疗师的关系，例如球类运动、利用各种器具、潜水游戏等。在这个模式中，一开始的活动着重在情感层面，安全又有趣的活动通常可提高运动目的，并为未来治疗的成功铺路。

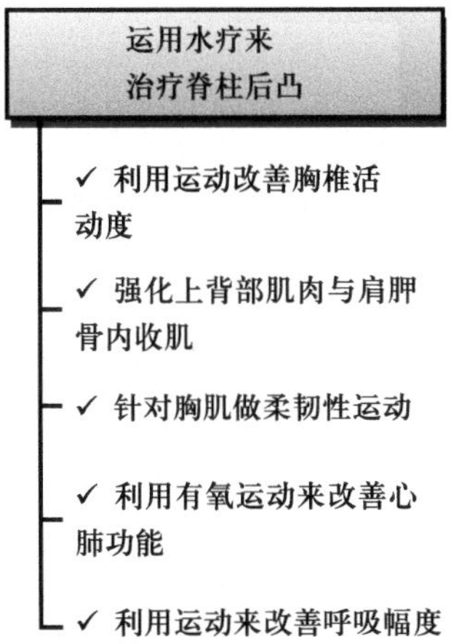

2. 建议每隔几个月就在地面上进行一次全面的姿势检查。借以观察进展，并设定接下来的治疗目标。不可忘记的是，在多数情况下，姿势异常是一种不断变化的病症状况，有可能改善，也有可能恶化，但通常不会维持不变。治疗师必须了解病症的变化，并且根据儿童的状况来做调整。

为了清楚说明前面所陈述的每个概念所需的疗程，下面以脊柱后凸这个常见的姿势异常作为范例。

治疗脊柱后凸

异常的主要层面

脊柱后凸的特征是胸椎弯曲弧度过大，肩膀与头部有往前倾的倾向（见第3章）。其他常见的特征还有胸部肌肉缩短、背部无力，有时也会发现颈椎过度前凸或发现患者呼吸短浅、身体认知力低等情况。图10.3是针对脊柱后凸进行水疗的几个主要层面，鉴于此，水疗必须强调以下几点：

运用水疗来治疗脊柱后凸
- ✓ 利用运动改善胸椎活动度
- ✓ 强化上背部肌肉与肩胛骨内收肌
- ✓ 针对胸肌做柔韧性运动
- ✓ 利用有氧运动来改善心肺功能
- ✓ 利用运动来改善呼吸幅度

图10.3 针对脊柱后凸进行水疗的几个主要层面

✓ 以运动伸展和拉伸胸部肌肉

✓ 强化背部肌肉，特别是肩胛骨内收肌

✓ 进行呼吸运动，以增加呼吸幅度（主要在吸气时）

✓ 利用有氧运动来增强心肺能力

✓ 用训练来改善胸椎的活动度（T_{1-12}）

✓ 进行身体认知与放松运动

针对脊柱后凸所建议的运动（图10.4）

这里所建议的运动项目，是为了符合特殊需求而设计的渐进式水中训练范例。

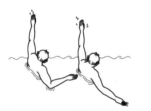
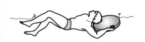
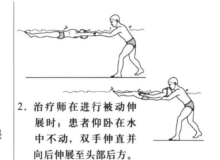

1. 站在水深及肩的地方——主动伸展两只手臂，使其向上，并向后画圆。

2. 治疗师在进行被动伸展时，患者仰卧在水中不动，双手伸直并向后伸展至头部后方。

3. 仰卧在水中，双手往后伸直，握住一块浮板——双脚像蛙泳和自由泳一样打水，使人身体伸直，头不要往前抬，并且确定骨盆没有往下沉。

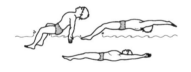
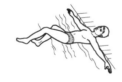
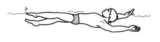

4. 往后用力推——双手握住游泳池的边缘，双手向后用力推并伸展身体。

5. 双手打开握住泳池的边缘，背部靠在池壁上，双脚做骑脚踏车的动作。（如果运动时间延长，也可训练耐力；双手伸展至两侧，可伸展胸部肌肉。）

6. 传统的仰泳——双手画圆时，尽量靠近身体。

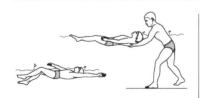
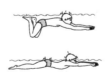
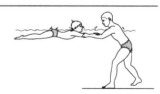

7. 仰泳——手臂运动完整且打直，靠近身体中心轴，偶尔治疗师需在患者的两侧肩胛骨的中间给予支撑。

8. 往前滑动——双脚蹬池壁，双手往前伸直，并且把头低下来在水中吐气。

9. 脸朝下浮在水中，手臂伸直，且由治疗师扶着——如自由泳般用腿打水，同时在水中吐气。

图10.4 针对脊柱后凸所建议的运动

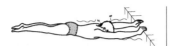

10. 脸朝下浮在水中，双手往前伸直，抓住游泳池的边缘——双脚如自由泳式踢水，同时在水中吐气。

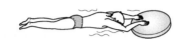

11. 脸朝下游泳，同时握住一块浮板，身体伸直且绷紧——两腿做蛙泳或自由泳式的动作。

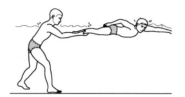

12. 自由泳，但治疗师会在水面下握住患者的双脚，给予轻微的阻力。

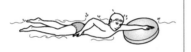

13. 一手自由泳划，另一手握住一块浮板。

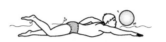

14. 推球自由泳划前进。

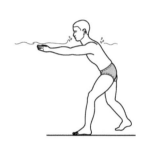

15. 在水深处往前走路，双手用力将水往前或往后推，但手臂不可超出水面。

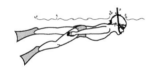

16. 练习使用蛙鞋和用通气管在水中呼吸。

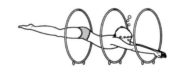

17. 坐在游泳池边缘，然后潜入水中，穿过放在水中的铁环。

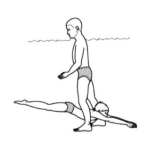

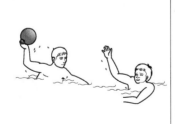

18. 在深水处传球。

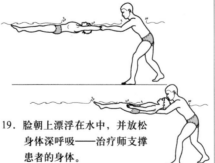

19. 脸朝上漂浮在水中，并放松身体深呼吸——治疗师支撑患者的身体。

20. 坐在游泳池边缘，然后往下滑入水中，穿过治疗师分开的双脚中间。

图 10.4（续）

以上运动疗程仅供说明之用，只要能够遵守水上安全规则与公认的人体运动学原则，治疗师均可改变与调整这些运动。另外，如前面所提到的，姿势异常治疗的一个重要部分，在于要不断改变现有的动作模式，并密集地训练身体认知能力。因此，建议治疗师除了在水中活动外，还需结合地面上的定期运动进行治疗，以达到最佳的效果。

总结

本章的主要目的是鼓励治疗师根据自己的专业判断来选择水中的康复运动。为了达到这一目标，本章探讨了各主要问题，如水中运动对治疗姿势问题的好处，以及制订水疗计划的原则。

姿势异常的情况非常复杂，规划姿势异常治疗也非易事。本章所提供的脊柱后凸治疗，仅是如何针对姿势异常规划运动疗程的某个特定范例而已。

第3部分
姿势异常的诊断与治疗

第11章

辅助设备在适应性运动中的应用

11

如果希望设计一套有针对性的治疗方案，治疗师必须了解该异常症状的特征，并正确分析异常病症所引起的功能与动作困难。在此基础之上，治疗师可以运用各种有趣的活动来改善这些功能。

本章以适当的工具与设备刺激认知情感，以身体发展过程为推论，来探讨在治疗姿势异常时，可以用哪些方法来创造性地使用辅助设备。

创造性地使用治疗设备

随着年龄的增加，青少年的计划能力和形成系统化模式的能力，会随着动作的多样性而进步。这种连续性的进步，可以从他们身体活动的技能拓展、一般活动、姿势模式中观察到。

"基础能力"模式

基础能力模式认为基本的动作能力，是执行各种日常技能时不可或缺的先决条件。例如，协调能力与平衡，便是能够正常行走的基础。若要拥有最佳的功能，就必须具备这些技能。此外，这些基础能力也包含或融合在其他必要的技能当中，因此运用这些模式的治疗方法，会强调动作构成要素的训练。

整体运动模式

整体运动模式必须包含基础能力，但并非只单独训练基础能力。换句话说，即便基础能力会包含或融合在其他必要技能当中，但仍可能会出现相反的结果；当运动涉及整体技能时，基础技能一定要被涵盖在内。因此整体运动模式包含整个范围的全面性活动，将有助于改善动作构成要素。

这似乎是适应性运动与其他治疗技巧的一个差异。在辅助医疗的治疗中，治疗师通常强调训练各个姿势要素，例如特定的肌肉伸展与肌力训练等，而适应性运动方式则会强调以整体性的运动来治疗这些构成要素。

这个方式的学习过程是主动的。举例来说，如果治疗师希望孩子做手肘伸展运动，可能会设计一项任务给孩子，例如锤钉子或投篮。当孩子做出手臂伸直的动作之后，治疗师会请孩子注意他要的结果（肘关节伸直），以便让孩子也会在其他情况下做出相同的动作（动作转移）。

建议在治疗青少年姿势异常的问题时，采用基础能力模式与整体运动模式相结合的方法。

此种整合式方法的另一个重要作用在于，孩子可以享受治疗的过程。动作所带来的成就感与乐趣是刺激孩子不断努力的重要基础。这里的基本假设是，假如孩子喜欢某项活动，他们便会更有动力继续去努力。这表示治疗师会面临一个重大挑战，即必须找到能够引起孩子兴趣同时又与治疗目标相关的方式。

这里有一个例子可说明此种运动模式，这其中包含两种强化背部肌肉的运动（图 11.1）。

这两种运动拥有同样的效果，都能够达到强化背部肌肉的目的，但手法上却有所差异。在 A 运动中，孩子全神贯注在运动上，有时会感到不舒服和无聊。相反地，在 B 运动中，孩子的任务既有趣又具有挑战性，不但可帮助其强化背肌，也能获得快乐。这样就会使孩子更多地把注意力放在体验本身，而非困难上。

如前所述，建议治疗师同时使用两种方法进行治疗，意即"枯燥乏味"的严格训练，加上各种活动运用配合适应性的设备，在孩子的兴趣、动机、个性，以及会吸引他们的事物上给予更多的注意与重视（图 11.2）。

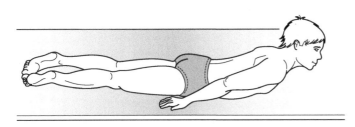

A

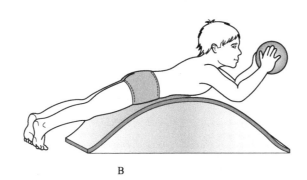

B

图 11.1　可强化背部肌肉的运动

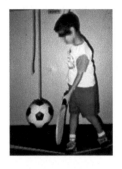

利用垂吊的绳子和球拍来训练动作屈伸与力量调节

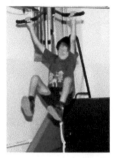

利用运动器材

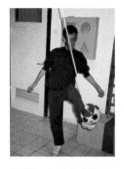

脚踢一个垂挂下来的球，以锻炼时间控制与协调能力

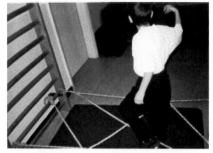

走在设障碍的区域，可改善动作规划能力与空间定位

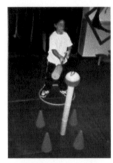

利用海绵球棒来训练，跨越身体中线，与视觉动作协调

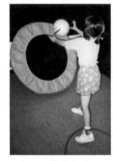

利用弹簧垫和球来训练传球与接球

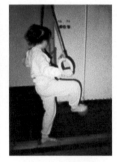

利用长凳来训练静态平衡与动作时间控制

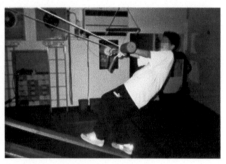

利用倾斜的长凳来模拟冲浪运动

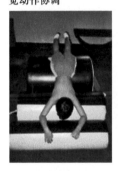

在3个倾斜的滚筒上训练被动动作

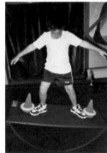

在左右摇摆的平面上训练平衡能力

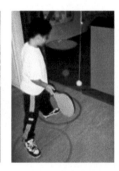

利用垂吊的球来增进拍球的技巧

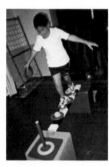

在平衡木上训练静态与动态平衡

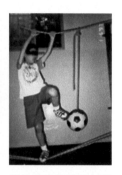

利用悬挂的绳子与球来锻炼身体协调能力

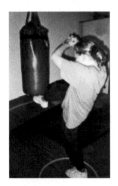

脚踢拳击用沙包来改善平衡与协调能力

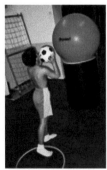

利用弹力球与滚筒来练习传球与接球

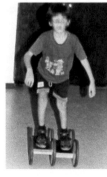

利用踩脚踏船来改善动作控制与平衡能力

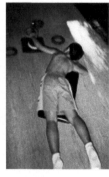

利用滑板车来强化背部与肩带肌肉

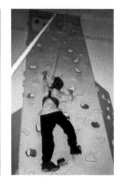

利用攀岩，培养自信心与训练动作规划能力

图11.2 治疗时可适当地运用各种设备

第 3 部分

姿势异常的诊断与治疗

第 12 章

幼儿期动作与姿势发展的规律与应用

12

在幼儿期，儿童动作与身体发育会不断变化。幼儿期所接触的动作活动，将决定并塑造未来各项能力。孩子会观察自己的四肢，在自我空间与一般空间中感受与移动他们的四肢。当他们对身体的动作掌握更加纯熟时，动作控制能力将能够让他们逐渐学到各种各样的技巧，例如抓东西、丢球与接球、传球、爬行与走路，同时发展出平衡能力、协调能力、力量调节能力，运动感觉等。

通过想做的一些动作来让他们的活动更有效率，并提高他们规划与区分动作、辨别方向、发展空间定位的能力。这些技能均会影响儿童的姿势，促进儿童身体的正常发育。

如果家长对这些内容没有足够的认知，动作与姿势的发展便可能遇到障碍。许多未接触足够运动的儿童，常会遇到无法处理的动作缺失的情形。另外，也有一些情况是因为孩子维持在特定一个模式时间太久，或是动作习惯不好，而发展出各种姿势异常。

基因遗传与环境因素均会影响儿童正常发育。尽管基因对儿童的姿势与发展有显著影响，环境因素同样也不可忽视。与幼儿共处的父母和专业人员必须敏锐地认识到所有与身体活动相关的因素，这些因素是否对身体有积极作用并产生举足轻重的影响。

下面的问题自然而然会出现：

- 应该让婴儿仰着睡，还是趴着睡？
- 应该如何鼓励孩子坐着？
- 孩子走路的时候应该要在旁边扶着吗？还是让他们自己走？
- 该如何鼓励孩子做各种动作，以促进身体发育呢？

本章将纵观各种幼儿动作与姿势发展的重要特点，尽量避免以后发展出现姿势异常现象。

幼儿期常见的发育特征

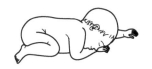

从出生到两岁

这个阶段动作的特征是从各种反射性、不自主的动作，发展成为较能自我控制与组织的动作。婴儿时期的动作发展包含数个里程碑，比如抬头、翻身、爬行、坐、站立、行走。

出生后第一年的动作发展阶段有助于姿势（整体功能增强与脊柱弧度逐渐形成）与动作能力的形成（大肌肉动作发展以及精细动作基础的建立）。初期发展阶段基础动作模式是清楚且可预测的。我们必须学习常见模式中的动作发展规律（Yazdi-Ugav，1995）。

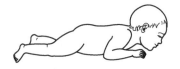

从头端往尾端的发育过程

大肌肉动作发展是从头部开始往下，最后发展至脚部。在这个过程中，动作控制与掌握的能力是先从头部逐渐形成（颈部肌力），然后是上半身与上肢，最后才是下半身与下肢（Yazdi-Ugav，1995）。

在这个发展规律中，婴儿发展里程碑包括在身体趴着的时候抬头、用前臂与手肘撑起身体、坐姿、爬行、站立、行走（图12.1）。

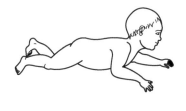

这个阶段的发育过程有缺陷，则会出现发育迟缓的现象，稍微长大之后，还会出现动作笨拙的情况。

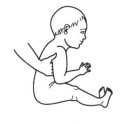

由近端到远端的协调能力

靠近身体中线的肌肉，会比距离中线较远的肌肉先发展协调与动作控制的能力。这种发展模式强调大肌肉动作与精细动作之间的功能连接，例如肩带区大肌肉群的肌力，可提供手部与手指所需要的

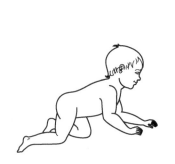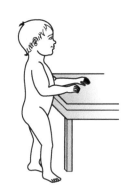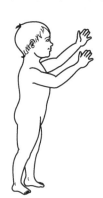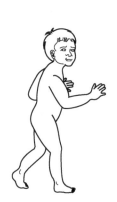

图12.1　各项动作发展的里程碑：一岁

稳定度,来执行书写、裁剪、扣纽扣等动作所需的精细动作。这些要素强调身体对活动的需求,强化大肌肉群,有利于日常功能的稳定度。

这些发展规律的重点是必须进行身体活动以加强大肌肉群肌力,提供身体日常所需的稳定度。

婴儿的神经功能会影响动作行为

神经系统发展的过程从简单、大量、反射性的动作,到精细、整合的动作。

出生后发展的许多反射性动作,都是通过脑部神经中枢控制中心来控制动作模式(Yazdi-Ugav,1995)。我们必须知道有一大部分的动作发展需依赖婴儿各神经的发育,没有任何的特定训练可以加速这个过程。

试图加速自然的成长过程,反而会造成伤害。举例来说,过早鼓励儿童站立或行走,会使髋关节或膝关节负荷过大,有损躯体最佳化的发展("长子综合征")。

另外,虽然婴儿的某些神经肌肉反应是自然的反射动作,但多数是有意识的动作且学习而来的,会受到环境因素与经验的影响。因此随着婴儿的身体发展,不自主与自主反应的比例会有所改变,反射动作会慢慢消失,受到控制的协调动作会逐渐形成。

这说明了让孩子去接触各种动作刺激的重要性。我们需要为孩子创造一个具有激励性质的环境,鼓励他们参与,训练他们,并且确保孩子的动作资料库中没有缺少任何动作。除了增加孩子的动作模式之外,这个方法还可以在情绪方面带来正面的影响,帮助孩子提升自信心与自尊心(图12.2)。

两岁到四岁

儿童在这个阶段的特征是各种动作功能更加细致,并学习到新的技巧,例如跑步、攀爬、跳跃。精细动作的协调能力已逐渐进步,让孩子更能够控制各种动作,甚至小肌肉群也开始出现比较精细的动作。

在身体方面,这是一个身体不断成长的阶段。骨骼的成长相当快速,骨主要为柔软的软骨。肌肉系统发展主要集中在大肌肉群,脊柱弧度则继续缓慢发展。

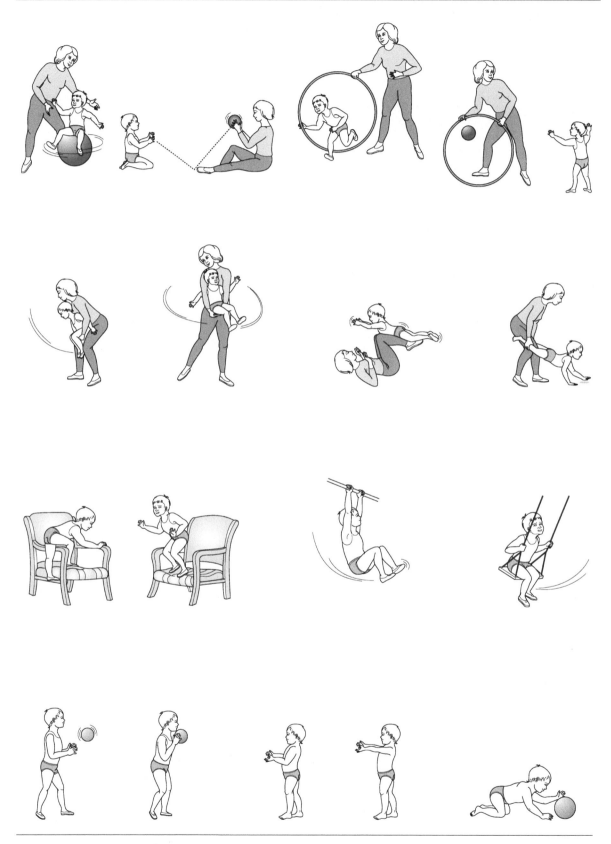

图 12.2 不同幼儿发展阶段所接触到的身心动作。这里所示范的图例，强调各种可在家里（室内、庭院、玩具间）进行简单的
肢体活动。可帮助儿童在身体与情感表达上有正常的发展。这些活动的重点较多侧重于动作的经验与乐趣，而不强调最终的动
作表现

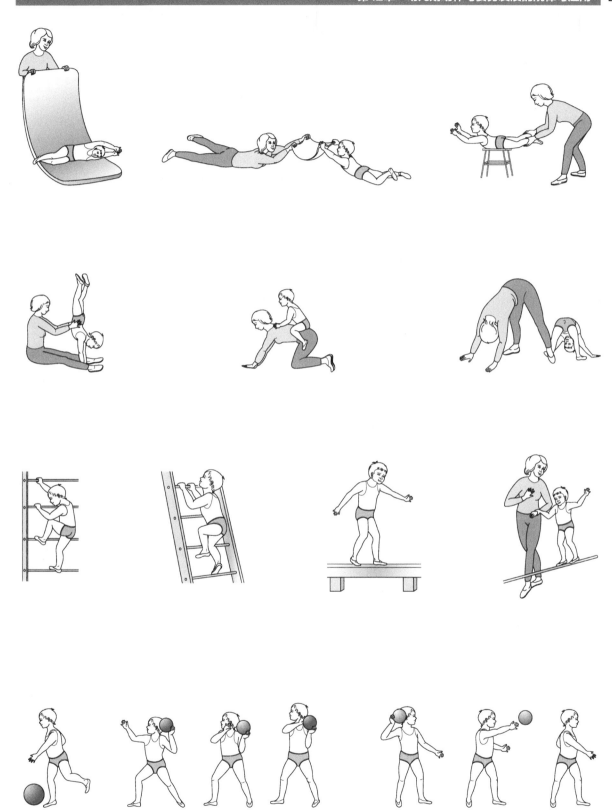

图12.2（续）

幼儿期常见姿势异常的诊断、预防和治疗（矫形外科观点）

幼儿期相当容易发展出下肢姿势异常（见第 5 章）。这些姿势异常的形成，可能是由先天性缺陷、遗传因素或环境因素导致的，例如运动习惯、动作缺失等。

怀疑有任何姿势异常时，应该首先进行诊断，因为除了自身问题外，下肢异常也可能长大后形成在动作上的一个缺失，从而影响整体的功能运动。

在下肢方面，应该特别注意以下部位：

- 足部（踝关节平衡与足弓发展）。
- 膝关节（膝后顶，膝外翻 / 膝内翻，胫骨扭转）。
- 髋关节——内旋与外旋动作时，横截面功能上的平衡（有关这些异常的详细说明参见第 5 章）。

幼儿期的足部姿势特征

足部结构会随着儿童的成长而改变，这是诊断与治疗儿童姿势异常时必须考虑的一点。因为儿童的年龄会直接影响到足部的功能。在许多情况中，在某个年龄被认为是正常的状况，在长大后可能会被定义为异常（Gould & Davies，1985）。

在这方面，幼儿期最显著的特征是足弓高度不足。这在这个年龄是正常的，但足弓会随着孩子长大逐渐发展。另外，应该尽可能地鼓励孩子进行赤脚活动，这能给予孩子逐步成长的最佳环境，例如踮脚走路，在沙地、草地、地毯、地垫上赤脚行走等（其他如何强化足弓的方法请见第 8 章）。

幼儿期的膝关节姿势特征

- 胫骨水平旋转（胫骨扭转）——在儿童时期，脚趾朝内的原因可能是由于胫骨相对于股骨的位置产生了内旋（参见第 5 章）。这是根据胫骨旋转的方向而定的，但也有可能造成脚趾朝外（图 12.3）。这些时候必须取得矫形骨科方面的医学诊断，再根据这些资料来确定是否给予治疗。在某些情况下，关键位置会在成长过程中自行改善，甚至自动矫正过来，在某些情况下则建议介入加以治疗。

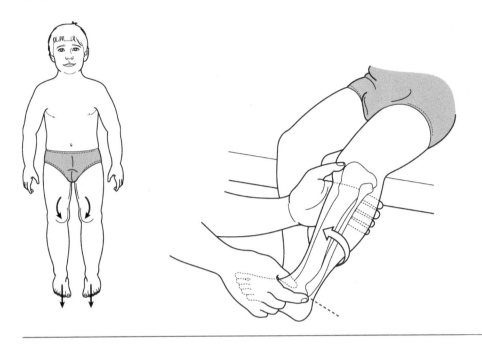

图 12.3 相对于股骨位置的胫骨扭转

- 膝外翻 / 膝内翻——在幼儿期，许多骨骼系统的结构特征会影响下肢的姿势，反映出的具体典型姿势模式为膝内翻（O 型腿）。但这类 O 型腿通常会随着儿童的成长而自动有所改善（Kahle 等，1986）。

（关于这些问题的详细说明参见图 5.7～图 5.8。）

幼儿期的髋关节姿势特征

幼儿会因为内旋 / 外旋时水平面上功能性的不平衡，而形成各种髋关节的异常症状。髋关节内旋和外旋时的活动度受限，会造成走路与跑步的时候无法取得平衡，危害儿童的运动功能，例如平衡感不佳、经常容易跌倒等。除了会影响到动作，这类异常也会影响髋关节正常的解剖结构发展（Norkin & Levangie，1993）。

必须特别注意儿童的坐姿习惯，幼儿长期的坐姿是 W 型的姿势（图 12.4）。虽然孩子会觉得这种坐法很舒服自在，但在人体运动学上并不建议这么坐，原因是：

- 这个姿势会使膝关节内侧负荷过大，减弱韧带强度与逐渐损毁关节稳定度。

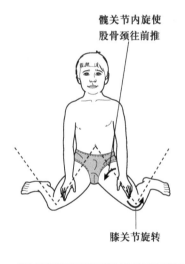

髋关节内旋使股骨颈往前推

膝关节旋转

图 12.4 W 型坐姿

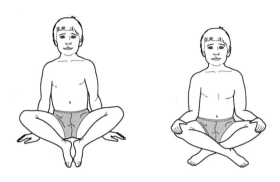

图 12.5 形成髋关节外旋的坐姿

- 因为幼儿期的股骨扭转角通常较大，这种坐姿会促使股骨颈往前推移，虽然坐起来很舒服，却无法让姿势自然且自动地修正回来，本章稍后有更详细的描述。

当髋关节有过度内旋的情形，这个坐姿更是个大问题，它会使问题一直存在，甚至恶化。因此，建议鼓励孩子双脚交叉而坐，或者坐着的时候让两脚脚掌合在一起（图 12.5）。

这项动作与姿势习惯的重大改变，会随着儿童的自然成长过程，对髋关节正常发展有正面的影响。

当婴儿长时间维持在静态姿势的时候，他们会在睡着时轻轻地变换动作。对这些双腿过度内旋和外旋的儿童来说，他们可能会在睡觉时把双脚放在舒服的平衡位置，必要时家长可以用枕头作为辅助工具，预防双脚被放在不适当的位置（图 12.6）。

任何会影响婴幼儿姿势与身体发展的改变，包括运用本章内的任何运动疗法，均应该先经过专业的诊断后，在矫形骨科专家的指导下进行。

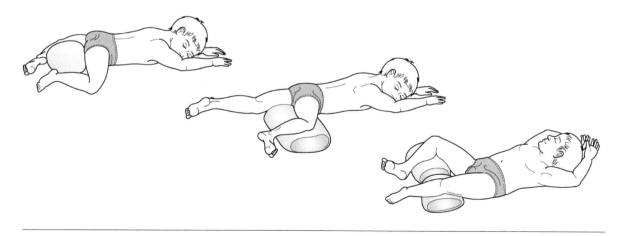

图 12.6 睡觉时运用枕头来平衡双脚的位置

髋关节的旋转动作机制

髋关节过度内旋和外旋的原因之一，有可能是股骨颈的解剖学位置处于下列其中一种情况所造成的。

- 前转
- 后屈

在正常情况下（图12.7）股骨头与两股骨髁之间连线的夹角为12°。此为股骨颈扭转角（可见图5.10），当股骨颈扭转角的角度变大时，会导致向前转的状况，产生内旋幅度过大（图12.8），这种情形会造成儿童在走路时出现脚趾朝内。

旋转的相反状况是后屈，此时扭转角的角度会小于12°。从功能上来说，这会造成外旋幅度过大，使走路时双脚出现脚趾朝外的现象，如同卓别林在电影里的走法（图12.9）。

和成人相比，幼童较常出现前转的扭转角度过大，这或许是正在学习走路的儿童经常以脚趾朝外走路的原因。

总结

身体的成熟，以及幼儿园老师、家长、学校老师的正确指导，可帮助儿童正常发展。认识最佳动作与姿势发展的关系，能防止发展过程中出现异常，且可在发展、发现时及早治疗。

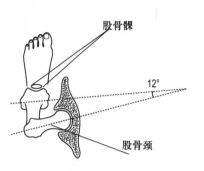
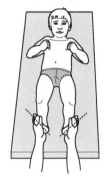
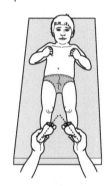

图 12.7 下肢关节的正常解剖学位置

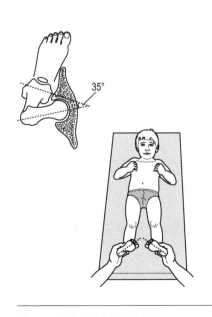

图 12.8 髋关节处在旋内的位置

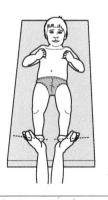

测量时画出垂直线，两垂直线交汇的角度，即为扭转角

图 12.9 髋关节处在旋外的位置

第3部分

姿势异常的诊断与治疗

第13章

治疗青少年姿势异常时使用的矫形骨科支具

13

当许多父母开始寻求可靠的诊断，希望确定哪些治疗适合孩子的时候，会因为医师与治疗师的意见大相径庭而受挫。

如果诊断的是身体残障，通常不会有意见相左的情况。然而，谈到姿势异常时，诊断结果却经常互相矛盾。之所以会有如此差异，是因为每个专业原则所运用的条件各不相同，因此一个有轻微姿势异常状况的青少年，可能会得到下面几种诊断结果：

　　结果 A：异常症状轻微，没有任何疼痛，功能上未受任何限制，建议不需治疗，只要定期观察就好。

　　结果 B：从其他角度诊断问题时可能会认为，即使没有严重异常，仍需要给予治疗，预防孩子在身体发育过程中情况恶化。处方包括训练身体认知、改变动作与姿势习惯、做适应性运动。

　　结果 C：不需特定的动作治疗，但建议可去游泳。

　　另一个极端的情况是，一位矫形骨科专家建议使用某种支具来改善一个轻微的姿势问题，而另一位医师完全不考虑用治疗来干预身体发展。

　　简而言之，即使异常，本身并无任何病理变化，诊断、症状解读与各种建议，都会根据医师主观的方法及其对姿势异常的副作用的认知而确定。

　　当父母在思考该采用何种方法的时候，这个问题经常会带来挫折与无助感，唯一的解决方式是运用个人的常识，并且寻求医学专家的意见以及专精于动作分析的治疗师做全面性的诊断。

　　每个病例均必须独立看待，异常严重时，不应该排除使用支具或者其他支撑工具的可能性。但若是使用支具，就应该同时进行适应性运动，以提高矫形外科治疗的效率，并减少支具可能造成的二次伤害，例如肌肉无力、动作僵硬、情感受挫等。

治疗用的矫形外科支具

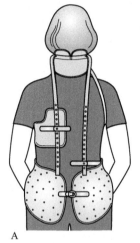

A

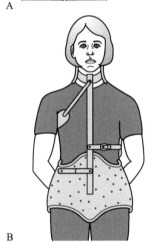

B

矫形外科支具治疗的原理是创造出物理支撑力，对身体与脊柱多个部位施加压力，这些支具可随特定特异状况与患者的体形而调整（Kisner & Colby，1985）。

使用支具的主要目的是预防异常造成脊柱进一步恶化，且主要可在儿童快速成长阶段，提供整体的支撑与稳定性。最常用到支具的异常病症包括原发性脊柱侧凸（参见第 4 章），以及脊柱后凸或前凸等矢状面过度弯曲（见第 3 章）。

在众多支具当中，有 3 种支具最常用来治疗最严重的姿势异常——米尔瓦基支具、查理士敦支具以及波士顿支具。这些支具都因结构和材质的不同而有所差异，以下是每一个支具的主要特征。

米尔瓦基支具

米尔瓦基支具（图 13.1A、B）用于治疗严重的原发性脊柱侧凸（见第 4 章），降低青春期快速发育时引起恶化的担忧。有鉴于此，这种支具通常不会用在过了成长高峰的青少年身上。另外，米尔瓦基支具，可用于 10 岁以下患有严重脊柱侧凸的儿童。

米尔瓦基支具会随着脊柱侧凸的方向紧贴身体，在脊柱的数个位置给予支撑，防止脊柱侧凸弧度增大，减少胸椎旋转的现象。

米尔瓦基支具，旨在通过两种方式动态矫正脊柱侧凸：

1. 提供物理支撑力，并让孩子维持更好的姿势，借此帮助矫正。
2. 建议在使用支具的同时，结合每日的运动治疗，分别在穿着支具和脱掉支具的时候进行运动。

在许多病例中，患者一天会有 23 个小时穿着支具，但实际上穿着支具的时长应依姿势异常的严重度、青少年年龄以及矫形骨科专家的观点等而定。探讨支具效果与每天使用支具时长的研究结果经常是南辕北辙的（Donaldson，1981）。

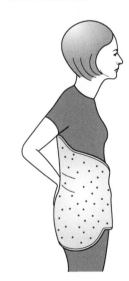

C

图 13.1 米尔瓦基支具（A、B）与查理士敦支具（C）

米尔瓦基支具的治疗效用颇受争议，因为许多因素皆会影响效果。某些病例获得了明显的改善，而某些病例则发现脊柱侧凸的状况日益恶化，即使它已使脊柱排列有所改善，但一旦拿掉支具后，也还是有可能逐渐回复到先前的情况。治疗结果不明确，使得研究结果相当令人沮丧。同时，若不使用支具，也会有症状恶化的风险。因此，建议在使用前先评估所有因素，并取得各方意见，千万不要因为不舒服而拒支具于千里之外。

查理士敦支具

查理士敦支具（图 13.1 C）的适应证与米尔瓦基支具一样，不过较适合青少年使用。在许多情况下，青少年只有在睡觉时才穿戴支具。

波士顿支具

波士顿支具（图 13.2）主要用于支撑躯干，对颈椎没有任何作用。波士顿支具最常用于矢状面的严重姿势异常，例如圆背、脊柱后凸、脊柱前凸。在特定情况下，波士顿支具亦可给予脊柱侧凸以有效的支撑。

如前所述，针对矫形骨科支具使用的主要观点，支具的使用仍然受到争议，治疗师建议先权衡其优缺点后再做决定。本章接下来会提供各项建议，说明何时必须使用支具。

使用支具的优点

支具可以提供脊柱所需的稳定度，当状况异常严重时，支具有助预防病况在成长高峰期恶化，支具所给予的物理支撑，也可预防脊柱朝偏移的方向崩塌。

支具有助于改善因肌肉缩短而受限的活动度，通过支具长时间施加物理压力来伸展缩短的肌肉。在许多伴随胸肌缩短与肩部前移的脊柱后凸病例中，波士顿支具可发挥作用，防止肩部往前造成肩胛骨前突。

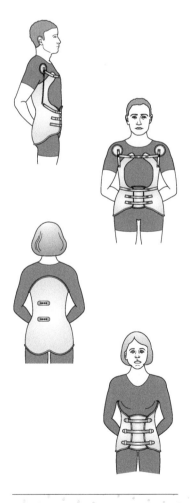

图 13.2　波士顿支具

使用支具的缺点

- 调整时会感到不舒服，通常这种感觉会随时间而淡化。
- 躯干活动大时动作会受限，动作模式也会随之改变，因而影响到儿童的动作控制与动作表现。一些明显的例子包括新的走路方式、新的书写方式以及其他日常活动方式的改变，例如穿衣服与吃东西。
- 胸部所受的压力会限制呼吸功能，这样的压力可能会限制吸入的空气量，造成呼吸短浅。
- 因为孩子会不断地成长，支具必须间隔数月就调整一次。
- 长时间使用支具可能会在身体其他部位产生压力点，限制活动度。反映出的结果包括动作模式僵硬，且对受伤与疼痛相当敏感。
- 由于支具会带来物理支撑，有可能会为了稳定躯干，而使维持姿势的肌肉功能减弱。
- 使用支具可能会影响儿童的心理与社会功能，影响程度会随着每个孩子的个性与社会地位而不同。

使用支具时必须谨记

每天多次仰卧，可减轻负担，并获得休息。

如果必须穿戴支具睡觉的话，床垫不要过硬，可减轻不适感。

建议根据支具调整服装，选择宽松轻便的衣服。

建议学习并练习呼吸运动，增加吸气、吐气的幅度（参见第8章）。练习时不需穿戴支具，让身体仰卧，并尽量练习胸腔与肋骨的动作。

除了呼吸运动外，也建议选择特殊的骨盆位置训练。练习骨盆往前与往后倾斜，这种运动对强化腹肌来说非常重要。

骨盆前倾与后倾时，穿戴与不穿戴支具均可（图13.3）。

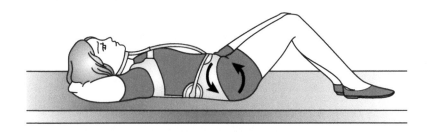

图13.3　骨盆前倾与后倾时，穿戴与不穿戴支具均可

支具与适应性活动结合治疗的重要性

使用支具时，身体活动成为治疗中相当重要的一部分。某些运动不需穿戴支具，有些运动则需穿戴支具。在这些情况中，运动治疗的主要目的在于：

- 维持整个躯干的肌力。固定的支具支撑，使身体活动量大幅减少。当支具治疗终止时，肌力维持运动尤为重要，有助达到功能的最佳化。
- 维持正常活动度。对于因支具而固定不动的脊柱区域，以及肩带与髋关节等其他区域而言，维持正常活动度非常重要。
- 训练心肺耐力运动时，应避免给予脊柱冲击与垂直负荷，例如练习固定式脚踏车、游泳等。
- 增加躯干与脊柱的拮抗肌群的功能性平衡。必要时应针对患者的特定异常症状进行不对称运动。
- 进行儿童所喜欢的一般运动活动（游泳、球类游戏等）。除了该异常问题的禁忌活动外，建议鼓励孩子参与运动，有助他们的身心与社会发展。我们必须记住，动作游戏与运动是青少年重要的沟通渠道，必须尽一切努力，避免因身体限制而造成的被群体孤立。身体活动对儿童心理与身体形象的发展相当重要。

总结

支具与其他辅助工具的治疗效用受到争议。本章采用中庸之道——不反对也不赞成。

每个病例均需具体审慎评估，应根据下列几项参数做全面性的评估后再做出决定。

- 异常的严重性
- 儿童的情绪状态
- 考虑可能因为不使用支具而造成异常的恶化
- 考虑可能因为使用支具而造成的伤害（情绪问题、自尊心受损、逃避身体活动、肌力减弱等）

第3部分

姿势异常的诊断与治疗

第14章

构建核心区肌肉动作控制：渐进式训练计划的原则及应用

14

Gill Solberg 和 Ohad Interator 博士

引言

过去 15 年里，不管是临床康复治疗还是健身训练都对核心区肌肉关注有加。众所周知，核心区肌肉功能的完善可以减少背部负荷，提高背部稳定性，并确保受力在身体上肢和身体下肢之间安全且有效转移。核心区肌肉对于保持骨骼系统的静态以及运动过程中的稳定性发挥着至关重要的作用。

本章的目的是对与核心区肌肉功能相关的系统进行全面回顾，并为控制核心区肌肉功能提供基本解决方案。功能控制是运动和日常生活中形成最优化功能动作中至关重要的一环。同时，功能控制也能成为未来预防运动医学并发症的一种措施。因此，21 世纪任何旨在改善运动模式和稳定性的研究中，核心区肌肉的相关知识都是必要的研究部分。

不管是运动还是运动指导中，通常都会关注核心区肌肉的训练，目的是增强肌肉并改善腰部姿态。在本章中，强调了动作控制的重要性，以及其在核心区系统中对身体进行整体修正的能力。解决方案基于这样一个假设：动作控制的基础性要素（如时机、动作和单关节运动能力）的重要性，并不弱于肌肉力量的增强，反而更甚。在本章中，介绍了一系列动作控制中重难点动作的训练方法，以使读者获得对核心区肌肉的适当控制。本章的训练计划包括肌肉力量的增强，但不仅仅局限于提升肌肉力量、强度或耐力。

本章的目标可以概括为提供一个有计划、可量化、可追踪，并基于对治疗师和患者的明确的定量反馈的训练计划。本训练计划的三大优势在于：以翔实的理论为基础，以作者的临床经验为依据，并以治疗、教学和实践为指导。

理论背景

脊柱的静态和动态稳定性由多种因素构成。背部稳定性需要 3 个系统的共同参与：①被动系统；②主动系统；③动作控制系统。下面将简要讨论这三个系统。

被动系统：包括韧带、关节、关节囊、结缔组织等结构（图 14.1）。这是一种没有"主动增强力量"的被动结构。被动结构具有结构本身固有的稳定性和运动自由度，例如肩关节可以完成向各个方向运动。此外，椎骨的结构和脊柱可进行不同运动方向、角度、动作幅度的运动。

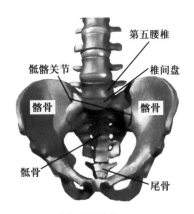

图 14.1 骨盆和髋关节
骨盆的每一个关节都有一个不同的结构（关节囊、韧带），不同的结构用以支持特定的运动

主动系统：包括肌肉和结缔组织。它们由意志控制，或者对运动做出反应。这是一个最重要的系统，没有它就没有运动。人类需要运动，一个单纯的被动结构是不够的，因为它只允许被动稳定性。达到动作过程中的动态稳定，需要一个活跃的支持系统。

本章的主题是腰背部肌肉，该系统可分为两部分：主动的局部系统（核心区肌肉系统，图 14.2）和活跃的全身系统（图 14.3）。两个系统的区别见表 14.1：

表 14.1 局部系统与全身系统

属性	局部系统（深层肌肉）	全身系统（表层肌肉）
肌肉	多裂肌、盆底肌、膈肌、腹内斜肌，腹横肌	腹内斜肌、腹外斜肌、腹直肌、臀部肌肉、表层竖脊肌、背阔肌
收缩类型	强直性，耐力运动	阶段性，快速运动
肌肉纤维	红肌纤维	白肌纤维
时机与功能	在背部和肢体动作前进行初步收缩，以达到稳定	在局部系统激活后，收缩肌肉并生成动作

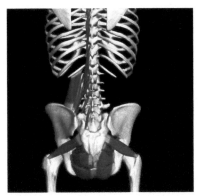

图 14.2 活跃的局部系统——核心区肌肉系统

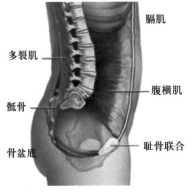

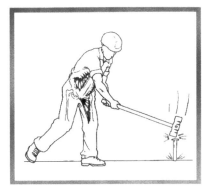

图 14.3 全身肌肉系统在运动中的例子
背部的弯曲扭转，同时将等待转移至前面的腿（锤击期间），与腹内、外斜肌收缩时协同发力

动作控制系统：这是控制整个系统时机、方向、力量和功能特征的神经系统。该系统负责接收来自周边的传感器反馈，处理信息，并根据数据激活运动或稳定状态。重要的系统组成部分来自于大脑和脊柱（中枢神经系统）以及周围神经（末梢神经系统）。

核心区肌肉功能回顾

腹部肌肉

腹部肌肉是全身运动系统的一部分。在日常活动中，腹部肌肉是运动的主要肌肉，并与其他背部肌肉协同运作。从运动学的角度来说，腹部肌肉主要有以下 3 项功能：

1. 对呼吸过程的辅助。腹部肌肉的收缩（尤其是腹横肌）增加腹内压。在膈肌上升的呼吸过程中，腹横肌的作用尤为重要。这主要发生在剧烈的呼气过程中。

2. 创造运动。在全身运动系统的不同动作中，腹部肌肉都是必不可少的。
- 脊椎的前屈——在矢状面的运动
- 骨盆后倾
- 脊椎和骨盆的侧屈——在冠状面运动
- 旋转——在水平面的脊柱和骨盆移动

3. 改善腰背部的稳定性 腹部肌肉与其他核心区肌肉结合，在稳定腰背部和骨盆方面起着重要作用。在其稳定作用下，腹部肌肉在运动时防止脊柱和骨盆的代偿运动。它们控制或预防骨盆向前扭转，从而防止腰椎不受控制地前凸。因此，腹部肌肉在矢状面上有助于脊柱的稳定。

盆底肌

盆底肌是局部运动系统的一部分，对维持腰背部的稳定至关重要（图 14.4）。与其他核心区肌肉相同的神经机制也激活了盆底肌。在以下情况下，它们的正常运转非常重要：

1. 盆底肌的收缩有助于腰背部区间稳定性。

2. 适当的肌肉张力和骨盆器官的动态稳定性可以保护盆底的结缔组织。这些肌肉在放松时和意外压力作用下，对盆腔内器官进行控制和支持——抵抗重力。

3. 骨盆肌肉收缩能让人自由地控制腹内肌，尤其是在腹内压增加的情况下，如咳嗽、打喷嚏、剧烈大笑、腹部和骨盆区域肌肉用力等。

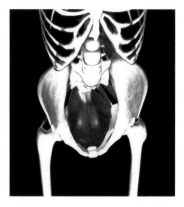

图 14.4 盆底肌

膈肌

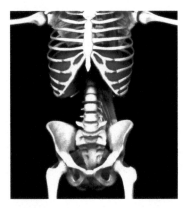

图 14.5 膈肌

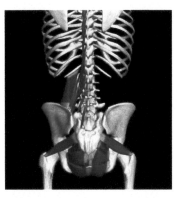

图 14.6 多裂肌

膈肌既是呼吸肌的主要部分，又能根据肢体运动收缩。因此膈肌与其他的核心区肌肉协同运作有助于背部区间稳定性。此外，由于膈肌插入上腰椎（图 14.5），它在增加腹内压的过程中产生稳定的作用力。

多裂肌

多裂肌（图 14.6）通过共同的神经机制与其他核心区肌肉整合而发挥功能。多裂肌在核心区肌肉练习中至关重要，原因如下：

1. 研究表明，在腰部疼痛患者中，多裂肌功能退化萎缩。

2. 多裂肌通过胸腰筋膜（连接肌肉的结缔组织）来促进背部稳定。

3. 多裂肌的解剖结构显示，它对维持腰椎的区间稳定性有重要作用。

应用

本章的主要观点是：提出一个渐进式训练计划，并进行坚持不懈的练习，以建立对核心区肌肉的控制。为此，提出了一种结构化的训练设计方案，引导患者一步步地从最简单的训练开始，直至获得完全的肌肉控制力。

训练计划始终如一地引导患者，并采取循序渐进的步骤。这个训练计划的每一个级别都有两个重要元素：

1. 次数——一种训练项目应重复的最少次数（在继续下一个训练项目之前）。

2. 时间——一种训练项目应持续的最短时间。不同训练项目的时间根据难度水平而变化。

最短训练时间对于逐步建立动作控制至关重要，并且在自主执行的过程中可以防止对动作模式同化推进太快。不过，应该意识到，每个人在训练初期存在不同的初始能力和技能学习水平。因此，可以根据自身水平自控练习推进速度。尽管如此，仍建议遵循建议的方案，以确保训练结果有效可靠。

　　值得注意的是，本章的训练目的并不是单独地塑造或锻炼腹部肌肉，而是主要改善其作为整体稳定和运动系统的部分功能。训练过程遵循一项重要的原则，即从"分解动作到连贯动作"，以实现对核心区肌肉的理想动作控制。

　　例如，仰卧状态下的训练是学习控制特定肌肉的过程（分解动作）。然而，仅仅进行这种训练是不够的。它应该与其他的基本姿势相结合，让神经系统处理更复杂的动作控制过程（连贯动作）。这种训练方法是基于一种假设：通过刺激肌肉来达到神经系统的功能需求。因此，训练计划的最后一部分包括站立的功能练习。

训练计划项目

　　一项训练准确地完成是开始下一项训练的重要前提。换言之，如果不能准确地控制并完成一个训练项目动作，就不能开始下一项训练。

　　这样，患者在开始某项训练之前，就已经具备了该阶段良好的肌肉控制，并且不断进阶到下一层级的难度。用这个方法能正确地找到动作控制极限，也就是神经－肌肉控制的极点。从这个意义上说，患者应该不断训练，直到获得完全的动作控制。

A 级：区分胸式呼吸和腹式呼吸

　　呼吸训练的目的是获得身体意识，这是姿态改善的基础。这里展示了一些患者进行不同呼吸方式的训练。其中，胸式呼吸和腹式呼吸有功能上的区别。

练习顺序：

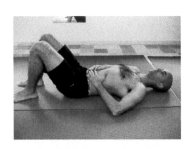

图 14.7　腹式呼吸

练习 1：腹式呼吸（图 14.7）

基本姿势：仰卧，屈膝，方向与双脚保持一致，手掌放在腹部。

练习方法：

吸气——腹部空间扩大（手掌上升）。

呼气——腹部向内收缩。在这个阶段，不鼓励患者在呼气过程中收缩腹横肌。

注意事项：患者将手轻轻放在腹部，让患者注意到呼吸时手和胃部的动作。

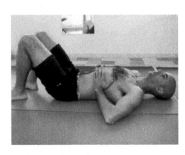

图 14.8　胸式呼吸

练习 2：胸式呼吸（图 14.8）

基本姿势：仰卧，屈膝，方向与双脚保持一致，手掌放在肋骨两侧（拉手风琴式）。

练习：

吸气——扩张胸腔和肋骨，同时两只手掌分开一定距离。

呼气——手掌向内滑动，减少胸腔空间。

注意事项：不宜过度使用呼吸辅助肌（特别是颈部肌肉和斜方肌）。

** 豆袋训练：在胸部或腹部放置一个豆袋，其重量可以让感官得到有效的反馈。

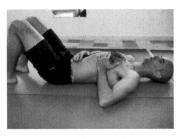

图 14.9　完整呼吸

练习 3：完整呼吸——胸式呼吸与腹式呼吸整合（图 14.9）

基本姿势：仰卧，屈膝，方向与双脚保持一致。治疗师可以把手掌放在患者的腹部，患者的手掌放在肋骨两侧。

训练：

吸气（分两部分）：前 2/3 时间，腹腔扩张；后 1/3 时间，胸腔和肋骨扩张。

呼气：从腹部肌肉的收缩开始，然后减少胸腔的空间。

注意事项：吸气和呼气时保持缓慢而持久的气息；手掌用于感觉反馈。

重要提示：在完成了 3 种基本呼吸训练之后，进行每一种训练都应以下列姿势为起始：双手和膝盖撑地姿势（跪撑姿势）、坐姿、站姿。只有治疗师确认患者可以正确进行各种姿势的呼吸训练之后，才能进入下一个层级的训练。

B 级：核心区肌肉收缩

这个级别的训练重点是盆底肌和腹横肌的功能提升。另一种作用于呼吸和腹内压的肌肉是膈肌。多裂肌是一种很难独立收缩的肌肉。然而，盆底肌和腹横肌促进了多裂肌的功能（在连锁反应中）。

为了维持腰背部稳定性，盆底肌的功能取决于其他起稳定作用的核心区肌肉的功能发挥。需注意的是，腹部肌肉无力表现为腹壁前壁松弛和对腰椎缺乏支持。导致了骨盆向内倾斜，腰椎前凸增加，而盆底肌需要对抗大量内部器官带来的重力。

维持脊柱在理想范围内的生理曲线的基础是骨盆处于矢状面上合适的位置。许多研究表明，脊柱和骨盆的中立位是核心区肌肉功能最佳位置。此外，在检测与髋关节和脊柱有关的运动中心时，这个位置被认为是更安全、更平衡的。

练习顺序：

练习 1：腹横肌训练（图 14.10）

基本姿势：俯卧，前额置于手掌上。在练习中，脊柱曲线保持在中立位（"自然"曲度）。

练习方法：练习将从上一级的腹式呼吸开始。

呼气时：腹部向脊柱收缩。腹部在重力条件下收缩，刺激激活腹横肌。

吸气时：腹部肌肉被释放。

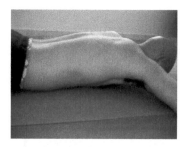

图 14.10 腹横肌训练

注意事项：在这个练习中应保持骨盆稳定。最常见的错误是在吸气时骨盆后倾，同时收缩腹横肌，因为这表示腹外斜肌被征用。

练习 2：盆底肌训练（图 14.11）

基本姿势：仰卧，屈膝，并与双脚保持方向一致。在练习中，脊柱曲线保持在中立位（"自然"曲度）。

训练：在进行规律的腹式呼吸时，指令是在呼气过程中产生一种失禁感。肌肉收缩与呼气保持相同的时间，吸气时肌肉放松。

注意事项：在运动过程中应保持骨盆稳定。患者需了解需要收缩的肌肉是"深层"的，而并不产生可见的运动。

练习 3：腹横肌与盆底肌整体动作

正如前文所示，所有核心区肌肉都是共同作用的。尽管如此，每个肌肉群的动作控制都有其功能上的重要性。因此，患者可以将盆底肌与其他腹部肌肉的收缩训练分解开来，然后再将它们整合起来。这是"分解动作到连贯动作"概念的一种方法。

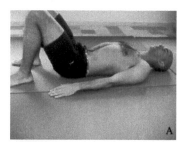
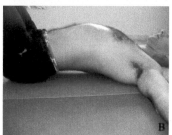

图 14.11 盆底肌训练
A. 正常模式；B. 错误示范

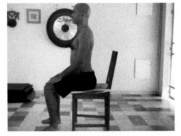

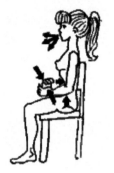

图 14.12　呼吸循环过程中，核心区肌肉功能示意图

基本姿势：仰卧，屈膝，方向与双脚保持一致。在所有训练中，脊柱曲线都保持在中立位（"自然"曲度）。

练习：患者的注意力应集中在肌肉的综合功能上。在这里，骨盆和腰背部也不能产生任何运动。此外，肌肉的收缩应在呼吸周期的正确时机进行，即在呼气过程中收缩核心区肌肉，在吸气时放松。

重要提示：在学习了核心区肌肉功能的 3 个基本训练后，分别以下列姿势进行训练是非常必要的：跪撑姿势、坐姿、站姿。只有在治疗师确保患者正确地完成了核心区肌肉的收缩之后，才能进入下一个层级的训练。

不同基本姿势训练示范（图 14.12）：

* 盆底肌收缩
* 呼气
* 腹部肌肉向内收缩

C 级：所有基本姿势下无负重骨盆位置控制训练

在静态和动态姿势下，控制骨盆运动的能力，对于核心区肌肉实现正常功能是必要的。这个阶段目标是让患者了解、训练和区分骨盆前倾（APT）和骨盆后倾（PPT），并找到骨盆的中立位。

练习 1：控制骨盆在矢状面上的运动（图 14.13）

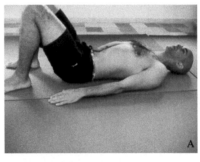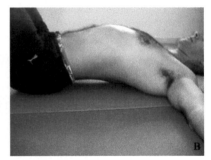
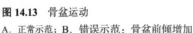

图 14.13　骨盆运动
A. 正常示范；B. 错误示范：骨盆前倾增加

基本位置：仰卧，屈膝，与双脚方向一致，双手放在身体两侧。骨盆和脊柱在中立位。可根据需要在头部放置枕头。

训练：治疗师将手指放置在患者的腰椎下方，并引导其以另一只手将骨盆向前和向后倾斜。治疗师密切注意在骨盆后倾时脊柱所产生的压力大小、骨盆前倾时脊柱弯曲程度以及在两种状态之间找到脊柱的中立位。如果患者不理解治疗师的意图，治疗师将亲自示范（图 14.14）。

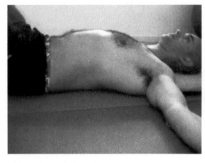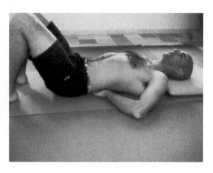

图 14.14　治疗师示范

注意事项：在这个阶段，骨盆倾斜可以与腹式呼吸、核心区肌肉的收缩同步，如 A 级和 B 级内容中所指示。骨盆前倾往往会伴随着吸气和相对放松核心区肌肉，骨盆后倾伴随着呼气和核心区肌肉的募集。在掌握正确的练习方法之后，患者将在没有治疗师的帮助下自行完成练习。

** 治疗师必须确保在练习过程中，患者不会将尾骨或整个骨盆从地板上抬起。

** 不应使用髋关节伸肌，而主要使用腹部肌肉。它可以在骨盆后倾过程中，通过治疗师手指接触和刺激腹部肌肉来完成。

练习 2：跪撑姿势——骨盆在矢状面上运动（图 14.15）

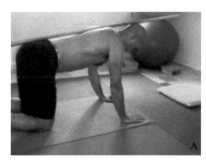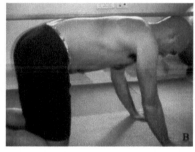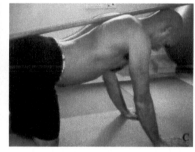

图 14.15　跪撑姿势
A. 骨盆过度前倾，脊椎过度前凸；B. 骨盆和脊柱的中立位；C. 骨盆过度后倾，脊椎过度后弓

基本姿势：双手和膝盖撑地。

训练：膝盖与臀部同宽，手臂与地面垂直，手掌与肩同宽（如果手腕受力过大，则可肩膀前移）。

注意事项：和之前练习一样，这个练习应该从治疗师的手掌对骨盆结构的均匀用力开始。膈肌呼吸和核心区肌肉的收缩应该被整合在整个动作过程中。

重要提示：完成这个姿势后，将骨盆位置与胸椎和颈椎的排列联系起来。建议将一根木棍放置在患者的背部，触及以下 3 点：

- 骶骨
- 肩胛骨之间
- 头枕部

在骨盆倾斜时，患者应注意到腰部与木棍的距离。在进行骨盆前倾时，距离会增加；而在进行骨盆后倾时，距离减小。脊柱的中立位是：腰部和木棍之间的距离足够容纳患者的手。

在用木棍完成高质量的重复训练后，患者应开始无辅助器械（木棍）的训练，但仍然间断使用木棍进行反馈。只有在木棍不碰到胸椎或腰椎的情况下，这个训练才正确。

练习3：坐姿（椅子上）——骨盆在矢状面上的运动（图14.16）

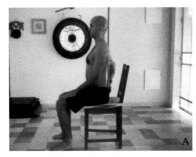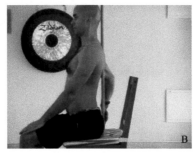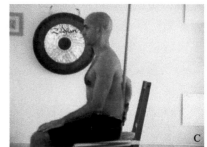

图14.16　坐姿训练（一）

A. 骨盆和脊柱的中立位；B. 骨盆过度前倾，脊柱过度前凸；C. 骨盆过度后倾，脊柱过度后弓

基本姿势：坐姿（椅子上）——双脚着地。

练习方法：这一动作将以前两个级别训练为基础来进行。呼吸的时机、核心区肌肉收缩以及腰部的运动是关键。

注意事项：对于骨盆运动的反应，我们将特别关注胸椎和颈椎的运动。开始训练以坐骨着地，利用坐骨找到骨盆的中立位。

注：治疗师应该充分注意这个位置出现的代偿动作，并提醒患者关注（图14.17）。

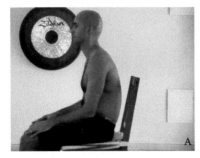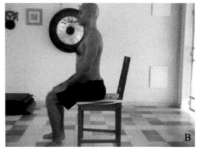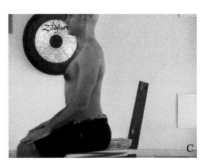

图14.17　坐姿训练（二）

A. 胸椎后弓，肩和头前倾，且伴随骨盆后倾；B. 骨盆过度前倾和腰椎前凸；C. 骨盆过度后倾和腰椎后凸

练习 4：站姿——纠正站立姿态下的骨盆倾斜，请站在固定的水平地面上（图 14.18）。

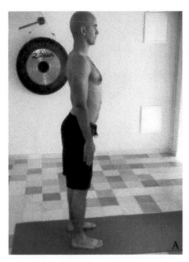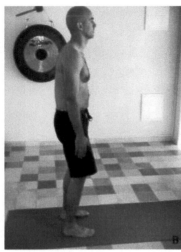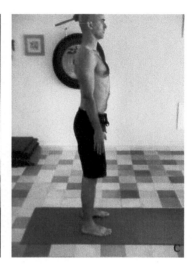

图 14.18　站姿训练

A. 骨盆过度前倾，腰椎过度前凸；B. 骨盆过度后倾，腰椎过度后弓；C. 骨盆和腰椎的中立位

基本姿势：站姿。

训练：患者将双手置于髂骨上，骨盆向前和向后倾斜，注意呼吸、核心区肌肉和身体其他部位的反馈。

注意事项：建议在镜子前，以正视和侧视角度进行练习。患者可以直观发现骨盆运动与脊柱之间，以及整个身体的姿势之间的关系。

练习 5：迈步姿势——骨盆前倾和骨盆后倾（图 14.19）

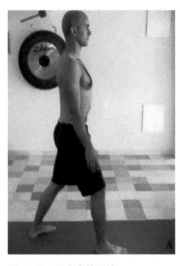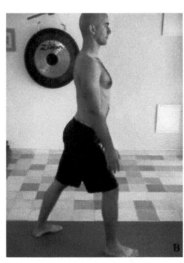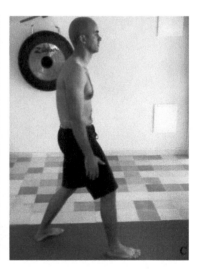

图 14.19　迈步姿势训练

A. 正确姿势；B. 骨盆过度前倾，腰椎过度前凸；C. 骨盆过度后倾，腰椎过度后弓，后腿屈膝并且头部前倾

基本姿势：弓步。

练习方法：保持骨盆水平，这意味着髂前上棘处于水平面。呼吸的时机和核心区肌肉的激活是至关重要的。

注意事项：由于患者后腿伸展，骨盆后倾可能会有限制。因此，不要过度拉伸前腿的屈肌，这样骨盆就可以轻松舒适地倾斜。

D 级：静态骨盆位置控制——有负重

本级别是基于"分解动作到连贯动作"原则的进阶步骤。患者在掌握了不同基本姿势的骨盆位置控制，并可以进行适当呼吸控制之后，就可以进入下一级别的训练了。这种方法可以在不同负重和不同姿势下完成。在这个级别，患者将体验需要静态稳定的静力。在面对需要动力的运动过程中，下一个层级的训练将会要求动态稳定。

练习1：跪撑姿势——膝离地训练（图14.20）

这一运动通过刺激腹部肌肉以对抗重力，而将膝从地面分离，增加背部负重——这就需要核心区肌肉的适度活跃功能。此外，由于屈髋和屈膝，屈髋肌的活动范围很小，导致了核心区肌肉功能的相对独立。而且，在这个姿势中使用木棍易于控制和进行反馈，因此被选为训练静态负重的第一步。

基本姿势：双手和双膝撑地，将一根木棍置于背部。

练习方法：在控制好核心区肌肉的同时，患者必须将其膝从地面抬起，同时保持核心区肌肉的收缩以及骨盆与脊柱垂直。膝抬离地面的距离不超过10cm，患者的背部将始终与地面平行。

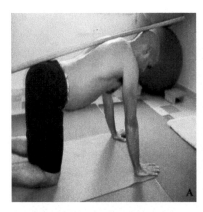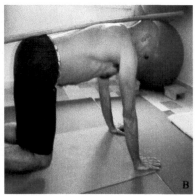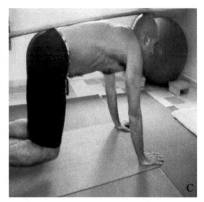

图14.20　跪撑姿势训练（一）
A. 骨盆过度前倾，腰椎过度前凸；B. 正确姿势；C. 骨盆过度后倾，腰椎过度后弓

注意事项：

1. 治疗师必须注意到任何胸椎、腰椎以及骨盆位置，肩带和颈部排列方向的改变。不过分苛求改变的意义，但必须遵循一个基础原则：负荷训练的基本姿势应该与无负荷训练时保持一致。在此项训练中，要确保木棍放置于患者背部的适当位置，同时确保膝盖悬空抬离地面。

2. 确保腰背部稳定性的控制——确保在膝关节抬高过程中，腹部肌肉仍被激活，而不是"侧滑"，这是至关重要的。它表明了动作控制在负荷情况下核心区肌肉力量不足，或者单独的外部肌肉（比如腹直肌）的收缩出现问题。在这些情况下，这个训练只有在获得适当的控制之后进行，而且每次只进行一次训练，并按照建议的方式进行。

练习2：跪撑姿势——单手和对侧膝离地训练（图14.21B）

与前一项训练相比，此项训练对腹部肌肉要求较少；然而，两个重要的评价标准的加入提高了动作难度水平：不对称负重和背部深层肌肉的激活。

基本姿势：跪撑，背部放置一根木棍。

练习方法：控制好核心区肌肉之后，要求患者将手掌和对侧膝抬到距地面相同的距离。在这个位置上，患者把胳膊举到前方45°，对侧腿向后伸展，并保持在空中。

注意事项：注意练习1的标准，下面会进行相同的练习。

1. 肩胛骨和肩膀对齐——必须关注向前伸展的手和支撑的手。正确的方向是：拇指向上指向天花板。这将帮助肩胛骨正确排列，肩膀外旋。

2. 腿向后伸展时不应该导致腰部过度弯曲（屈髋肌较短，或者是在动作控制和单关节运动产生困难的情况下可能会出现）。

练习3：跪撑姿势——单手（曲臂）和对侧膝离地训练（图14.21C）

基本姿势：跪撑，背部放置一根木棍。

练习方法：在控制好核心区肌肉之后，患者的手和膝盖离地。然后，手臂弯曲至与肩膀平行，臀部与膝关节在同一垂直面。此项训练要求发展不同解剖面上的稳定能力。

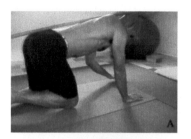
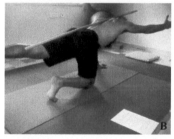
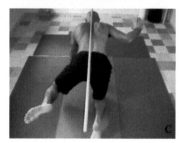

图14.21　跪撑姿势训练（二）

A. 手和对侧膝从地面抬离；

B. 手臂向前伸展，腿向后伸展；

C. 手臂和臀部向相反方向伸展

注意事项：这个练习关于骨盆、脊椎和身体整体在所有解剖面上稳定性的控制。手臂弯曲和臀部伸展让身体在水平面上保持稳定更加困难，这是以往训练中没有强调的。此外，由于髋部和手臂需要对齐，不对称练习完成更具挑战。

注：本系列的两种练习方法都是提升患者稳定髋部、脊柱，对抗髋部屈肌力量的能力。利用核心区肌肉，尤其是利用腹部肌肉来稳定髋部是最重要的，此为核心区肌肉主要功能之一。

相比之前介绍的三种练习方法，下面这项练习对腰部的压力很大，患者应小心谨慎。

练习4：仰卧腿离地（图14.22）

这一练习方法的进阶版本将进一步增加脚部与身体之间的距离。只要保持骨盆和脊柱的动态稳定，足部和身体就可以拉开最大距离。

基本位置：仰卧，屈膝，方向与双脚保持一致。在这个练习方法中，脊柱应该保持在中立位（"自然"曲度）。

练习方法：患者控制好核心区肌肉，然后一条腿离地并固定在空中，直到髋部弯曲至90°。然后，髋部向后伸展，另一条腿重复上述训练。

注意事项：

1. 骨盆不能在腿抬高的时候前倾。患者的手掌应该作为感官反馈。在整个练习方法过程中，患者的手掌应保持适度接触腰椎，这将确保骨盆稳定。常见错误如图14.23所示。

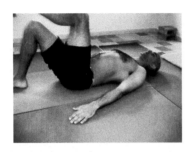

图14.22　仰卧腿离地

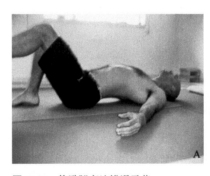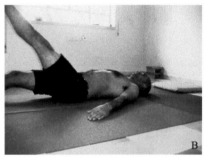

图14.23　仰卧腿离地错误示范

A. 骨盆过度前倾，腰椎过度前凸；B. 腿部笔直抬起，骨盆位置中立

注：如果存在关节限制，可在腰部垫一块薄毛巾。

2. 患者不能用腹部肌肉、胸部肌肉或颈部肌肉进行代偿。在运动中有负荷的基本位置应与无负荷时位置保持一致。

3. 练习的质量应该在向心和离心运动过程中进行评估。

4. 这种不对称负荷的练习，要求在所有的解剖面上均保持腰背部稳定。

练习5：卧姿双腿离地（图14.24）

基本姿势：仰卧，屈膝，双腿与地面保持平齐。在运动中应该保持自然的脊柱曲线。这个练习的难易程度取决于脚与身体的距离。只要保持骨盆和脊柱的活动稳定，就可以达到最大的伸展距离。

练习方法：患者控制好核心区肌肉，双腿离地，髋部屈曲90°。然后，患者慢慢地将腿放回地面。

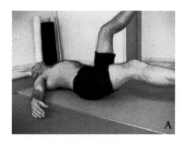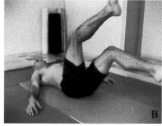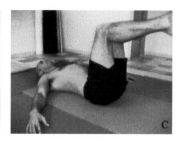

图14.24 卧姿双腿离地
A. 双腿离地，弯曲；B. 正确的双腿离地姿势；C. 双腿离地，屈髋90°

注意事项：在练习4中的注意事项1～3适用于本项练习。此外，在此练习中，患者必须控制骨盆排列，以应对在脊柱上施加的强剪切力。

E级：动态骨盆位置控制——有负荷

这个级别的训练目标是应用患者的能力来激活核心区肌肉，并在动态负荷下稳定身体。实际上，日常生活中的大部分功能都是动态的，因此，在这些功能中综合运用目前所学到的原则是至关重要的。有些运动是基于基本的运动模式，如蹲坐、弓步等。不管是过去还是当今，这些用以实现日常生活中适当的运动功能和基本功能的运动模式都至关重要。这些是复杂的运动，它们作为核心区肌肉，练习质量是非常重要的。

练习1：下蹲（图14.25～图14.27）

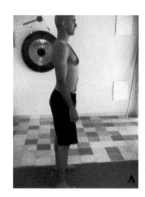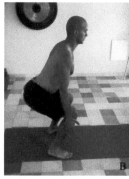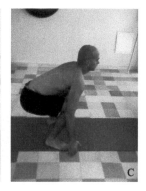

图14.25 下蹲训练（一）
A. 基本姿势：站立；B. 进行训练，过程中保持腰椎和骨盆的中立位；C. 腰椎过度弯曲（错误姿势）

下蹲，对几乎所有人来说都是必不可少的，无论人们是否参与体育运动。下蹲是一种基本的、功能极其强大的运动模式。在本章的案例中，学习和练习下蹲并不是为了加强臀部肌肉，而是通过力量练习得到在不同负荷时对腰背部稳定性的控制力。

基本位置：直立站立，比骨盆宽度略宽。脚可以向外转动。患者的站姿应保持骨盆和脊柱的中立位排列。

训练方法：和之前的训练一样，患者背后放置一根木棍。核心区肌肉收缩之后，弯曲膝盖，使骨盆向后倾（就像坐在椅子上）。只要脊椎和骨盆保持中立，训练方可继续。在骨盆开始后倾之前（不同的人在不同的阶段），训练结束，患者起身。一般来说，在小负荷情况下，建议在向下运动时吸气，向上运动时呼气（图 14.26）。

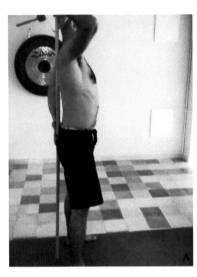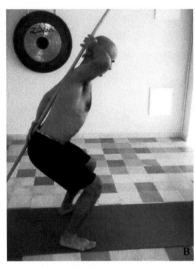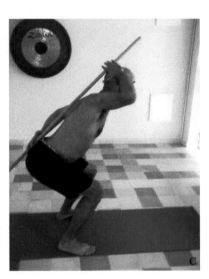

图 14.26 下蹲训练（二）
A. 基本姿势：直立；B. 该练习的正确姿势；C. 腰椎和颈椎过度前倾（错误姿势）

注意事项：

1. 膝与脚方向一致，髋部向内部或外部旋转较少。

2. 运动必须在矢状面上进行，在冠状面或水平面上没有骨盆的代偿运动（图 14.27）。

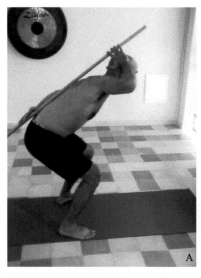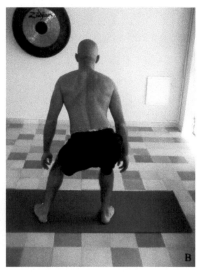

图 14.27 下蹲训练（三）
A. 腰椎过度弯曲，颈椎过度前弯（错误姿势）；B. 骨盆横向倾斜（错误姿势）

3. 上身必须保持直立和稳定。

4. 在整个运动过程中，核心区肌肉必须保持稳定，腹部肌肉不能放松。

5. 如前面所提到的，木棍必须有 3 个接触点。

练习 2：弓步

弓步是另一种基本的运动模式。这是一种需要多种能力的不对称训练。弓步对于行走、跑步、爬楼梯以及许多其他功能都是必不可少的。它对提高稳定性和动态平衡尤其有效。此练习对于防止老年人跌倒很重要。

基本姿势：直立站立，患者一条腿向后退一步。两脚都笔直朝向前方（如果存在平衡问题，可以借助木棍、墙壁等）；后腿的后跟抬起，骨盆平行，双膝必须有一点弯曲（图 14.28 和图 14.29）。

练习方法：治疗师将一根木棍放在患者的腰背部，确保脊柱和骨盆处于中立位，就像之前所展示的那样。患者控制好核心区肌肉，向后屈膝，直到它几乎到达地面，或者直到脊椎和骨盆的中立位仍然保持。一般来说，在无重负荷时，建议在向下运动时吸气，向上运动时呼气。

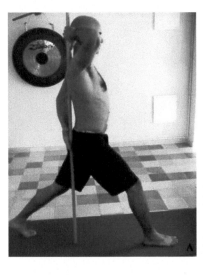 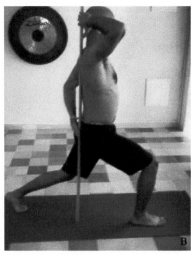 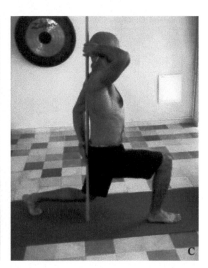

图 14.28   弓步练习正确动作
A. 基本姿势；B. 弓步练习；C. 弓步最大限度

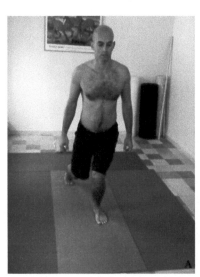 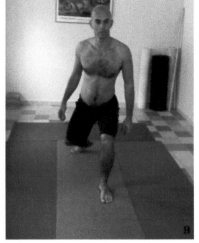

图 14.29   弓步训练错误示范
A. 前膝向内外翻；B. 髋关节外旋

练习 3：俯卧撑

这是一个在封闭运动链上的运动模式与体重的运动模式。作为初学者，它可以在双手和膝上启动，并逐步进行。

基本姿势：与前一阶段的跪撑姿势相同。

练习方法：根据前几个阶段的指导，治疗师在患者的背上放一根木棍。控制好核心区肌肉之后，弯曲手肘，背部向地面靠近。手掌、肘部之间的距离和身体的中心之间的距离可以随意改变。一般来说，在剧烈运动的时候，建议在向下运动时吸气，在向上运动时呼气（图 14.30）。

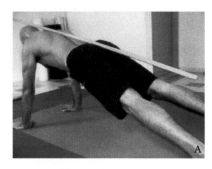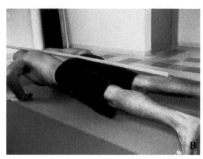

图 14.30　俯卧撑
A. 基本姿势；B. 训练正确示范

　　注意事项：这一训练要求保持盆骨的稳定性，因此必须解决以下问题：

　　1. 骨盆、腰椎、胸椎、肩带和颈部的排列改变。在进一步解释每一个改变的意义之前，需要先遵循一个基础规则：无负荷练习的基本姿势必须与有负荷的训练保持一致。为了达到这个目的，木棍必须始终保持在患者的后背上完全相同的位置。

　　2. 腰部稳定性的质量。当负荷增加时，要确保在向下运动的过程中腹部肌肉是收缩的。它可以显示出核心区肌肉的不足，这是动作控制在对抗负荷时的一个问题，或者是单独外部肌肉（如腹直肌）的收缩的问题。

　　在这些情况下，练习必须在部分范围内进行，在完成后，患者可以在此范围内进行练习并取得进展。应该强调的是，练习的目的是要在练习的全部范围内进行；但是，如果一个动作不能被充分完整的进行，那么它应该在不损害训练效果的前提下被分解执行，并且进程必须是缓慢的。

　　3. 由于过度训练胸肌和腹外肌，俯卧撑训练往往会出现胸椎后弓。治疗师必须杜绝这种情况，并且在需要时减少负荷。

　　练习 4：髋关节屈曲——健身球

　　该训练是用一个健身球来完成的，这对腰背部的稳定系统提出更大的挑战。这个练习的目的是使患者获得核心区肌肉综合功能的控制：臀部运动与背部运动的分离（图 14.31）。

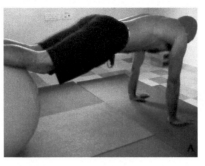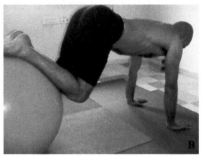

图 14.31　髋关节屈曲训练（一）

A. 基本姿势；B. 练习正确示范

　　基本姿势：患者的膝放置在健身球上。肩胛骨平行地面，肩膀向两侧伸展。

　　练习方法：治疗师按照之前的指示，在患者的后背放一根木棍。控制好核心区肌肉后，膝和臀部向后屈曲。该练习需要脊椎和骨盆保持中立位（图 14.32）。

　　注意事项：

　　1. 在整个运动过程中，杜绝骨盆向后倾斜。正确的练习中骨盆不发生运动。

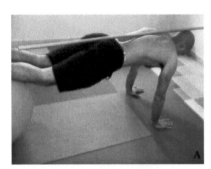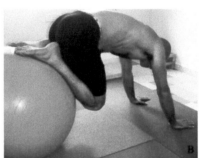

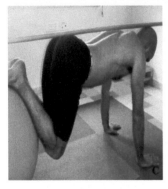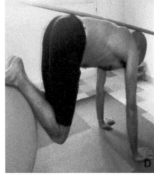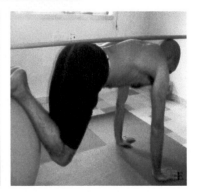

图 14.32　髋关节屈曲训练（二）

A. 正确的基本姿势；B. 错误的结束姿势：骨盆过度后倾，腰椎过度后弓；C. 骨盆过度前倾，腰椎过度前弯；D. 骨盆过度后倾，腰椎过度后弓；E. 正确示范练习

2. 患者不应该因负荷不当而背部过度拱起，或因过度使用外部肌肉而增加胸椎后弓（如练习3所示）。在这种情况下，背部拱起显示过度前弯，缺乏稳定和"向重力屈服"，或过度后弓以及过度使用外部肌肉。

注：治疗师必须确保患者不会因过度使用肌肉，增加胸椎后弓，而导致过度拱背。此外，在稳定肌肉和运动肌肉之间建立平衡的能力是非常重要的。例如，过度使用肌肉（如胸肌或腹直肌），在运动中没有适当地控制稳定肌肉可能会导致过度后弓。此外，需要注意前锯肌，因为它在这个训练中起着稳定和拉伸肩胛骨的作用。治疗师必须注意到肩胛骨，确保它们在基本姿势下拉伸、平展胸腔后部，但不使背部拱起或脊柱后弓。

练习5：健身球平板支撑——含手臂动作

这一练习对不同运动面上、不同负荷的运动中的稳定能力要求很高。如果需要练习的话，注意屈膝，与臀部保持对齐，并逐步伸展双腿。

基本姿势：膝盖着地，前臂支撑在健身球上，肘部与肩线保持一致，手臂和背部之间的角度是90°。脊柱自然弯曲，与健身球保持适当距离。

练习方法：治疗师按照先前的指示在患者背后放置一根木棍。控制核心区肌肉后，患者双腿伸直。必须保持整体的姿态和稳定。然后，患者将前臂朝不同的方向移动：前后移动，向两边和圆周运动。这些运动在背部产生了变化的负荷，迫使背部进行高水平的控制并稳定下来（图14.33、图14.34）。

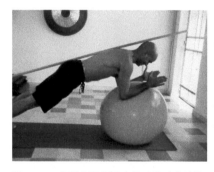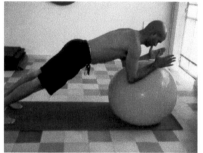

图14.33 使用和不使用木棍时的正确示范

注意事项：前臂必须在运动中移动，而不是背部。此外，前几个阶段稳定性的所有注意事项在这里也适用。最后，这是一项具有挑战性的、渐进式的练习，治疗师必须确保患者在最高的技术水平上完成动作。如果患者未能完成动作，难度水平可以降低，如前所述。

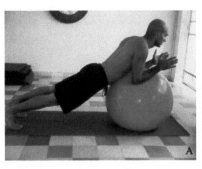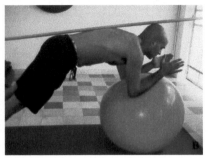

图 14.34　健身球平板支撑错误示范
A. 骨盆和脊柱坍塌；B. 脊柱上部过度扭转，颈椎过度前弯

总结

　　本章提出了一种在稳定和动态情况下，对核心区肌肉完全控制的全面练习方法。练习阶段的系统划分是为了确保患者在初始水平上也能获得核心区肌肉的控制和技能（表 14.2）。请谨记控制核心区肌肉的能力的提升，应该与其他运动部位相结合这一关键原则。因此，在进阶阶段，重点是正确使用作为运动功能组成部分的核心区肌肉。我们相信任何一个认真尝试过这套练习方案的患者都能改善姿态、掌握基本的运动模式并提升完成运动的质量。

表 14.2　练习汇总

	A级 区分胸式呼吸和腹式呼吸	B级 核心区肌肉收缩	C级 所有基本姿势下无负重骨盆位置控制练习	D级 静态骨盆位置控制——有负重	E级 动态骨盆位置控制——有负荷
练习1	腹式呼吸	腹横肌	控制骨盆在矢状面上的运动	跪撑姿势——膝盖离地练习	下蹲
练习2	胸式呼吸	盆底肌	跪撑姿势——骨盆在矢状面上运动	A. 跪撑姿势——单手和对侧膝盖离地练习	弓步
练习3	完整呼吸	腹横肌与盆底肌整体动作	坐姿（椅子上）——骨盆在矢状面上的运动	B. 跪撑姿势——单手和对侧膝盖离地练习	俯卧撑
练习4			站姿——站立姿态下的骨盆倾斜，站在结实、水平的平面上	卧姿腿部离地	髋关节屈曲－健身球
练习5			弓步－骨盆前倾和骨盆后倾	卧姿双腿离地	健身球平板支撑——含手臂动作

第 3 部分

姿势异常的诊断与治疗

第 15 章

治疗青少年姿势异常的观点

15

　　本章将针对姿势异常的治疗观点进行探讨。治疗师了解这些观点，并付诸实行，将更能针对患者选择最恰当的素材教学方法，规划治疗方案，而不会陷于一成不变的运动治疗模式中。

姿势异常的治疗目标

正常姿势是身体动作达到最佳的基础，如前面所提到的正常姿势，与人体解剖学与生理学等各个层面息息相关。从力学角度来看，身体的关节与骨骼，应该采取能最有效承受身体动作与重量产生的负荷的排列方式。

如果拮抗肌群之间无法取得平衡，整体的姿势也几乎不可能取得平衡。这些问题可能会造成骨骼排列不平衡，且下肢、骨盆或脊柱的关节负荷过大。治疗师必须指出造成姿势异常的各项主要因素，根据这些因素做出初步的诊断，并制订治疗目标。

姿势异常的主要治疗目标包括：

- 维持关节活动度与改善拮抗肌群之间的功能平衡，以矫正各个层面上的姿势异常，如脊柱后凸、脊柱侧凸、脊柱前凸等。

- 改善会影响姿势或被姿势影响的特定动作功能，例如平衡与协调能力。治疗的其中一个目标是创造出自然的身体功能状态，让身体的能量平均分布，使系统各部位能够协调运动，这便是正常姿势模式的实际意义。

- 创造与维持新的身体形象——改变错误的姿势与动作的习性。学习正确的观念与动作，如同一株植物，是根需要水而非叶子需要水。仅仅在治疗技巧上执行几种运动是不够的，若要有根本的改变，必须和患者找到问题的根源，针对特定的原因予以矫治。

人们接触各式各样的运动治疗，体验各种动作的方法，扩展自身活动的选择，并且对身体四肢功能的互动模式有更多的认识。极为重要的一点是，治疗时必须包含各种有助提升身体形象的姿势，做可以降低肌肉张力的放松运动，静态与动态平衡运动，呼吸功能改善运动，以及能够发展运动感觉的运动，并把将眼睛睁开或闭上的动作加入训练中。

治疗方案的筛选

姿势异常矫治可以分为个性化治疗和团体治疗，两者各有好处。诊断完成后，治疗时必须考量异常的类型与严重性，青少年的个性以及就医的环境，例如机构所提供的设备的类型与大小，选择最佳的治疗方式。

通常建议的治疗方案是先努力让孩子有所进步，然后再逐步融入团体活动中。同时，在面对严重姿势异常情况时，通常需要先安排个性化活动的预备阶段。

个性化治疗的好处

* 治疗疗程更能适应青少年的需求，个性化的治疗可以让治疗师更熟悉孩子的内心世界。选择个性化治疗时，治疗师可以与孩子交谈，留意孩子有哪些特别渴望的东西，认识孩子的弱点以及喜欢或讨厌的事物。

  在身体/姿势层面，个性化治疗的熟悉程度，可让治疗师更精确地针对特定问题，调整治疗运动方案，当异常状况需要特殊的不对称运动时，治疗师对孩子的熟悉程度尤其重要，例如脊柱微侧凸治疗（参见图9.23）。
* 可以运用手诊治疗方法，包括各种强化与放松肌肉的方法，以及使用关节的松动术。
* 个性化治疗能更容易观察到青少年在进行治疗中的姿势运动表现。
* 在个性化治疗中，可以定期评估检查姿势异常训练的成效，进而能更容易掌握青少年进步的情况。

青少年姿势异常的个性化治疗

个性化治疗应包含几个阶段，如图 15.1 所示。为了让孩子产生乐趣，从治疗中受益，并且长时间保持积极的动力，每一段治疗时间均包含 3 个部分：

1. 学习——孩子学习并逐渐内化所学的内容。

2. 娱乐与游戏——动作游戏与身心动作训练须依问题而调整（以图 11.1 为例）。

3. 治疗——特别留意患者的特殊需求，除了特定运动之外，治疗师可以随意运用各种特殊方法，运用柔韧性技巧和手诊（按摩、被动放松、阻力运动等）（见第 9 章）。

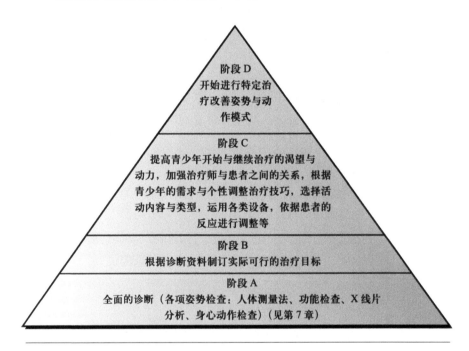

图 15.1 青少年姿势异常的个性化治疗训练阶段

后　记

作者认为，由于不同于物理治疗或功能治疗具有明确的定义与公认的原则，这里很难找到一个专有名词，可涵盖本书讨论的所有内容。无论是学习过程或功能层面，动作与姿势模式均无法仅定义为骨骼肌系统中的生理功能。虽然我们知道各种情绪会在很大程度上影响人类的动作，但是许多神经生理学与心理学之间的关系尚未找到。本书呈现的方法，强调将影响动作与姿势的各个要素相互整合，例如结合解剖学与生理学，或是融合行为与情感。因此，这种整合方法自然而然会运用在适应性活动领域中，满足特殊需求的患者。

本书取材自各种普遍公认的动作发展、人体运动学、生物力学理论，许多运动和想法都是实用的案例，治疗师可以进一步修改、扩充与深入。如同一项好的计划一样，本书的治疗准则是因人制宜，其中运用的原则是发展其他治疗工具的基础。这里的每项运动，均可发展为更全面的动作，每个引用的范例动作，也可依据个别患者的特殊需求进行修正与调整。

换句话说，本书的目的是希望读者能在既有的基础上增加新知：创新思考而非照单全收，创意输出而非创意输入。如此，我们将能够丰富彼此的素材与治疗方法，让思维与见解更具有活力与多元性。第 7 章讨论诊断方法的时候，曾经提到马斯诺夫铁锤。我希望本书也可为读者的治疗工具箱添加一两样新工具。

参 考 文 献

Adams, J. A. (1971) A closed-loop theory of motor learning. Journal of Motor Behavior, 3, 111–149.

Alter, M. J. (1988) Science of Stretching, 1st edn. Illinois: BA Brooks.

Arroyo, J. S., Hershon, S. J. & Bigliani, L. U. (1997) Special considerations in the athletic throwing shoulder. Orthopedic Clinics of North America, 28(1), 69–77.

Baharav, A. (1972) Sport Injuries. Tel Aviv: Niv.

Bak, K. (1996) Nontraumatic glenohumeral instability and coracoacromial impingement in swimmers. Scandinavian Journal of Medicine & Science in Sports, 6, 132–144.

Bak, K. & Faunl, P. (1997) Clinical fi ndings in competitive swimmers with shoulder pain. The American Journal of Sports Medicine, 25(2), 254–260.

Basmajian, J. V. & Slonecker, C. E. (1989) Method of Anatomy: A Clinical Problem Solving Approach, 11th edn. Baltimore: Williams & Wilkins.

Basmajian, J. V. (1978) Therapeutic Exercise, 3rd edn. Baltimore: Williams & Wilkins.

Bergman, A. & Hutzler, Y. (1996) Rehabilitation in Water. Ramat Gan: Alef Alef Press.

Brown, L. (1988) An introduction to the treatment and examination of the spine by combined movements. Journal of the Chartered Society of Physiotherapists, 74(7), 347–353.

Buscaglia, L. (1982) Living, Loving and Learning. Tel Aviv: Zamora.

Chia, M. (1993) Iron Shirt Chi Kung. New York: Healing Tao Books.

Chukuka, S., Enwemeka, I., Bonet, M. I., Jayanti, A. I., Prudhithomrong, S. & Ogbahon, E. F. (1986) Postural correction in persons with neck pain. Journal of Orthopaedic and Sports Physical Therapy, 8(5), 235–238.

Cyriax, J. (1979) Textbook of Orthopaedic Medicine, 7th edn. London: Baillière Tindall and Cassell.

Dennis, M. (1976) Impaired sensory and motor differentiation with corpus callosum agenesis: a lack of callosal inhibition during ontogeny. Neuropsychologia, 14(4), 456–469.

Donaldson, W. F. (1981) Scoliosis. In: A.B. Ferguson, ed. Orthopedic Surgery in Infancy and Childhood, 5th edn. Baltimore: Williams and Wilkins.

Enoka R. M. (1994) Neuromechanical Basis of Kinesiology, 2nd edn. Champaign, IL: Human Kinetics.

Fuchs, Z., Ben-Sira, D. & Zaichkovsky, L. (1985) Selected Issues in Motor Learning, Part 2: Psychoneurological and Developmental Aspects. Netanya: Wingate Institute, Gil Publishers.

Geissele, M. E., Kransdorf, M. J., Geyer, C. A., Jelinwk, J. S. & Van Dam, B. E. (1991) Idiopathic scoliosis and asymmetry of form and function. Spine, 16(7): 761–763.

Glousman, R. (1993) Electromyographic analysis and its role in the athletic shoulder. Clinical Orthopaedics and Related Research, 288, 27–34.

Gould, J. A. & Davies, G. J. (1985) Orthopaedic and Sports Physical Therapy, Vol. 2. Princeton: C.V. Mosby.

Gur, V. (1998a) The Posture Cultivation Department– Handbook for third and fourth year students in the department. The Zinman College of Physical Education and Sport Sciences at the Wingate Institute.

Gur, V. (1998b). Muscle stretches: The anatomy and biomechanics of connective tissues. Physical Education and Sport, 7, 5–9.

Gur, V. (1998c) The neurophysiology of muscle stretching – Theoretical background and accepted techniques. Physical Education and Sport, 2, 11–16.

Gur, V. (1999a) Issues in fl exibility. Physical Education and Sport, 3, 10–14.

Gur, V. (1999b) The hamstrings: characteristics and methods of lengthening them. Physical Education and Sport, 6, 8–14.

Hales, T. R. & Bernard, B. P. (1996) Epidemiology of work related musculoskeletal disorders. Orthopedic Clinics of North America, 27, 679–709.

Hamilton, N. & Luttgens, K. (2002) Kinesiology: Scientifi c Basis of Human Motion, 10th edn. New York, NY: McGraw-Hill.

Heijden, G., Beurskens, A., Dirx, M., Bouter, L. M. & Lindeman, E. (1995) Effi cacy of lumbar traction: A randomized clinical trial. Physiotherapy, 81, 29–35.

Hess, S. A. (2000) Functional stability of the glenohumeral joint. Manual Therapy, 5(2), 63–71.

Holon Center for Therapeutic Sport (2000) A

Diagnostic Model: Exercises for Evaluating a Child's Functional Ability in Therapeutic Sport. Holon: Solberg.

Hoppenfeld, S. (1976) Physical Examination of the Spine and Extremities. New York, NY: Prentice Hall.

Hutzler, Y. (1990) Psychomotorics in education and rehabilitation. Physical Education and Sport, 6, 5–7.

Kahle, W., Leonhardt, H. & Platzer, W. (1986) Locomotor System, Color Atlas/Text of Human Anatomy, Vol. 1. New York: Thieme Verlag.

Kamkar, A., Irrgang, J. J. & Whitney, S. L. (1993) Nonoperative management of secondary shoulder impingement syndrome. Journal of Orthopaedic and Sports Physical Therapy, 17(5), 212–224.

Keim, H. R. (1982) The Adolescent Spine, 1st edn. New York: Springer Verlag.

Kendall, F. & McCreary, E. K. (1983) Muscles: testing and function, 3rd edn. Baltimore: Williams and Wilkins.

Kephart, N. C. (1960) The Slow Learner in the Classroom. Columbus, OH: Merrill.

Kibler, W. B. (1998) The role of the scapula in athletic shoulder function. American Journal of Sports Medicine, 26(2), 325–337.

Kibler, W. B., Uhl, T. L. & Maddux, J. W. (2002) Qualitative clinical evaluation of scapular dysfunction: a reliability study. Journal of Shoulder and Elbow Surgery, 11(6), 550–556.

Kisner, C. & Colby, L. A. (1985) Therapeutic Exercise, 2nd edn. Philadelphia: F. A. Davis.

Lippitt, S. & Matsen, F. (1993) Mechanisms of glenohumeral joint stability. Clinical Orthopaedics and Related Research, 291, 20–28.

Loncar-Dusek, M., Pecina, M. & Preberg, Z. (1991) A longitudinal study of growth velocity and development of secondary gender characteristics versus onset of idiopathic scoliosis. Clinical Orthopaedics and Related Research, 270(1), 278–282.

Ludewig, P. M. & Cook, T. M. (2000) Alterations in shoulder kinematics and associated muscle activity in people with symptoms of shoulder impingement. Physical Therapy, 80(3), 276–291.

McQuade, K. J., Dawson, J. & Smidt, G. L. (1998). Scapulothoracic muscle fatigue associated with alterations in scapulohumeral rhythm kinematics during maximum resistive shoulder elevation. Journal of Orthopaedic and Sports Physical Therapy, 28(2), 74–80.

Mitrany, R. (1993) Sport Injuries: Diagnosis, Treatment and Prevention of Physical Injuries as a Result of Athletic Activity. Netanya: Wingate Institute, Gil Publishers.

Nachemson, A. (1983) The load on the lumbar disks in different positions of the body. Clinics in Orthopedics, 45, 107–122.

Nicolopoulus, K. S., Burwell, R. G. & Webb, J. K. (1985) Stature and its component in adolescent idiopathic scoliosis: Cephalo-caudal disproportion in the trunk of girls. Journal of Bone and Joint Surgery, 67(13), 594–601.

Nordin, M. & Frankel, V. H. (1989) Basic Biomechanics of the Musculoskeletal System, 2nd edn. Philadelphia: Lea & Febiger.

Norkin, C. & Levangie, P. (1993) Joint Structure and Function: A Comprehensive Analysis. Philadelphia: F. A. Davis.

Nudelman, W. & Reis, N. D. (1990) Anatomy of the extrinsic spinal muscles related to the deformity of scoliosis. Acta Anatomica, 139(3), 220–225.

Rasch, P. S. (1989) Kinesiology and Applied Anatomy, 7th edn. Philadelphia: Lea & Febiger.

Ratzon, M. (1993) Perceptual Motor Development and Learning Processes. Tel Aviv: Seminar Hakibbutzim Press.

Roaf, R. (1978) Posture, 1st edn. London: Academic Press.

Sandor, R. & Brone, S. (2000) Exercising the frozen shoulder. Physician and Sportsmedicine, 28(9), 83–84.

Schmidt, R.A. (1988) Motor Control and Learning: A Behavioral Emphasis. Champaign, IL: Human Kinetics.

Schmitt, L. & Snyder-Mackler, L. (1999) The role of scapular stabilizers in etiology and treatment of impingement syndrome. Journal of Orthopaedic and Sports Physical Therapy, 29(1), 31–38.

Schroth, C. (1992). Introduction to the three dimensional scoliosis treatment according to Schroth. Physiotherapy, 78(11), 810–815.

Sherington, C. S. (1906) The Integrative Action of the Nervous System. Cambridge: Saunders.

Snir, D. (1996) Medical aspects of hydrotherapy. In: A. Bergman & Y. Hutzler, eds., Rehabilitation in Water. Ramat Gan: Alef Alef Press.

Solberg, G. (1994) Diagnosing scoliosis. Physical Education and Sport, 1, 5–7.

Solberg, G. (1995) Activity in the water as therapy for postural disorders. Physical Education and Sport, 5, 11–14.

Solberg, G. (1996a). Plastic changes in spinal function

of pre-pubescent scoliotic children engaged in an exercise therapy program. South African Journal of Physiotherapy, 52(1), 19–22.

Solberg, G. (1996b) Posture Cultivation and Therapeutic Exercise: Handbook for Teachers and Therapists. Tel Aviv: Solberg.

Solberg, G. (1998a) Comprehensive psychomotor diagnosis for populations with special needs (Part I). Physical Education and Sport, 1, 10–13.

Solberg, G. (1998b) Comprehensive psychomotor diagnosis for populations with special needs (Part II). Physical Education and Sport, 2, 25–28.

Solberg, G. (1999) Comprehensive psychomotor diagnosis for populations with special needs (Part III). Physical Education and Sport, 3, 32–34.

Spirduso, W. W. (1978) Hemispheric lateralization and orientation in compensatory and voluntary movement, In: G. E. Stelmach, ed. Information Processing in Motor Control and Learning.

New York: Academic Press. Steindler, A. (1970) Kinesiology of the Human Body Under Normal and Pathological Conditions, 2nd edn. Springfi eld: Charles C. Thomas.

Stokes, I. A. & Gardner, M. M. (1991) Analysis of the interaction between vertebral lateral deviation and axial rotation in scoliosis. Journal of Biomechanics, 24(8), 753–759.

Stone, B., Beekman, C., Hall, V., Guess, V. & Brooks, L. (1979) The effect of an exercise program on change in curve in adolescents with minimal idiopathic scoliosis, Physical Therapy, 59(6), 759–763.

Swarts, L. (1978) Role of kinaesthesia in arousal and learning behavior. Perceptual and Motor Skills, 47, 1219–1225.

Taylor, D. C. & Arciero, R. A. (1997) Pathologic changes associated with shoulder dislocations: arthroscopic and physical examination fi ndings in fi rst-time, traumatic anterior dislocations. American Journal of Sports Medicine, 25(3), 306–311.

Taylor, J. R. (1983). Scoliosis and growth: Patterns of asymmetry in normal vertebral growth. Acta Orthopaedica Scandinavica, 54(1), 596–602.

Thein, L. A. & Greenfi eld, B. H. (1997) Impingement syndrome and impingement-related instability. In R. A. Donatelli, ed. Physical Therapy of the Shoulder, 3rd edn., pp. 240–254. New York: Churchill Livingstone.

Tyler, T. F., Nicholas, S. J. & Roy, T. (2000) Quantifi cation of posterior capsule tightness and motion loss in patients with shoulder impingement. American Journal of Sports Medicine, 28(5), 668–673.

Waddell, G. (1996) Low back pain: A twentieth century health care enigma. Spine, 21, 2820–2825.

Wagner, H. (1990). Pelvis tilt and leg length correction. Orthopedische, 19(5), 273–277.

Warner, J. J., Micheli L. J. & Arslanian, L. E. (1990) Patterns of fl exibility, laxity and strength in normal shoulders and shoulders with instability and impingement. American Journal of Sports Medicine, 18(4), 366–375.

Warner, J., Micheli, L. J. & Arslanian, L. E. (1992) Scapulothoracic motion in normal shoulders and shoulders with glenohumeral instability and impingement syndrome: a study using Moire topographic analysis. Clinical Orthopaedics, 285, 191–199.

White, S. & Carmeli, A. (1999) Shoulder pains in swimmers. Physical Education and Sport, 5.

Wilk, K. E., Meister K., Andrews, J. R. (2002) Current concepts in the rehabilitation of the overhead throwing athlete. American Journal of Sports Medicine, 30(1), 136–151.

Yakovlev, P. I. & Lencours, A. R. (1967) The myelogenetics cycles of regional maturation of the brain. In: A. Minkowsky, ed. Regional Development of the Brain in Early Life. Oxford: Blackwell.

Yazdi-Ugav, O. (1995) Motor Development and Motor Learning – Normal vs Abnormal: Theoretical and Practical Aspects. Netanya, Israel: Wingate Institute, Emmanuel Gill Publishing.

附　　录

附录 1 诊断会诊报告

日期：_____

姓名：_____

性别：_____ 男 / 女（请圈选）

地址：_____

年龄：_____ 电话（住家）：_____（公司）：_____

转诊医师：_____

一般资料

怀孕状况：_____

出生状况：_____

一般发展：感觉发展（视觉、听觉、触觉）：_____

动作发展（发育阶段）_____

整体动作功能 _____

疾病——过敏症 _____

特定部位疼痛 _____

服用药物 _____

身体运动 _____

社团活动 _____

其他治疗 _____

相关问题与问题发展的一般资料 _____

_____

_____

附录 2　情绪量表参数

日期: _____

患者姓名: _____

1. 任务组织与处理能力 _____
2. 社会沟通 _____
3. 自信 _____
4. 挫折门槛 _____
5. 动机 _____
6. 易冲动——侵略性 _____
7. 过动 / 活动过少 _____
8. 情绪表达 _____
9. 自尊 _____
10. 恐惧 _____

附录 3 姿势检查表

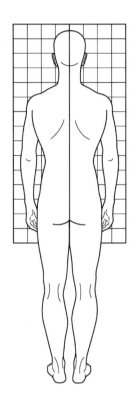

日期：

名字：

性别：男 / 女

出生日期：

一般检查：

a. 从后面观察

1. 跟腱与足部：_____ 右侧 _____ 左侧 _____
2. 膝关节（膝内翻 / 膝外翻）_____
3. 骨盆平衡（髂后上棘）_____
4. 肩胛骨（高度·与脊柱之间的距离、旋转）_____
5. 肩线 _____
6. 颈部 _____
7. 皮下脂肪褶层的对称性（骨盆、腰部、颈部）_____
8. 脊柱（脊柱侧凸）_____

b. 从侧面观察

1. 足弓 _____
2. 膝关节（反屈）_____
3. 骨盆（后倾 / 前倾）_____
4. 脊骨弧度（脊柱后凸 / 脊柱前凸 / 平背）_____
5. 肩关节位置 _____
6. 头部位置（颈椎前凸）_____

c. 从前面观察

1. 足部 _____
2. 膝关节 _____
3. 骨盆（髂前上棘）_____
4. 肩关节高度 _____
5. 颈部 / 头部 _____

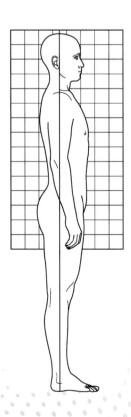

功能测试（图 7.1～图 7.13）

1. 脊柱长度（C_7-S_1）_____

站立：_____，前弯：_____

2. 一般柔韧性检查：_____

双脚伸直 _____

身体前弯且膝关节弯曲 _____

3. 大腿后群肌柔韧性（SLR）：_____，右侧 _____，左侧 _____

4. 腰方肌柔韧性：_____

5. 髂腰肌柔韧性托马斯测试检查：_____，右侧 _____，左侧 _____

6. 腹部肌力 _____

7. 腰部平坦贴地的能力（仰卧）_____

8. 肩关节活动度：_____，右侧 _____，左侧 _____

9. 下肢长度：_____，右侧 _____，左侧 _____

10. 背部肌力：_____

颈椎竖脊肌 _____

竖脊肌 _____

肩胛内收肌 _____

11. 肩带力量：_____

外展：右侧 _____，左侧 _____

内收：右侧 _____，左侧 _____

弯曲：右侧 _____，左侧 _____

伸展：右侧 _____，左侧 _____

12. 静态平衡：_____，右脚 _____，左脚 _____

13. 动态平衡：_____

14. 向前行走（一般性评估——支撑基础宽 / 窄、动作平衡、
动作连贯、协调）_____

_____

X 线片、病历记录、先前的诊断：_____

一般评估：_____

建议治疗（适应证 / 禁忌证）：_____

附录 4　治疗报告与设定治疗目标

日期 _____

患者姓名 _____，年龄 _____

运动治疗时间 _____，需要治疗的异常病症 _____

运动治疗的形式：个性化治疗 / 团体治疗 / 整合式治疗（请圈选）

运动治疗的场所 _____

1. 详细和说明须要治疗之问题（依照姿势与动作的检查结果）。

2. 其他会影响患儿状况与治疗过程的各种因素（参考家庭、认知、情绪与社会层面、积极程度、合作情况等）。

3. 治疗目标与未来数月的具体治疗内容：

a. _____

b. _____

c. _____

d. _____

治疗师 / 指导者姓名： _____

附录 5　治疗汇总报告

日期 _____

患者姓名 _____，年龄 _____

运动治疗时间 _____，需要治疗的异常症状 _____

1. 治疗开始时的初期状况

_____

_____

_____

2. 治疗目标的详细说明与达到目标的方法

_____

_____

_____

3. 目前的情况（改善 / 恶化）

_____

_____

_____

4. 进一步的治疗建议

_____

_____

_____

5. 有关治疗的一般意见

_____

_____

_____

治疗师 / 指导者姓名： _____

附录 6　个人运动表

姓名 ＿＿＿＿＿＿＿＿，日期 ＿＿＿＿＿

	运动细节（图示）	重复次数	运动重点
1.			
2.			
3.			
4.			
5.			
6.			
7.			
8.			
9.			
10.			
11.			
12.			
13.			
14.			
15.			
16.			
17.			
18.			
19.			
20.			
⋮			

附录 7　身心动作功能的评估：诊断资料的汇总表格

检查领域	1 非常差	2 差	3 中等	4 好	5 非常好	动作模式的定性评估
A．基本技巧						
爬行						
行走						
跑步						
攀爬						
双脚同时跳跃						
单足跳跃——右脚						
单足跳跃——左脚						
双脚交替跳跃						
往前翻筋斗						
B．球类运动技巧						
传球（丢球）						
接球						
拍球						
抛接						
踢足球						
拦足球						
过肩抛接						
C．精细动作技能						
扣纽扣						
绑鞋带						
书写						
控制手指						
D．一般动作技能						
右脚静态平衡						
左脚静态平衡						
动态平衡						
敏捷性						
速度						
一般协调能力						
手眼协调能力						
时间控制						
力量调节						

续表

检查领域	1 非常差	2 差	3 中等	4 好	5 非常好	动作模式的定性评估
反应时间						
动作流畅度						
跨越身体中线						
一般空间定位						
自我空间定位						
运动感觉—动作的知觉						

E. 行为情绪认知特征

　　专心与注意力

　　合作与动机

　　一般认知能力

　　语言与说话能力

　　自信

　　自我形象

　　身体形象

　　动作记忆

　　动作规划

　　区分左右的能力

F. 一般评估结果

G. 治疗的主要重点

　1.

　2.

　3.

　4.